美丽女人一定要读的健康保养书

# 女人一生的
## 健康美丽护照（进阶版）

宋爱莉◎主审
徐慧军◎主编

青岛出版社
QINGDAO PUBLISHING HOUSE

**图书在版编目（CIP）数据**

女人一生的健康美丽护照：进阶版 / 徐慧军, 宋爱莉主编. — 青岛 : 青岛出版社, 2016.3
ISBN 978-7-5552-3332-9

Ⅰ.①女… Ⅱ.①徐… ②宋… Ⅲ.①女性－保健－普及读物 Ⅳ.①R173-49

中国版本图书馆CIP数据核字（2016）第018001号

| 书　　名 | **女人一生的健康美丽护照**（进阶版） |
|---|---|
| 主　　审 | 宋爱莉 |
| 主　　编 | 徐慧军 |
| 副 主 编 | 高　媛　刘建青　宁红红　孙习东 |
| 编　　委 | 王天水　张一方　王　伟　王　敏　章丹萍　逄　克　林伟立 |
| | 姜琳娜　蔡志平　王　强　王　丹　张　放　梅　竹　唐　伟 |
| | 李　涛　张　强　马良知　张　明　张　立　李　敏　李　军 |
| | 李梦晓　高立平　孙俊虎　胡建林　王立光　郭东军　赵冬华 |
| 出版发行 | 青岛出版社（青岛市海尔路182号，266061） |
| 本社网址 | http：//www.qdpub.com |
| 邮购电话 | 13335059110　（0532）68068026（兼传真）　（0532）85814750（兼传真） |
| 责任编辑 | 傅　刚　　*E-mail*：qdpubjk@163.com |
| 封面设计 | 润麟设计 |
| 排　　版 | 青岛双星华信印刷有限公司 |
| 印　　刷 | 青岛双星华信印刷有限公司 |
| 出版日期 | 2016 年 3 月第 1 版　2016年 3 月第 1 次印刷 |
| 开　　本 | 16开（700 mm ×1000 mm） |
| 印　　张 | 21.5 |
| 字　　数 | 350千 |
| 书　　号 | ISBN 978-7-5552-3332-9 |
| 定　　价 | 35.00 元 |

编校印装质量、盗版监督服务电话　4006532017　0532-68068638
印刷厂服务电话　0532-86828878

# 前　言

当今社会生活的节奏越来越快,女性们每天穿梭于行色匆匆的人群之中。现代女性以自己的能力和勇气摆脱了"弱者"的地位,成为不折不扣的"半边天"。纵观女性的一生,除了要担负与男性同样的社会工作,同时还要担负起生儿育女、繁衍后代、照顾家人的家庭重任。殊不知,沉重的工作压力、无规律的饮食习惯等,让她们在展现自身光彩与荣耀的同时,也无奈地透支着健康。

毫无疑问,随着生活方式的改变,女性健康不断受到新挑战的时代已经到来,有数据表明,中国逾九成的女性出现早衰现象,五分之四的女性出现疲劳综合征。中国妇联组织的一次女性健康调查显示,当前中国职业女性多处于亚健康状态。健康问题已成为女性生活幸福与否的首要因素。

说到底,我们生活质量的好与坏,生命延续的长与短,无不与健康息息相关。所以身为女性,首先就必须学会爱自己。与男性相比,女性的身体并无优势可言。对于众多女性来说,谁不想拥有满意的工作,丰厚的收入和温馨的家庭?但这一切都必须建立在身心健康的基石之上。一旦失去了健康,所有的梦想与追求也必将化为云烟随风而去。正所谓"皮之不存,毛将焉附"?

现代女性,你意识到健康的重要了吗?你知道如何呵护自己的健康吗?也许,你早已意识到了这一点,但心中却有太多的困惑,或者不知从哪些方面入手。为了让更多的女性客观、正确、全面地了解自己,使她们能够更加健康、更加幸福地度过自己的人生,我们精心编写了这本《女人一生的健康美丽护照》。

本书从维护现代女性健康的角度出发,将很多女性朋友关注的话题娓娓道来,内容涉及呵护自己、合理饮食、美容瘦身、健身运动、生活习惯、女性疾病、两性生活、孕育保健、心理健康及养生之道等多个方面,可谓是一本全面阐述女性健康问题的百科全书。

该书观点新颖,涵盖面广,实用性强,相信每一位女性朋友阅读本书,都无疑是一次健康之旅。希望更多女性朋友在经过健康之旅之后,会重新认识自己的健康状况,学会爱惜自己,学会对自己的身体负责。

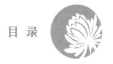

# 目　录

## 第一章　呵护自己：健康女人的保障

　　女人最大的资本是什么？是年轻、漂亮？还是能力？正确的答案是健康。20 岁时，没有健康你就会错过很多美丽；30 岁时，没有健康你就无法享受生活；40 岁时，没有健康你也就没有了一切！女性是一个充满智慧的机体，有其特殊的运转规律。现代女性要改变等待和依赖的健康观念，从现在开始，用积极、正确的生活理念关爱自己的身体，这是新时代女性呵护自己的新选择。

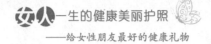
## 第二章 合理饮食：营养均衡毛病少

在影响女性健康的诸多因素中，营养不均衡是极其重要的因素之一。科学合理的饮食对促进和维持女性机体的正常生理功能、增强体质、延缓衰老、防治疾病具有良好的作用。作为新时代的女性，家庭和事业同样重要，而要两者兼顾就得以健康的身体为基础。因此，新时代的女性需要适应新时代的营养要求，吃得好不再是女性的饮食标准，吃得健康才是新女性的追求。

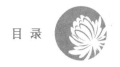

# 第三章 美容瘦身：要美丽更要健康

美丽是每个女人的梦想，也是每个女人的追求。无论是都市丽人，还是乡野村妇，凡是女人，对美总有一种眷顾的情结。现代女性要美丽，但美丽不仅仅是为了迎合别人的眼光或所谓的潮流，而是为了变得更美丽、更健康、更快乐。盲目追求美丽的结果是让一些女人整容不成反"毁容"，瘦身不成反"伤身"。女人爱美是天经地义的，但千万别让美丽伤着自己。现代女性的口号是：要美丽更要健康。

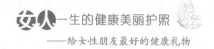
## 第四章　健身运动：动出最健康的你

运动,使人青春常在,使人身心愉悦,使人的生命充满阳光。如今,越来越多的女性已经认识到了"生命在于运动"的益处,于是,越来越多的女性加入到运动行列,有的去女子健身中心跳健美操,练瑜伽等;偷点懒的,干脆在家里跟着电视节目中的口令做有氧操。可以说,现代女性进行运动不仅是为了追求美丽的曲线形体,更重要的是促进身心的健康。在运动中,完善自我,超越自我,让内在和外表的美丽达到永恒的统一。

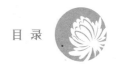

## 第五章　生活习惯：细微之处保健康

健康"藏"在习惯之中。好习惯是"健康银行"，可从"健康储蓄"中提取"健康利息"，享受终生；坏习惯则是"健康赌博场"，对健康损害于不知不觉、日积月累之中。这是因为习惯一旦形成，便有"累积、迭加效应"。现代女性的不良习惯主要有抽烟、喝酒、熬夜、饮食失调等。这些习惯看似平常，却在潜移默化之中蛀蚀着女性的身体，甚至导致最后的崩溃。而日常生活中的好习惯，比如爱运动、兴趣广泛等等，既能陶冶情操，缓解压力，又能让身体得到休息，从而调整到最佳状态。

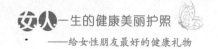
## 第六章　女性疾病：护好女人的禁区

妇科疾病是女性常见病、多发病。但由于许多女性对妇科疾病缺乏应有的认识，缺乏对身体的保健，加之各种不良生活习惯等，使生理健康每况愈下，导致一些女性疾病缠身，且久治不愈。给正常的生活、工作带来极大的不便。如果不想被它们"骚扰"，那么从今天开始，就从生活的每一个细节着手去预防妇科病，让妇科病的阴云彻底从我们的生活中散去，用我们的健康去拥抱生活的美好。

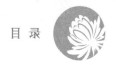

## 第七章 两性生活：和谐性爱更健康

性是生命的延续，爱是人与人之间的亲密。在这个信息奔涌不息的时代，曾经的各种性禁忌被纷纷推翻，性无处不在。但是，在欲望和不加节制的背后，人们正在陷入另一种困境：健康危机，激情丧失等等。女人的婚姻幸福需要性爱的和谐，幸福的女人在经营婚姻的同时更需懂得，并享受性爱的美好。因此，现代女性要把关注两性健康作为贯穿一生的功课，尊重自然规律，做好自我保健，这样才能拥有长久和谐的"性福"。

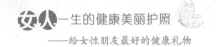

## 第八章　孕育保健：与健康携手同行

　　一个女人最难忘的就是当医生告诉你，你已经是一名准妈妈的时刻。你知道怎样照顾好自己，保护好腹中的胎儿吗？你知道怎样做好分娩准备，让宝宝顺利健康地降生吗？你知道产后如何保养自己，令自己健康美丽，更胜从前吗？孕育是一个较漫长的过程，其间可能会遇到这样或那样的问题。作为现代女性，只有拥有科学的护理知识，学会自我调理和自我保健，才能确保宝宝和自己的健康。

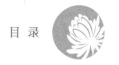

## 第九章 心理健康：心态是最好的药

人如花，美丽的花朵需要精心的呵护。然而，对于现代女性来说，日益增大的生活压力和出色扮演好社会和家庭双重角色的需要，都让她们的心理不堪重负，出现了各种心理问题。女性的心是复杂而憔悴的，无论是在少女阶段，在职场上，还是在婚姻内外，处处都透着无奈与无助。现代女性不需要背着重负前行，累与不累，就在于你能不能给自己的心理减压。只要你愿意敞开心扉，快乐和幸福的人生就尽在你的掌握之中。

# 第十章 养生之道:让女人生命常青

现代女性由于本身有经、带、孕、产等特殊生理过程,日常生活中肩负工作、家庭的双重压力又越来越大,往往比其他人群更易受到风、寒、暑、湿、热等外邪的侵害,导致气机失调。又因为女性比较敏感,情绪不稳定,容易因忧郁、急躁、怒气、思虑过度等内在因素扰乱气血运行,导致身体状态的恶化,所以女性在日常生活中更应该重视养生,提升自身的健康水平。

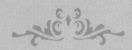

第一章

## 呵护自己：健康女人的保障

　　女人最大的资本是什么？是年轻、漂亮？还是能力？正确的答案是健康。20 岁时，没有健康你就会错过很多美丽；30 岁时，没有健康你就无法享受生活；40 岁时，没有健康你也就没有了一切！女性是一个充满智慧的机体，有其特殊的运转规律。现代女性要改变等待和依赖的健康观念，从现在开始，用积极、正确的生活理念关爱自己的身体，这是新时代女性呵护自己的新选择。

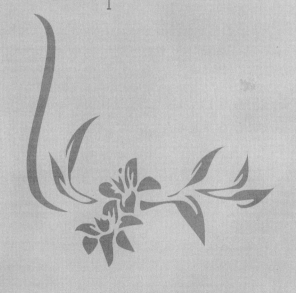

# 健康是女人一生的财富

　　对人类来说,健康是一个永恒的话题,作为女人,健康更是第一期望。德国叔本华曾说过:"在一切幸福中,人的健康实甚过其他幸福,我们可以说一个健康的乞丐要比疾病缠身的国王幸福得多。"在现实生活中,人除了拥有自己的身体、生命之外,金钱、地位、权力……全都是身外之物,所以,当一个人拥有了健康,他其实便拥有了人世间一切的财富。

　　健康乃是生命力的主要源泉,如果没了健康,则生趣索然,效率锐减,生命也因而暗淡。因此,一个人拥有了健康的思想和健康的身体,本身便是一种幸福。无论从事何种职业,我们都不应为了金钱去牺牲我们生命中最高贵、最美丽的东西。一些受过高等教育的年轻人,既有知识也有才能,只可惜,因为身体的原因,虽抱有远大的志向却终不能使之实现。无数人因身体的赢弱过着忧闷的生活,因为他们觉得自己纵有满腹经纶,雄韬伟略,却因身体的原因不能发挥出来。许多人之所以做了身体的奴隶,并由此而壮志难酬受着失望的痛苦,主要是因为他们一开始就不知道保养身心使之健全。所以,每个人都要懂得使自己身体和精神获得健康的方法。

　　许多人对健康的看法是:只要身体上无疾病就是健康。但是经科学认定,人是一个身体与心理完整的统一体。健康就是指人身体上和心理上都无疾病和异常。对于"健康",1946年联合国世界卫生组织曾下过这样的定义:"所谓健康,不是单纯地指身体无病或不衰弱,而是不可分割地把肉体的、精神的和社会的各方面都包含在内。亦即是指一个完整的状态。"近年来,世界卫生组织又将健康定义为:"健康应是在精神上、身体上以及社会上保持健全的状态。"在这三个健全的状态中,两个是心理和行为方面,因此,健康的内涵和外延更扩大了。也就是说,一个人的健康应该包括身体健康、精神健康、社会适应能力良好三个方面。

　　如何衡量身体健康和心理健康呢?世界卫生组织又具体地提出了身体健康和心理健康的衡量标准。即用"五快"来衡量机体健康状态,用"三良"来衡量心理健康状况。

### 1. "五快"

所谓"五快",包括食得快、说得快、走得快、睡得快、便得快。

（1）食得快:进食有良好的胃口,不挑剔食物,能快速吃完一餐饭。说明内脏功能正常。

（2）说得快:语言表达正确,说话流利。说明头脑敏捷,心肺功能正常。

（3）走得快:行走自如,活动灵敏。说明精力充沛,身体状态良好。

（4）睡得快:一旦有睡意,上床后能很快入睡,且睡得好,醒后精神饱满,头脑清醒。说明中枢神经系统兴奋、抑制功能协调,且内脏无病理信息干扰。

（5）便得快:一有便意,能很快排泄完大、小便,且感觉良好。说明胃肠肾功能良好。

### 2. "三良"

所谓"三良",包括良好的个性、良好的处世能力、良好的人际关系。

（1）良好的个性:情绪稳定,性格温和,意志坚强,感情丰富,胸怀坦荡,豁达乐观。

（2）良好的处世能力:观察问题客观现实,具有良好的自控能力,能应付复杂环境,对事物的变迁保持良好的情绪,有知足感。

（3）良好的人际关系:待人宽厚,珍视友情,助人为乐,与人为善,与他人的关系良好。不吹毛求疵,不过分计较。

"五快"、"三良"衡量法使我们能够全面地掌握自己的身体状况,对不良的行为可适当地作出调整,让健康永远伴随你我左右。

健康对女人的生活和工作都起着重要的作用。健康是别人夺不走的资本,拥有这一资本,你就能获得更多的财富,使你终生受用不尽。

不要将自己的人生目标制订得过于遥远,把生存的起点放得低一些,就可以体会到知足常乐的幸福。

可以说,我们每一个人的奋斗目标就是获得一个健康的身体,世上一切物质财富都是身外之物,只有健康是你自己的,这是属于你的真正财富。

**健康提醒**

　　女人一旦步入中年，仿佛就进入了"多事之秋"的阶段。在生理上，中年女性处于身体的转变和神经、内分泌的动荡时期。在职场上，中年女性是工作的中坚力量，而在生活中，她们基本都面临"上有老，下有小"的境况：孩子处于青春期，要照顾孩子脆弱的心理，小心处理反叛、逆反的情绪；老人此时的年岁已大，身体状况堪忧，需要更多的关心和照顾；这一切都加大了中年女性的心理和生理压力，让她们常有力不从心之感。

　　面对岁月在自己身上留下的痕迹，中年女性要正确对待，因为这是不可改变的自然规律；而在对待生活的态度上，要学会为自己的幸福负责，以健康、积极、豁达、乐观的心态迎接中年生活。

# 女人健康的八大软肋

　　常有人说，"做女人真苦，下辈子要做一回男人"。这大多是因为，从月经初潮到怀孕生子，再到更年期绝经，女人似乎一生都在和生理上的种种痛苦做斗争。其实，除此之外，女人在先天上也有8个鲜为人知的健康"软肋"。

## 1. 免疫力大起大落

　　女人对自身免疫系统的控制力是男人无法企及的。医学专家指出，女人的免疫力通常大起大落，她们更容易患像红斑狼疮、类风湿性关节炎、甲状腺疾病和多发性硬皮病等疑难病症，但面对感冒发烧等一些小病时，她们对于侵入体内病菌的免疫力，却又变得比男人还强大。

## 2. 心脏患病更致命

　　女性第一次患心脏病的年龄要比男人晚10年，可一旦患上，往往是致命的。一般来说，心绞痛这一类的心脏病主要是男人易患的病症，但女人一旦得了心脏病就显得更为严重。其心脏一旦不适，往往有呼吸短促、身体疲乏和下巴疼痛等症状，而且通常会持续几个小时，不是几分钟就能扛过去。这种情况尤其在更年期更为常见，由于此时女人体内雌性激素减少，其保护功能也相对削弱。

## 3. 妇科癌症种类多

　　癌症对女性的危害比男性更大，因为很多妇科癌症在早期没有明显的症状，所以很容易错过治疗的最佳时机。女性癌症的种类也要比男性多，最常见的是

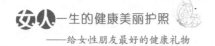
乳腺癌、卵巢癌、宫颈癌和子宫内膜癌。美国女性健康研究协会2005年一项研究发现,癌症(特别是乳腺癌)是女性朋友们最担忧的健康问题。

### 4. 韧带最脆弱

女人的韧带天生就比男人脆弱得多。与男人相比,运动中女人更容易拉伤膝关节的韧带,而且,一旦韧带拉伤,得用好几个月才能治愈。专家表示,这可能与女人宽大的髋部有关,髋部使膝关节韧带比起男人要承受更大的作用力。另外,女性运动时的反应一般比男性慢,出现危险时不能及时化解,也就更容易受伤。研究显示,韧带在月经期间及月经结束后一周最为脆弱。

### 5. 疼痛感更猛烈

调查显示,约有70%的慢性疼痛患者都是女性。让女性最难忍受的疼痛不仅包括分娩痛、痛经等,还有腰背痛、慢性盆腔痛、头痛等。

国际疼痛研究协会最近发布的报告也指出,女人所经受的疼痛感要比男人来得更为强烈,更为频繁,而且她们更容易出现周期性的疼痛。这可能是由于男人和女人身体结构以及中枢神经系统的区别所造成的。因为女性每平方厘米皮肤上有34个神经纤维,而男性只有17个。所以,女性比男性对疼痛更为敏感,尤其容易患上偏头痛、颈部及肩部的慢性病。

### 6. 骨骼萎缩更普遍

晚年骨骼严重萎缩的女人要比男人多得多。更年期女人的骨骼,由于骨质疏松症的影响,往往变得不再那么紧密,布满了孔眼。产生这一变化主要是因为更年期雌性激素的分泌减少。激素可以减缓骨骼的萎缩,能够再造骨质。停经后的女人,如果进行激素替补疗法,防止骨骼萎缩的成功率可达75%,而且还能把患髋骨骨折的危险性降低50%。

### 7. 新陈代谢较缓慢

男人身上的肌肉多,脂肪少,而女人身上的肌肉少,脂肪多。肌肉在使碳水化合物和脂肪氧化的过程中,消耗掉大量的卡路里,散发出大量的热能。所以女人的新陈代谢比男人慢,这也是她们总怕冷、一到冬天就手脚冰冷的原因。所以,女人平时应少吃寒性、生冷食物,做家务时多用温水,天冷时,尤其注意脖子、腹部与腿部的保暖。

与男人相比,女人对一些物质的新陈代谢也较缓慢。比如酒精,之所以女人酒量普遍比男人小,是因为女人的肝脏对酒精的分解能力弱,且速度慢,以致大量未被分解的酒精溶入血液中。所以，女人更要适度饮酒，每周喝不超过1~7份含酒精的饮料，即一罐355毫升的啤酒或一杯250毫升的葡萄酒。

### 8.消化系统易生病

即便是男女吃同样同量的食物，女人也得比男人花更多的时间去消化。研究表明，女人易患慢性便秘和肠疾，其概率分别是男人的3倍和2倍。这样的差别显然始于咀嚼。而且，女人的唾液在化学成分上不同于男人，这一点可能会使食物在女人体内消化的过程显得缓慢而费时。中医发现，面部长斑的女性通常消化系统功能弱一些。

值得注意的是，女人月经期消化系统更脆弱。研究发现，约45%的女性人群在月经期间会出现腹胀的症状，近1/3的女性表示胃部不适的症状已成为月经"来访"的标志。所以，在生活中，应尽量避免饮食不均衡、吃垃圾食品以及肥肉，而魔芋、黑木耳、海带、苹果、蜂蜜、糙米等食物则能帮消化系统排毒，给肠子做"体操"。

**健康提醒**

女人比男人更易患抑郁症，这主要是由于女人在生理上所承受的压力较大的缘故。有证据显示，男女两性的大脑对激素和脑内化学物质的反应各不相同。女人体内所产生的血清素（一种由雌性激素控制生成，影响情绪的化学物质）要比男人少，而且女人对血清素变化的反应更为敏感，更为强烈。所以女人服用调整血清素含量的药物往往效果较好，而男人服用影响"去甲肾上腺素"（一种在紧张时由肾上腺和神经末梢分泌的神经传递素）的药物时疗效良好。雌性激素能刺激大脑产生新的神经末梢，从而延缓痴呆症和老年痴呆症引发的记忆丧失。女人在进入更年期后若没有进行激素替补疗法，她患痴呆的可能性比同龄男人更大。因为男人的睾丸激素可以代谢成雌二醇（雌性激素的一种形式）。

## 白领女人，亚健康偏偏钟爱你

动不动就头晕、恶心、浑身疼痛……四处检查却又没有任何结果，这个时候你可要注意亚健康了。"自觉不爽，检查无病"，介于健康与疾病之间的一种状态，即既不完全健康，又达不到疾病的诊断标准，称为"亚健康"，又称之为第三状态，也叫灰色状态、病前状态、亚临床期、临床前期、潜病期。世界卫生组织研究表明，目前有约 70% 的人不同程度地生活在亚健康状态中，或者有着亚健康的体验。在我国 40 岁以上的女白领阶层中，由于负荷过重，引起慢性疲劳、情绪不稳和代谢异常的情况比较突出。专家认为，引起亚健康状态的原因很多，工作压力大、不良生活习惯等都可以造成亚健康。以下就三个女性典型的亚健康的症状，谈谈如何进行调理和预防。

### 1. 慢性疲劳综合征

白领女性最常说的一个字，恐怕就是"累"了。无论上班还是下班，她们都会觉得很辛苦，无精打采，没有充沛的精力。

为什么总会觉得疲劳呢？这是由于体力或脑力劳动时间过久或强度过大，体内组织器官需要的营养物质和氧气供应不足，代谢废物如乳酸等积蓄增多，进入大脑组织，使人产生疲劳感。都市中，40 岁以上白领阶层紧张综合征、慢性疲劳和心脑血管及代谢方面有所异常的情况最为突出。有人调查某大报社百余名 40 岁以上的记者、编辑，发现 70% 的人存在着高血脂倾向，近 3/4 的人有脂肪肝倾向。在竞争激烈的企业家和科技精英中，此类情况更为严重。那么他们症状的根源到底在哪里？

应对策略：发现自己总是处于疲劳的状态，做事精神不集中，此时就不要硬撑着，应该对自己的饮食与睡眠状况进行一次检查与必要的调整。排除了疾病引起的易疲劳者，应该对自己的饮食与睡眠情况进行一次自查。因为营养不良与睡眠不佳均容易引起疲劳。因此，应改变不良的饮食习惯，改善自己的睡眠。有些女性觉得自己失眠、脸色不好，认为是贫血的结果，开始寻求各种保健品进行补铁。其实补铁过多也有危害。长期过量摄入含铁食物或使用铁剂补血，使体内贮存铁增加，最终会引起慢性铁中毒，表现为皮肤色素沉着，呈棕黑色、灰暗，出现骨质疏松，还会造成心率不齐、心电图的改变等。医学认为科学的食疗采用的原则是：根据体检结果选择食物，"缺什么补什么，缺多少补多少"；先排毒后进补，调理平衡最重要。

### 2. 内分泌紊乱

有专家认为，引起中年人亚健康状态的主要原因之一是激素不平衡。最明显的表现为女性内分泌的紊乱，月经失调。一部分女性的月经期延长，而另一部分女性未进入更年期，月经却提前结束。由于月经受卵巢分泌的激素的调节，所以月经的改变能够反映出卵巢的功能的变化。如内分泌功能减退,雌激素水平下降,在临床上可表现为月经量减少,月经呈咖啡色,日期总向后推迟超过7天以上等。而另一些人的月经量过多,可造成贫血。这些都说明卵巢功能出现了问题。30~40岁的白领女性,工作和家庭的压力都很大,人际关系有时也容易出现紧张。内外的压力常使她们处于抑郁状态,影响其神经内分泌的功能,使雌激素相对偏低而提前出现更年期症状。

应对策略:女性经期要避免精神刺激和情绪波动。个别在月经期有下腹发胀、腰酸、乳房胀痛、轻度腹泻、容易疲倦、嗜睡、情绪不稳定、易怒或易忧郁等现象,均属正常,不必过分紧张。出现月经不调,应尽早找医生查出原因,进行治疗。女性在月经期要特别注意卫生,预防感染。经期前宜多食新鲜水果和蔬菜,忌食葱蒜韭姜等刺激之物。月经量少者平时必须增加营养,如牛奶、鸡蛋、豆浆、猪肝、菠菜、猪肉、鸡肉等,忌食生冷瓜果,经血量多者忌食红糖。

### 3.心态问题

同样的学历、同样的工作经验,别人为什么能升职、加薪,自己还是一个平民百姓? 相信很多在职场拼杀的人都会有这样的心理不平衡,如果不能很好地调节和宣泄,人的心态就会出现问题和紊乱。

应对策略:工作中难免会出现这样那样的不公平情况,当自己感到压抑、焦虑时,向亲朋好友倾诉或许能得到帮助。若找不到沟通的渠道时,就有必要去找受过专门训练的心理咨询师来帮助处理复杂的心理问题。有些人以为精神病或大脑出了问题才需要心理咨询。其实,对于因为某些刺激而引起的心理紧张,或感觉身体或者情绪受到困扰都可以找心理医生咨询,如各种情绪障碍、焦虑、恐惧、悲观、抑郁等;患长期慢性疾病,久治不愈即对治疗不满或丧失信心者;因家庭、社会矛盾而自己无法调整者。

**健康提醒**

有专家提出,在排除疾病之后,在以下30个项目中,有6项者即可初步认定处于亚健康状态。

这30个项目是:精神紧张,焦虑不安;孤独自卑,忧郁苦闷;注意力分散,思考肤浅;容易激动,无事自烦;记忆减退,熟人忘名;兴趣变淡,欲望骤减;懒于交往,情绪低落;易感乏力,眼易疲倦;精力下降,动作迟缓;头昏脑涨，不易复原；久站头昏，眼花目眩；肢体酥软，力不从心；体重减轻，体虚力弱；不易入眠，多梦易醒；晨不愿起，昼常打盹；局部麻木，手脚易冷；掌腋多汗，舌燥口干；自感低烧，夜有盗汗；腰酸背痛，此起彼伏；舌生白苔，口臭自生；口舌溃疡，反复发生；味觉不灵，食欲不振；发酸嗳气，消化不良；便稀便秘，腹部饱胀；易患感冒，唇striped疮疹；鼻塞流涕，咽喉疼痛；憋气气急，呼吸紧迫；胸痛胸闷，心区压感；心悸心慌，心律不齐；耳鸣耳背，易晕车船。

# 当女人遭遇健康尴尬时

越来越多的人开始注重女性健康，女性健康也开始深深地影响着每个人的家庭。年轻的女性身上，由于身心压力大、生活不规律、社会环境等因素，产生了许多问题。下面就让我们来探讨一下女性勿忽视的健康尴尬问题。

### 1. 自主神经失调

周身感觉不适，头痛、肩酸、喘不过气、容易激动 …… 总之，身体无论哪个部位都不对劲，但是到医院又查不出任何异常，不但家人疑惑，女人自己也会问："我究竟怎么了？"

通常这种情况会发生在年轻的女性身上，由于身心压力大、生活不规律、社会环境等因素的刺激，使身体的内环境遭到破坏，自主神经功能失去平衡后就会引起上述问题。

应对策略：掌控自我神经训练。

自主神经调节受生活压力和体内激素水平的影响，只要正确调整生活节奏就可以得到改善。

心理疗法很有效，不妨试试掌控自我神经的训练，在训练之前慢慢放松，伸直腰坐在无靠垫的椅子上，两脚自然着地，打开与肩同宽，把手放在膝盖上，什么也不想，心里慢慢放松。

然后用力深吸一口气，鼓肚子，再慢慢地呼气，在呼气的同时收腹，重复这样的腹式呼吸约5~6次后，全身放松，慢慢感觉手脚和腹部逐渐变暖，感受心脏有节律的跳动。

这样的训练过程对调整自主神经失调非常奏效，你可以试试。

### 2. 阴道感染

阴道感染是妇科常见病，仅以美国女性为例，每年因阴道感染而就诊的女性高达 400 万人次。

阴道被过度清洁或者因为性交、宫内节育器以及其他刺激物而打破其自然酸碱平衡时，就会出现阴道感染。阴道感染最先的异常表现是会阴部的异味，特别是在性生活后味道更为明显。分泌物增多也是阴道感染的一个信号。

应对策略：使用避孕套。

防治阴道感染的措施之一就是使用避孕套。此外，还要注意身体的变化，如果出现不适、异味、分泌物变化，就要及时去医院检查，以免引起更严重的生殖系统感染。

### 3. 我为什么这么累？

如果一个女人说她很累，但却不是因为身体不好时，这不是在说谎，特别是人到中年的母亲，成为家庭的核心，多年的忙碌会让挥之不去的疲劳感不期而至。

应对策略：偶尔做个弱者。

女人首先要宠爱自己，有些不紧要的事情就让家里的其他人去做，自己给自己放假。另外，还要注意饮食调整，多吃低脂肪且富含碳水化合物的食物，如谷类、面包、土豆、蔬菜、水果等。

进行适当的运动锻炼也是缓解疲劳的不错选择，每天坚持骑车 30 分钟或散步 40~60 分钟，都可以帮助保持旺盛的精力。

### 4. 体会绝经滋味

这是任何女性都不能轻松逾越的关口，"老朋友"不再月月光临，你开始变得爱发脾气、暴躁、焦虑、多疑、忧郁，总感觉身体潮热、出虚汗、心悸、眩晕、胸闷。郁闷的是，这些症状一旦出现，很难轻易消失，有些人甚至可以持续十几年。

应对策略：调适心理。

对处于绝经期的女人来说，家人的理解最重要，特别是丈夫的体贴。而作为女人本身，要从心理上正视这一问题，而不是一味逃避，可以大胆地敞开心扉和家人、朋友一起讨论。

在这样的闲聊中，你会发现绝经原来没有那么可怕。另外，在心理调整的同时,还要注意私密之处的清洁和卫生。由于雌激素水平下降,女性生理屏障功能减退,容易患阴道炎、泌尿系统感染等疾病。每天睡前及性生活后要用干净的温水清洗会阴部,勤换内裤。

### 5.压力性尿失禁

只要在喷嚏、咳嗽、大笑、提重物、蹲下、快走等腹压增加的小动作发生时,小便就会漏出来,有可能是一两滴,也有可能会弄湿裤子。

这种情况多半发生在绝经后。很多女人都在偷偷地苦恼,有的人外出时尽量不喝水,还有人甚至产生了有事没事去卫生间的强迫行为。

"水闸"为什么关不严呢? 这是因为雌激素水平突然下降,使尿道黏膜萎缩造成的。有时产后悬吊膀胱颈的筋膜、韧带出现松弛,也会出现类似问题,尴尬在所难免。

应对策略:盆底肌肉训练。

症状较轻的人,可进行盆底肌肉训练,也就是快速、有力、反复收缩肛门。双脚始终平稳着地,正常呼吸,然后用力向上收紧肌肉,提臀收腹。停留 3 秒钟后放松复原,每次坚持锻炼 15 分钟左右,不久就会有令人欣喜的效果。当然,到医院进行盆底电生理治疗效果更为明显。

用卫生巾来解决压力性尿失禁是大多数女性首选的方式,但这种方式恰恰是不被推荐的。因为它会让女人产生依赖,导致就诊延迟,即只有在卫生巾已经失去作用的时候,也就是尿失禁症状严重后才去寻求医生的帮助,这往往会错过最佳治疗期。目前,对于患尿失禁较严重的人,可通过药物或手术的办法来解决。

### 健康提醒

女人肛门痒有多种原因,比如内裤太紧、没注意卫生或是皮肤病等因素,也有可能是对痔疮药膏、某些食物(香料、柑橘类水果、啤酒、咖啡、可乐)或是抗生素药物(特别是四环素)过敏引起的。如果你的肛门最近总是痒痒的,一定要重视这个情况。因为这有时是糖尿病的前兆,不过这种情况只是偶然现象,你不用太担心。

你的肛门最近总是痒痒的吗? 如果有这种情况也不必着急,可以先用消毒棉签擦拭痒痒的部位,并保持皮肤的干燥。这时,穿衣服一定要选择宽松的,并且要停止食用可能引起过敏的食物和药物。如果症状仍然存在,最好去医院进行治疗。

# 十个疾病信号，女性不宜忽视

你知道吗，很多你不以为然的小毛病其实都是疾病的预警信号。女性平常要警惕以下身体的 10 个疾病信号。

### 1. 嘴唇干裂

潜藏问题：这要么是缺水，要么是维生素 A 过量。在健康剂量下，维生素 A 有维护皮肤细胞功能的作用，可使皮肤柔软细嫩，有防皱去皱功效。可一旦摄入过量，它会大量吸收水分，如果你已有孕在身，甚至会导致胎儿先天缺陷。

应对策略：补充维生素 A 之前，记得阅读一下说明书，保证每天的摄入量不要超过 5000 个国际单位。另外，也可以从鸡蛋、强化牛乳等自然来源摄取维生素 A。在你停止过量摄入维生素 A 后不久，皮肤可能会逐渐变得圆润起来。

### 2. 嘴角裂口子

潜藏问题：意味着你已经患上了真菌感染。导致嘴角破裂的因素有很多，例如维生素 B 缺乏。维生素 B 缺乏能够破坏口腔黏膜，或者让人在睡眠时流口水，形成容易滋生真菌的潮湿温暖环境。

应对策略：去看皮肤科医生或者全科医师，他们会给你开出局部抗真菌药物。除此之外，确保在饮食中摄入足够的维生素 B，多吃整粒的谷物和瘦肉。真菌以精制面粉和糖为食，因此应减少这些食物的摄入。

### 3. 体毛"疯长"

潜藏问题：如果发现大腿内侧毛发愈发浓密，有向腹部转移的倾向，且从三角形越长越像正方形，这说明你可能得了多囊卵巢综合征。多囊卵巢综合征是由雄性激素过多引起的，可刺激体毛生长，扰乱排卵。一些多囊卵巢综合征患者一开始并未意识到问题的严重性，直到她们迟迟怀不上宝宝，才开始重视。

应对策略：多囊卵巢综合征会令胰岛素水平升高，最终导致糖尿病和心脏病。因此，一定要及时就诊检查激素水平。

### 4. 眼皮黄肿

潜藏问题：你的胆固醇偏高，因此脂肪会聚集在上眼皮。而脂肪是黄色的，所以眼皮会发黄。

应对策略：验血。如果你的胆固醇总量在 239 以上，你的不良胆固醇超过

159,或者甘油三酸酯是200,甚至更高,那么,平时多吃些粗粮,每天锻炼的时间不少于30分钟,或者在医生指导下服药,也可以把胆固醇降下来。

### 5. 经常口渴想上厕所

**潜藏问题:**经常感到口渴,并且出现体重下降,总是想上厕所,这些症状有点像糖尿病,有必要去做血糖检查。如果检查结果正常,也应注意少吃甚至不吃甜食和油腻食物。

**应对策略:**排除糖尿病后,还要对血液中铁蛋白含量进行检测。应多吃一些富含铁的食物,如鲑鱼和菠菜,在医生指导下服用一些铁补充剂。

### 6. 手指甲和脚趾甲发青

**潜藏问题:**如果身处寒冷天气中或者你很紧张,发青的手指甲和脚趾甲意味着你患有雷诺病,这是一种由肢端血管收缩引起的疾病,寒冷和紧张常为发作诱因。该病削减了流向这些部位的血流,导致皮肤发青,感觉手脚发凉。

**应对策略:**健康专家表示,如患了雷诺病,保暖是最好的解决办法,比如夏天应把空调关小一些,在冰箱冷冻室取东西时要戴上手套,喝冷饮时用绝缘玻璃杯。另外,还要保持身体循环健康,不抽烟,不喝咖啡,因为这两种东西都能使血管变细;不要服用解充血药等可导致血管收缩的药物;并经常进行锻炼。

### 7. 黑眼圈

**潜藏问题:**如果不是昨晚疯玩到凌晨,那黑眼圈可能暗示你的过敏症发作了。过敏原会让鼻窦红肿,压缩周围的血管,引起血液在眼下淤积。

**应对策略:**可以尝试服用抗组胺剂。如果黑眼圈还未消下去,那就要用抗炎乳膏了。

### 8. 肿胀的手指

**潜藏问题:**咸味零食和经前期综合征是造成手指肿胀的两大罪魁祸首。如果排除了这两大因素,你仍然几周没来月经并且感觉戒指勒手很紧,这个时候,可能就要归罪于甲状腺疾病了。这种疾病被称之为"甲状腺功能减退",一般在甲状腺无法分泌足够的用于调节新陈代谢和心律的甲状腺激素时出现。

**应对策略:**如果不对甲状腺功能减退进行治疗,会引发心脏病。对于怀孕的妇女来说,这种疾病还会影响胎儿的大脑发育。此外,血液检测能够揭示甲状腺是否分泌足够的甲状腺激素,医生会给你开出合成激素制剂,一旦寻找到合适的剂量,你的新陈代谢以及手指便可恢复正常。

### 9. 指甲颜色变淡，甲床发青

潜藏问题：甲床发青，指甲发黄可能意味着你患了糖尿病，这种疾病削弱了到达指端的血流。任何女性都有可能高血糖，但是她们通常不会注意到其他糖尿病症状。

应对策略：查看空腹时的血糖水平是否已经达到126或者更高。减肥通常可使这些人重新恢复健康状态，并减少服药量。要想保持较低的血糖水平，每天要坚持低脂肪饮食，纤维素的摄入量至少为25克，并且每周至少运动150分钟。

### 10. 经常呕吐

潜藏问题：消化不良的感觉逐渐演变成肚脐周围的疼痛，然后疼痛又转移到腹部右下方，有可能是阑尾炎。如果每次运动后，总感觉到消化不良，且服用胃酸中和药物不见好转，那很可能是心脏病。如果吃了油腻食品，腹部右上方出现由轻到重的疼痛，则有可能是胆结石。

应对策略：如果经常出现这种情况，就该去医院检查一下是否阑尾炎或者结石。

**健康提醒**

一般说来，女性在绝经前的心脏状况明显优于男性，罹患心脏病的几率低，但绝经后就不一样，心脏受害的可能性大大增加。日本学者的研究表示，与心脏病关系最为密切的血清胆固醇，从自然绝经前3年起开始明显升高，持续至自然绝经后1年。因此，为保护心脏，在自然绝经前3年就应定期化验胆固醇并着手防治，直到绝经后1年，不可有丝毫麻痹。

## 八大难言症状，影响女人一生

年龄越大，女人越要关爱自己，因为我们年轻的身体已经随着时间的流转变得更加脆弱。不要回避，时时关注你身体出现的，哪怕是最细微的一些变化，也许它们正在向我们暗示着什么。不要害羞，不要胆怯，没有什么比关爱自己的身体更重要的。坚持读完它，当你发现自身有以下问题出现的时候，一定要及时就医，因为它们值得你付出时间。

### 1. 性健康

身体症状：包括生殖、心理和生理三方面内容。

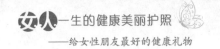

易犯人群:所有人群。

病因:性卫生保健问题贯穿于人的一生,在不同年龄阶段具有不同的重点和内容。

应对策略:性健康是人类健康的一个不可缺少的重要组成部分,万万忽视不得,要想实现性健康就必须重视性卫生保健,如果你有性健康问题,应该及时就医。

### 2. 关节疼痛

身体症状:膝关节、腰椎颈椎疼痛,严重时可影响行动。

易犯人群:办公室白领女性。

病因:白领女性长期伏案工作,不经常运动。

应对策略:富含 $\Omega$-3 脂肪酸的鱼油对缓解关节疼痛和防治病情严重有很好的效果,但适当不剧烈的运动才是预防关节疼痛的关键。

### 3. 饮酒过度

身体症状:女性长期饮酒过度易得酒精性肝硬化、乳腺癌、骨质疏松症等疾病。

易犯人群:工作或情感上压力大的女性。

病因:酒精对人体危害很大,过量饮酒对身体、特别是肝脏会造成伤害。加之女性身体结构的特殊性,酒精对女性身体造成的伤害更大。

应对策略:作为女人,无论你酒量多大,性格多豪爽,面对酒,请学会浅斟酌饮。

### 4. 夜食症

身体症状:早上厌食、晚上心情很差,失眠,通常会夜里醒来好几次,并吃下大量的含碳水化合物或糖的食物。

易犯人群:喜欢熬夜者或上夜班的中青年人。

病因:生活方式不当,由精神压力诱发、导致荷尔蒙分泌失调而引起。

应对策略:合理起居,保持良好心态,如果病情严重需去医院咨询专业医生。

### 5. 真菌感染

身体症状:在阴道引起霉菌性阴道炎;在尿道引起膀胱炎;在皮肤和口腔造成大面积的疼痛。

易犯人群:有过分娩或流产史的女性。

病因:白色念珠菌一般是无害的,但失去控制时,这些真菌就会大量繁殖并且带来健康问题应对策略:保持感染部位清洁、干燥有助于抑制真菌繁殖,促进皮肤愈合,如病情严重需咨询相关医生。

### 6. 腰围指数

身体症状:腰围过大,腰部堆积着过多的脂肪。

易犯人群:30岁以上女性。

病因:随着年龄的增长,人体荷尔蒙的分泌会改变,这会促进身体内多余的卡路里向你的腰腹部堆积,从而形成脂肪。

应对策略:有规律的运动锻炼、正确的饮食调节及正确的生活习惯。

### 7. 尿失禁

身体症状:因咳嗽、大笑、打喷嚏时无法控制以致使尿流出来。

易犯人群:产后女性。

病因:怀孕时或生产后因骨盆底部肌肉或局部神经受伤,以致肌肉松弛或神经发生问题。

应对策略:情况较轻时可通过做收缩括约肌运动缓解;情况较严重则要做阴道悬吊术及无张力悬吊带术。

### 8. 更年期

身体症状:潮热、心悸,精神症状表现异常。

易犯人群:50~60岁绝经和绝经前后的这一阶段女性。

病因:卵巢功能从旺盛状态逐渐衰退到完全消失的一个过渡时期。

应对策略:理情志,节嗜欲,适劳逸,以养心益脾、补肾润燥为主的饮食治疗。

**健康提醒**

在日常生活和工作中,女性朋友一旦遇到下面这些手部的异常情况应去医院查明原因。

(1)感觉异常:清晨醒来,两手发胀、屈伸不利,起床后不久便逐渐好转或消失。这个现象提示你,可能你的心、肾、肝有病或患有营养不良性浮肿。

(2)麻木:如果经常麻木,年龄又步入中老年行列,或平日患有高血压病,可能是"中风"的先兆。

(3)手颤:如果嗜酒成性应考虑是否已有慢性酒精中毒;不饮酒的人应考虑甲状腺机能亢进;服药过量、出现神经质、烦躁症时也会出现手颤现象。

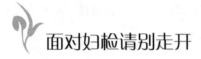

# 面对妇检请别走开

很多女性都对妇科检查充满了惊惧和迷惑,有了闲钱她们宁可去做美容也不愿去做妇检。她们关心自己的容貌比关心自己的健康多吗? 其实也未必。只不过是对检查本身的尴尬和对妇检程序的迷惑,让她们不敢走进妇科的大门。

妇科检查对每个女性来说,都充满了惊惧和迷惑。除了尴尬于检查本身外,更多的则是畏于人言。

其实,女性朋友大可不必在意这一点,因为性别的差异在医生眼中其实毫无隐秘可言,医生在为病人检查时,完全是用科学眼光和专业的态度,根本不会想到别的问题上,因而在医生面前不好意思、忸怩、恐惧是完全没有必要的。

妇检不是要等到有了问题才去做,而是要为了预防出问题而做。如果你身体没什么毛病的话,一年也应该检查一次,这样做是对你的身体负责。

那么检查前我们要做些什么呢? 首先要弄清楚你希望找的妇科大夫在哪一天坐诊,是上午还是下午,最近三个月的月经结束的日子一定要记住。在包里放个记事本,把检查的日期、内容和医嘱都做个记录。尽量不要在经期时去妇科检查,检查前要保证个人卫生,可以洗澡,但 24 小时内不要冲洗阴道里面,有的女性为了表示对医生的礼貌,专门进行冲洗,结果把不正常的分泌物冲洗掉了,影响了检查结果。另外,检查前如果有尿意,一定要去洗手间,膀胱里充盈着尿液会影响检查效果。

检查时穿什么? 如果穿裤子,上衣就应该穿件 T 恤衫或无领衫。

检查时怎么提问? 为了不浪费时间,你最好把你所有的问题都想好,直截了当一些,不要拐弯抹角。医生不会透视心理,他们可猜不出你心里在想什么。

找家人陪同。做妇检时家人的意见很重要。如果是去做孕检,丈夫的陪同是很重要的。

进入检查室。在检查室内,通常会有一张检查台,检查台上有一个凸起的头靠和专门的搁脚架,便于你将脚放上去。

无论你是进行什么检查,程序都差不多,都是要从大夫与病人之间的问与答开始的。具体问题如:第一次来月经是什么时候? 两次月经之间的间隔时间有多长? 你的经血量较少、适中还是较多? 上一次来月经是什么时候? 以前怀过孕吗？

经过问诊后，就要到另外一间诊室去，先进行一般性检查，然后根据你自己描述的症状，可能需要接受体内检查。

躺在检查床上，你必须把小腿放在支架上，使自己仰靠在床上，让自己放松下来，同时也要把感觉告诉医生，只有让医生知道你的感受，才会对你进行特别的照顾。此时医生通常会和你聊天，以分散你的注意力。

检查结束后，大夫会把检查结果记录在病历本上，这是请大夫解释检查情况的最好时机。有些大夫不善言谈或者用一些难懂的医学术语解释，不要不好意思请大夫再解释一下。

为了使这次妇科检查达到良好的效果，一定要牢记大夫的劝告，严格按照医嘱办事，如果以后身体出现不适感或丢了处方，或者出现什么副作用，一定要及时再来找大夫。

近些年来，妇科病的发病率很高，所以为了健康起见，你还是应该定期去做妇检。妇检可以帮你保持健康，是一道女性的"护身符"。女性朋友们要珍爱自己的健康，面对妇检请别走开。

### 健康提醒

HPV感染多数是通过性生活传播的，女性感染之后最易导致宫颈癌，所以以下这5类女性就是非常需要定期妇检的女性。

（1）忍让型女性：这类女性的伴侣有其他性伴侣，这显然是件很棘手的事情。除非你永远不和他做爱，否则就要督促自我和爱人及时进行HPV筛查。

（2）享情型女性：这类女性对性生活有着无休无止的美好追求，这样就更应该懂得保养和保护自己的私密部位不受疾病袭击。

（3）自我型女性：比较自我的女人有时会难以改掉生活中的恶习，比如吸烟、喝酒、夜生活，这样将导致免疫力的下降，最终增加患病的几率。定期检查起码可以做到自我保护。

（4）早熟型女性：过早地开始了性生活的女孩通常于生理上也表现为性器官的早熟，这样无形中增加了患病的概率。

（5）开放型女性：如果你的性伴侣超过1个，那你就更应该知道你所面临的危险，除了你自己要每年做HPV筛查，你还必须确认你的所有性伴侣没有HPV感染的情况。

# 女人健康：不同年龄不同关注

我们女性每个阶段的健康侧重点是不同的，这是因为在人生的不同阶段，就赋予了女性不同的角色。在这里提醒广大女性，不同年龄段的女性，关注的健康重点也有所不同。

## 10~20岁：骨骼

这是由于处于这个年龄段的女性，正是发育的特殊时期，同时也是长个子的最佳黄金阶段。这个时期应特别重视骨骼的生长和强硬度，骨骼生长得好，体质就强健，如果错过了这段时间，之后就很难弥补了，千万不可错过这个时期。可以说在这个时期，对骨骼的关注程度要大一些，所以在这个时期内，女性应特别注意营养的均衡，多吃一些含钙高的食物，比如鱼虾、鸡蛋、豆制品和奶类，平时多参加一些对骨骼生长有利的运动，如跳绳、游泳、篮球等，补充骨骼所需的营养，会对我们女性的成长发育有很大的帮助。

## 20~30岁：乳房

处于这个时期的女性，此时就是发育成熟并完善的时期，也是女性第二性征——乳房最为突出健美的阶段，因此要特别注意保健，保护好我们的乳房。首先，佩戴文胸要松紧度适当，千万不可以勒得太紧，那样会给乳房带来压力；其次，还可以多做扩胸运动或俯卧撑；同时，还要坚持早晚适当按摩乳房，以促进神经反射，改善脑垂体的分泌，避免乳房疾病。做到这些，基本上我们的保健工作就已经做到位了，但还是不能一味追求苗条而盲目节食，适量摄入含蛋白质的食物，能增加胸部脂肪，抵抗疾病，保持乳房丰满。

## 30~40岁：子宫

通常这个时期是女性进入中年期的转折阶段，也是结婚生子、性生活较频繁的时期，所以在这个阶段的女性一定要特别注意子宫等妇科方面的保健。在这里教给大家一个小窍门，除了自己能感受到的不适外，还有一种方法，即注意月经是否正常，如果出现月经不调、经血颜色较暗、有血块等症状，这些很有可能就是一些妇科疾病的先兆。特别需要提醒的是，处于30~40岁的女性还要特别注意对宫颈的防癌检查，性生活要以卫生为先，否则体外的细菌和病毒很容易进入子宫繁殖生长，埋下疾病隐患，为我们增加身体和心理双重负担。

### 40~60岁：心脏、血压

处于这个年龄段的女性，已经慢慢步入更年期和衰老期，所以要特别注意心脏和血压是否正常，这是健康的重要标志。在一般情况下，女性出现绝经期的平均年龄在 45 岁左右，49 岁左右停止。通常是在绝经后，女性进入更年期，此时身体上就会出现很多不如意的地方，困扰着这个时期的女性，诸如心情烦躁、出汗多、抗疾病能力减弱等症状，心脏的功能也会逐渐走向衰弱。在这里建议，这个时期的女性要特别注重心态的调节，多与人沟通，多参加集体活动，保持良好的心态，最好定期测测血压是否正常，这样就可以健康快乐地度过这个时期。

### 60岁以上：平衡力

这时人的身体各项机能开始走向衰老，容易缺钙，身体平衡力下降，爱摔跤……除了要定期检查身体各方面指标是否正常外，还应特别注意饮食，避免摄入过多的脂肪，以减少高血压、心血管疾病的发病率。建议多吃一些蛋、奶、豆制品以及蔬菜和水果，口味以清淡为宜。另外，建议 60 岁以上的老年人多读书、看报、写字，适当做做慢跑、打太极拳等运动。还可以一手扶墙，将一侧腿轻轻抬离地面，坚持 5 秒，重复 5 次，然后换另一条腿做同样的练习，这是练身体平衡力的好方法。

### 健康提醒

如今，减肥瘦身已成为女性一种追求。其实在女性的一生中有三个时间段最容易发胖，若能控制住体重，则不易成为胖女。

（1）儿童期：一项调查资料表明，凡10~13岁期间体重超标者，到30岁后，有88%的可能性成为大腹便便者。如此阶段体重正常，以后发胖的可能性减少60%。

（2）15~25岁：这10年间正是脂肪细胞兴旺发达的高峰期，加上性激素的大量分泌，食欲及食量大增，最易"发福"。

（3）40岁以后：头脑中的下丘脑功能降低，饱腹感迟钝，容易贪食而肥胖。

# 女人防衰老的黄金定律

衰老是指生物体生长后期的老化过程,如果能抓住衰老的先兆,唤起人们的重视,加以预防或纠正,无疑对延年益寿是有好处的。但是,衰老是一个渐进的动态过程,充填于生命的全过程,只不过是在生命的中期以后表现得较为明显,影响衰老的因素复杂,衰老的表现也千变万化,一般不能凭某些个别表现断定为衰老,更不应谓之衰老先兆。但是,我们可以从人体在老年时具有的特征中了解老年人的生理特点,正确理解人体的衰老。

一般妇女到了45岁以后,即进入绝经期。此后,机体各器官逐渐发生退化性改变,老化也就慢慢开始了。衰老虽然是不以人的意志为转移的客观规律,但养生得法,是可以延缓衰老进程的。

## 1. 注意膳食营养

首先,要适当控制膳食的含热量,这样可以防止身体发胖,增强机体的免疫功能,减少或避免某些恶性肿瘤的发生。一般来说,过于肥胖的人其寿命要比正常人短。因此,身体过于肥胖臃肿者应减少三餐的进食量,同时以素食为主,少吃含动物脂肪较多的食物。其次,要多吃些含钙较丰富的食物,如海产品、虾皮、牛奶、蛋类、菠菜等,这样可以防止脱钙现象而引起骨质疏松症。此外,应少吃盐和糖。盐的主要成分是钠,钠在体内过多对中老年人危害很大,最为明显的是容易引起高血压症;吃糖过多,容易诱发糖尿病和动脉硬化。

## 2. 坚持体育锻炼

从生理上看,妇女45岁后,由于机体新陈代谢逐渐下降,各器官的生理功能明显减弱,具体表现为:心肌萎缩,血管弹性减弱,血管壁变硬,血流阻力加大,肺脏开始萎缩,肺泡弹性减弱,肺活量变小;神经系统指挥能力减弱,反应比较迟钝;肌肉萎缩,关节软骨变性,活动不灵活等。如果能经常注意体育锻炼,如打太极拳、练气功、舞剑、慢跑、散步等,只要选择一两项长期坚持锻炼,则可以延缓衰老的进程,保持身体健康。

## 3. 保持乐观情绪

医学家们认为,在增进健康的诸因素中,情绪乐观居首位,有些专家经过调查得出结论:"精神痛苦者的健康会受到至少5年的损害。"确实,由于过分悲愤、忧愁而使人急剧衰老甚至丧生的例子是屡见不鲜的。为此，中老年妇女不要因自己年老而产生消极、悲观、无所作为等心理，要做到胸怀宽广、情绪乐观，这样对健康长寿是大有益处的。

### 4.起居要有节奏

包括睡眠、房事、劳逸等要有节奏，生活要有规律，每天睡眠时间不要少于6~7个小时。如果长期睡眠不足，会损害中枢神经的功能，促使早衰。

### 5.要节制房事

中年妇女应适当节制房事，否则，会引起"肾亏"。"肾亏"的人比健康的人可提前15年左右衰老。

人有生就有死，衰老是不可避免的生物学过程。那么，衰老可以推迟吗？答案也是肯定的："可以！"前面已谈过有关衰老的一些因素，有些是人为的力量所不能克服的，而有些因素是可以预防，并且是可以避免的，现代人类寿命的普遍延长正是说明衰老的推迟。

### 健康提醒

很多女性在30~40岁时感到衰老加速，有关专家经过研究后发现，女性在这段时间的衰老现象，并不是真正的衰老，而是一种"假性衰老"，道理就像假性近视一样。

这种"假性衰老"实际上是人体一些器官细胞的过度疲劳。研究发现，女性的青春活力和容颜皮肤与肾脏、卵巢功能和雌雄激素平衡等直接相关。30~40岁的女性由于生儿育女、家庭和工作等负担导致身体"超限损耗"，使肾脏、卵巢功能和雌雄激素的平衡发生了变化，这些变化导致了人体一些器官细胞的过度疲劳。所以所表现的衰老现象其实是一种"假性衰老"，这段时期一般为5年左右。进一步的研究发现，女性这个时期的"衰老"是可以逆转的，因为这实际上是人体的"亚健康"状态，如果能够适量补充提高肾脏、卵巢功能及调节雌雄激素平衡的物质，就会使体内疲劳的器官细胞恢复活力，女人也就会变得年轻了。

可见，女性在这种亚健康状况下，单纯注重面部皮肤的美容是不行的，应该以内养外从根本上解决。30~40岁是女性人生中一段非常重要的时期，如果错过这个时机，身体内长期疲劳的细胞就会失去逆转性，由"假性衰老"发展到真正的衰老期，所以，这一时期对身体的调理和保健、对女性特征的保养应该特别予以注意。

# 女人的私密女人知

长久以来，女人的私密之处一直被视为一个禁忌的话题而讳莫如深。生理课本上的那几页或者被撕去，或者被告知"这种东西不必看不必学"，而女性一般也羞于去探寻自身的秘密，于是很多人虽然身为女性，却对自己一无所知。事实上，一个女人如果对自己的生殖器官没有足够的认识，那她就称不上是一个真正的女人。

现在就让我们一同走进一个真实的女性世界！

女人是神圣的，不仅是因为她们美丽、优雅，更因为她们为世界孕育了新的希望，使人类能够一代代地繁衍下去。然而，女性朋友们，你们了解自己的身体是怎样完成这一神圣使命的吗？到底是怎样精巧的结构让你成为一个完整的女人？

阴道、子宫、一对卵巢和一对输卵管，就是这些让女人得以成为母亲，我们把它们叫做女性的内生殖器。

首先让我们从内生殖器的入口 —— 阴道开始。阴道是个肌性管道器官，正常情况下阴道长度为8~10厘米。阴道上端包围子宫颈即形成阴道穹窿，下端开口处为阴道口。

阴道壁由三层组织构成，阴道里层为阴道上皮，类似于口腔黏膜层，阴道壁中间为肌肉层，肌肉层外为纤维层，以弹力纤维覆盖。阴道有许多横纹皱襞，伸展性好，所以阴道为富于弹性的柔韧的管形器官。阴道的构造使其具有极强的扩张能力和极强的弹性。阴道上端比下端宽。

由于阴道的巧妙结构，使其能在性交时接纳男性阴茎插入并且接纳射精，并储存精液。阴道也是月经排出和胎儿娩出的通道，因此阴道也被称为生殖道。

接下来就是女性孕育宝宝的天堂 —— 子宫。

子宫位于骨盆腔的中央，呈倒置的梨形，子宫在盆腔的位置是依靠四对韧带使它维持正常位置。子宫大小约为长7.5厘米、宽4.5厘米、厚2.5厘米。

子宫帮助女性孕育和营养胎儿，给未出生的宝宝一个安稳的休息场所，它是女人最重要的器官之一。

输卵管非常奇妙也非常重要，作为一个名词，女性朋友对它都非常熟悉，但它到底是什么样子却没有多少人说得出来！

输卵管为一对细长、弯曲的管，输卵管全长约为8~14厘米。输卵管一端和子宫角相连，另一端靠近卵巢，呈游离状，称为输卵管伞部。伞部像手指样突起，伸向卵巢表面，可以接住卵巢排出的卵子，有"拾卵"的作用。

输卵管有三层，外层为浆膜，中层为肌层，肌肉收缩可帮助受精卵向子宫腔运行，内层为黏膜层，黏膜层有绒毛，绒毛也向子宫方向摆动，帮助受精卵向子宫腔运行。受精卵到达子宫后，一个小生命就开始生长了。

很多女性对卵巢的认识都存在误区，她们认为卵巢只有一个，而事实上每个女性都有一对卵巢。卵巢位于子宫两侧，与输卵管伞部接近，在输卵管的后下方。卵巢呈扁椭圆形，大小约为长 4 厘米、宽 3 厘米、厚 1 厘米。卵巢平均重约 6 克。

卵巢是女性性腺，具有产生卵子和制造、分泌女性激素的功能，因此它不仅有生殖作用，还会影响到女性的外在美。现在有一种 SPA 是专门保养卵巢的，闲暇时女性朋友不妨去体验一下。

走进了女人的神秘殿堂，我们对女人才有了更深一层的认识，女人原来是如此奇妙！身为女人的你，又怎能不爱护自己，为自己自豪呢！

**健康提醒**

　　生殖系统原本健康的女性，如果频繁使用中药外洗剂、高锰酸钾溶液等消毒剂来冲洗阴道及外阴，不仅无助于预防妇科疾病，反而可能产生不良后果。因为女性的阴道有"自洁"功能，可在一定程度上保护女性生殖系统。如自行用消毒剂冲洗阴道和外阴，有可能破坏阴道防御功能，还可使外阴皮肤的抗病能力下降，或者导致外阴皮肤过干，引起外阴瘙痒症。女性只要在日常生活中加强自我保护意识，养成良好卫生习惯，注意一些"小节"，一般就可以有效预防妇科病。

# 乳房的"表情"你该懂

丰挺的胸部是性感女性的标志，从坊间种种丰乳霜、健胸丸热卖的程度，我们就可以得知女性对胸部的重视了。可是很多时候，由于女性对乳房的了解不全面，就胡乱进行各种"丰胸术"，结果给自己留下了遗憾，个别女性甚至因此丧失了哺养孩子的权利，对女性来说这是一件多么痛苦的事啊！那么，女性的胸部到底是由什么组成的呢？为什么乳房的发育有那么大的差异？

乳房是女性的第二性征之一,不仅是用于哺乳的器官,而且也是主要的性敏感区之一。如果问起乳房的构造,相信大部分女性都会回答是脂肪,其实乳房的内容结构很复杂,绝不像我们想象的那样简单。

乳房位于女性的上胸部。乳房是由15~20个乳房小叶组成,周围由脂肪和纤维组织包绕。这些组织的外面由皮肤覆盖,每个乳房小叶分别开口于乳头。乳头位于乳房的顶部,是由平滑肌纤维组成,富有神经末梢。乳头受到抚摸刺激后平滑肌收缩,乳头竖起。乳头周围颜色较深的区域称为乳晕,乳晕的颜色会随着女性年龄的增长而加深,为此,不少女性都会使用一种药膏使乳晕重新嫩红起来。

乳房的底部为胸大肌、乳腺组织(乳腺腺泡及乳腺导管)、纤维组织及脂肪。乳房的丰富程度主要是由脂肪组织决定的,当然胸大肌较发达也使得乳房更丰满、坚挺。

其中乳腺组织是包在支撑乳房的纤维组织和起填充作用的脂肪组织之中,共同形成了成熟女性既柔软又富弹性的圆锥状乳房。但女性乳房的发育通常存在着较大的差异,有的人是"巨无霸",有的人却是"太平公主",于是有人烦恼,有人着急。其实女性朋友对乳房的大小不必太过担忧,它除了可能会影响一点美观外,对你的身体不会有太大影响。

乳房的发育有早有晚,有大有小,没有绝对标准。它通常要受体型、发育、营养、遗传等方面因素的影响。身体瘦小的人,乳房也会小而平坦,矮胖的人乳房比较丰满,这与体内脂肪多少有关。有的人在少女时乳房很小,而婚后在妊娠、哺乳期时,由于乳腺得到最大程度的发育,不仅乳房变得膨大,而且奶水也很多。所以,女孩子们请注意不要因为乳房较小而垂头丧气,大小无所谓,正常健康就好。

但是,也有少数少女,由于种种原因,出现了乳房发育异常:

### 1.小乳房

即乳房偏小,胸部扁平如同男性。如果外阴发育正常,月经规律,其他发育也都正常,是为生理性变异,不必焦虑,待结婚妊娠哺乳时,一般可以增大。但不可因乳房小而随意用雌激素药治疗,这样往往会引起月经紊乱等副作用。唯一的办法是加强胸部肌肉的锻炼,经常按摩乳房,以增加形体的曲线美,促进乳腺发育。

### 2.乳房不对称

这主要是较小一侧乳房对激素反应较差的缘故,用激素治疗往往无效,采用按摩方法,效果较好。有些少女,由于写字姿势不正确及劳作、运动习惯,致使两侧胸大肌及其结缔组织的发育不同,因而也影响了左右乳房的对称。只要注意纠正姿势,就可以得以改观。

### 3.乳房发育不良

少女过了 16 岁,乳房仍不发育,其他性征也仍处于幼女阶段,应考虑是否性发育不全,并及时看医生。

### 4.巨乳症

乳房巨大,可下垂到脐部。这种现象属极少见的病理性肥大,必须服用孕酮或外科手术整形。

### 5.多乳头

就是除了正常发育的两个乳头外,体躯两侧,如腋窝和大腿根部还有许多对称的小乳头排列于原始乳脊的相应线上,而以腋窝的副线最为明显,但它们一般不会充分发育,无需特殊治疗。

### 6.无乳房

可分为完全无乳房与不完全无乳房。完全无乳房指乳房和乳头都缺如;不完全无乳房指乳腺缺如,乳头尚在。不论哪一种,均系先天性乳腺缺如,自然也就没有乳腺的分泌功能。对这种异常,目前无治疗方法,倘若月经及其他性征正常的话,日后照样能够婚育,只是不能哺乳而已。

当女人了解了自己的身体,就不会再有无谓的担忧;当女人真正认识了自己的身体结构,才能够拥有和展示发自内心的美丽。

**健康提醒**

很少有人知道,作为女性,每个月都有最佳的丰胸时间。而事实上,从女性第一次月经周期开始,卵巢动情激素就已经开始扮演驱动乳房由平坦逐渐变丰满的角色。一般来说,女性月经期后的第11~13天为丰胸最佳时间,第18~24天这7天为次佳时间,两者加起来共有10天的时间,在此期间,影响胸部丰满的卵巢动情激素24小时等量分泌,可以很好地激发乳房脂肪的囤积。所以,作为女性,应该好好利用这一最佳丰胸期,辅以必要的措施或者手段,如到专业的美容院做丰胸,或者进行健胸运动、按摩等,以此来适时激发乳房,使其体积慢慢增大,达到坚挺的效果。

# 女性经期保健那些事

女性月经恐怕对女性来说就像广告里说的:女人,每月总有两天不舒服!看来它对于女性来说困扰还是很大的。经期是一个很特殊的时期,有很多禁忌,诸如生冷食物不能吃,不能坐浴,不能受凉等等。所以,女人经期还是需要注意很多的。

## 1. 经期卫生注意事项

(1)首先由于经期心情较浮躁,所以应保持精神愉快,避免精神刺激和情绪波动。

(2)注意不要过于劳累,不宜吃生冷、酸辣、酒类等刺激性食物,多饮开水,保持大便通畅,减少盆腔充血,注意适当休息和保证充足的睡眠。

(3)注意卫生,防止感染。应注意外生殖器的清洁,经期不宜盆浴,可以淋浴,防止上行感染。所使用的卫生巾要柔软、清洁,做到勤换。

(4)注意保暖,避免寒冷刺激,如游泳、冷水浴、下水田等,月经期间如果受到突然和过强的冷刺激,可引起经血过少或痛经。

## 2. 女性经期的 10 个不应做的事

(1)营养不足:因为月经来潮后每月要损失一定量的血液,所以要适当增加营养,如蛋白质、维生素及铁、钙等。经期应多吃一点鸡蛋、瘦肉、鱼、豆制品及新鲜蔬菜、水果等,以食物中的营养来补气血!

(2)过于劳累:经期要注意合理安排作息时间,避免剧烈运动与体力劳动,做到劳逸结合。

(3)情绪激动:经期应与平时一样保持心情愉快,防止情绪波动,遇事不要激动,保持稳定的情绪极为重要。如情绪激动,抑郁愤怒,易导致气滞,进而造成经期延后、痛经、闭经等。

(4)高声哼唱:女性在经期呼吸道黏膜充血,声带也会充血,甚至肿胀。高声哼唱或大声说话,声带肌易疲劳。

(5)受寒凉:经期注意保暖,避免着凉,不要淋雨、涉水或游泳,不要坐在潮湿、阴凉之处以及空调、电扇的风道口。也不要用凉水洗澡、洗脚,以免引起月经失调。

（6）饮浓茶：经期应适当多饮白开水，不宜饮浓茶。因为浓茶含咖啡因较高，能刺激神经和心血管，容易导致痛经、经期延长或出血过多。同时，茶中的鞣酸在肠道与食物中的铁结合会发生沉淀，影响铁质吸收，引起贫血。此外，经期最好不饮酒、吸烟、吃刺激性强的食物。

（7）坐浴：有些人平时喜欢坐浴，但在月经期，因为子宫颈口微开，坐浴或盆浴很容易使污染的水进入子宫腔内，从而导致生殖器官发炎。

（8）穿紧身裤：不少女性在月经期时会选择穿紧身内衣，她们认为这样不但可以免除侧漏的尴尬，还能在一定程度上缓解腹痛。其实这样做是不科学的，由于月经期腰、腹部会大量出汗，也容易产生细菌感染，所以，最好选择透气性好的棉质内衣，而且应该做到每天换洗。

（9）X 线检查：育龄女性在月经前，处在排卵阶段，此时作 X 线检查，可使卵细胞或受精卵受到损伤，引起胚胎发育不良，造成胎儿出生后先天异常、畸形、智力低下、肢体缺损等。

（10）性生活：如果在月经期间进行性生活，就会出现许多不良后果。因此，为了双方的身体健康和生育健康，不论在什么情况下，经期的性交都是应该禁止的。

### 3. 月经期间 10 个保养策略

（1）月经期间，白天可以化一点淡妆，用液态的粉底，敷盖一下颜色发暗的皮肤。

（2）如果黑眼圈明显，可以用喝过的茶包，敷在眼部，这样去黑眼圈的效果很好。

（3）月经期一定要保证睡眠的充足，不要做很疲劳的运动。

（4）月经期间比较浮躁，睡眠也不太好，所以睡眠之前要喝一杯牛奶，有镇静的作用。

（5）痛经可以用热水袋热敷小腹。一般痛经是因为不通之痛，热敷可以缓解疼痛。

（6）可以煲一些汤喝，主要是美容汤，比如冬瓜汤、菠菜汤、鸡汤稍稍加一点当归等都是不错的。

（7）皮肤的油脂分泌过旺，油性皮肤含酸性，用马铃薯安抚，可以镇静、平衡皮肤的内分泌。油性皮肤平时也可以贴马铃薯片。

（8）月经期一定要注意清洁皮肤，先用温水清洗，再用凉水洗一下，以促进血液循环，适当的给皮肤涂一些营养类的霜剂。

（9）月经期间要特别注意眼睛的休息。中医说：久视伤血。所以看书的时间要减少，不要在昏暗的灯光下看书，眼部皮肤很薄，毛细血管扩张会造成淤血。

（10）月经期间烫发没有关系，是改变头发的形状，头发里面没有血管。但是怀孕期间不要烫发，不要用仪器做美容，可以做简单的皮肤保养，做一下洗面。

以上所讲的内容肯定会对女性朋友有所帮助，最起码知道了在这两三天里我们应该做什么，不应该做什么。女人就应该好好保养，不然稍有不慎就会让自己的身体虚弱得不行，所以，女人还是要时时刻刻注意自己的健康的！

**健康提醒**

恐怕很少有牙医在拔牙前，会询问你是否在经期，但你自己一定要知道，不能在经期拔牙！否则，不仅拔牙时出血量增多，拔牙后嘴里也会长时间留有血腥味，影响食欲，导致经期营养不良。这是因为月经期间，子宫内膜释放出较多的组织激活物质，将血液中的纤维蛋白质溶解酶原激活为具有抗凝血作用的纤维蛋白溶解酶，同时体内的血小板数目也会减少，因此身体凝血能力降低，止血时间延长。

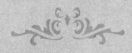

第二章 合理饮食：营养均衡毛病少

在影响女性健康的诸多因素中，营养不均衡是极其重要的因素之一。科学合理的饮食对促进和维持女性机体的正常生理功能、增强体质、延缓衰老、防治疾病具有良好的作用。作为新时代的女性，家庭和事业同样重要，而要两者兼顾就得以健康的身体为基础。因此，新时代的女性需要适应新时代的营养要求，吃得好不再是女性的饮食标准，吃得健康才是新女性的追求。

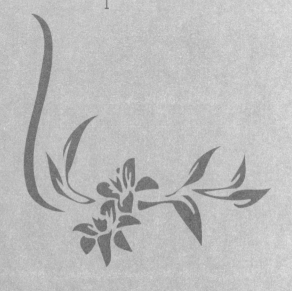

# 女性不可或缺的元素

如果你是一个女人，你就需要看看以下所说的4种女性不可或缺的元素。这些简单的元素，却紧紧维系着女人的健康。

## 1. 镁

痛经是一种困扰女性的最常见疾病，其原因目前尚未十分明了。最新研究表明，可能与体内缺镁有关。调查资料显示，45%的患者体内镁元素都在平均值以下，而每日摄取200毫克镁片就可使痛经症状缓解。原来，镁是维持人体生命活动的必需元素，具有调节神经和肌肉活动及增强耐久活动能力的神奇功能。此外，镁也是高血压、高胆固醇、高血糖的"克星"，也有助于防治中风、冠心病和糖尿病。

专家建议：青豆、黄豆、绿豆、玉米、面粉、麦芽、蘑菇、茴香菜、菠菜、黄瓜、柿子等含镁较多，常吃有益于女性健康。

## 2. 铁

铁是人体的造血元素，女性要多一个排铁渠道——月经，铁的流失增多（一次月经平均流失铁30毫克），故补铁量应大于男性。如成年男性每天的需铁量为12毫克，而女性则需要18毫克之多。

专家建议：最简单易行、且行之有效的莫过于食补。含铁最丰富也最好吸收的乃是猪肝、牛肝、羊肚及猪血、鸭血等，豆制品和芝麻、蘑菇、木耳、海带、紫菜、桂圆等也含有较多的铁。

另外，多用铁锅烹调也可增加含铁量。如用铁锅煮米饭，可使每公斤米饭增加26毫克铁；用铁锅煮鸡蛋、肉类和蔬菜时溶出的铁量也比其他锅有所增加。按每天饮水1000毫升、食大米500克计算，使用铁锅每人每天可增加铁质14.5毫克，这样就可基本满足儿童及成人对铁质的需求了。

## 3. 钙

享有"生命元素"之称，女性尤其需要补充，特别是20岁以后。这是因为无论男女，自20岁起，骨质密度即开始缓慢地减少，30岁以后减速逐渐加快，女性尤为严重，一生之中可减少42%，多于男性（男性一生只减少骨质10%），从而为骨质疏松症等骨病埋下祸根，而科学地补钙乃是预防此病的有效措施之一。

专家建议:成年妇女每日至少摄取1000毫克钙。若在怀孕期、哺乳期或绝经期,则须加至1500毫克。钙的最佳来源有乳制品、豆类、绿色蔬菜、动物骨等。在缺乏这些食物的季节和地区,可在医生指导下酌情服用钙片。

### 4.锌

要拥有乌黑靓丽的青丝秀发注意补锌,锌可使头发保持本来颜色。因为头发光泽的主要成分,无论黑色、金色、褐色还是红色,都依靠锌来保持,使之鲜艳亮丽。另外,锌在促进发育、维持正常性功能、增强人体抗病力等方面,亦有不可取代的优势。

专家建议:海产品、豆类、苹果、瓜子、芝麻、块根蔬菜中含量不少,日常可多食用。

**健康提醒**

医学研究发现,轻度的缺铁性贫血表现为容易疲乏、注意力下降、怕冷、抵抗力下降等。许多女性为了保持苗条的身材或平滑的皮肤,往往拒绝进食肉类,经常以蔬菜、水果、瓜类等充饥,这样的膳食无法供应足够的铁,很容易为身体带来疲乏感。因此,对于一个身材正常的女性来说,每天吃100克牛肉、羊肉、瘦猪肉等红肉是必要的,这些肉类能帮助女性保持充沛的精力,而且并不影响保持良好体形。瓜子、榛子、芝麻等坚果类富含铁,对健康也很有好处。

## 不同的时期,不同的营养

女性在生命活动中,会由女孩蜕变成女人再到母亲,在这些过程中,女性的营养需求也会发生改变,某种营养不良就会导致在特定的时期出现不好的影响。其实,只要结合某时期特定的身体需要就很容易分析出,女性需要这种营养的原因。因此,我们就来看看分为哪些特殊时期,每期需要增加的营养有哪些?

### 1.青春期: 10~18岁,加强钙铁摄取与运动

钙质与铁质的吸收是青春期的营养重点。青春期对钙质的需求比其他年龄段更大,由于骨骼的成长与骨质的密度主要在这个阶段形成。钙在日常饮食中的最好来源是牛奶及豆制品。铁质对于青少年的生长发育也很必要,在这个阶段,体内的血液容量与肌肉正大量增加,铁是合成身体血红素与肌红素的必

要物质,需要充足供给。另外,女孩子由于每个月的月经都会造成铁质流失,所以女性更需要注重补充铁质。铁质可从瘦肉、贝类食品如牡蛎、蛤等以及豆类制品、葡萄干、红枣、南瓜子等坚果核仁、全谷类及深绿色蔬菜中获得。

要留意的是,维持标准体重切忌节食,需靠适度的运动来辅助。规律且适度的运动,可消耗多余热量,除了可保持健康,对于发育也很有助益。

### 2. 成熟期：18~25 岁,留意维生素 C 的摄取

这个阶段通常是精力最旺盛、体力消耗最大的时期。人们在这个阶段忙着学业或事业,可能经常需要熬夜,也会由于香烟与酒精的刺激而对健康造成伤害。要让伤害减至最低,除了饮食均衡外,要特别留意维生素 C 的摄取。由于饮酒与吸烟会增加维生素 C 的代谢率,而环境及情绪上的压力,亦使维生素 C 的需求增加。从一般的蔬果中就可以获取足量的维生素 C,如甜椒、油菜、猕猴桃、木瓜、花椰菜等。

### 3. 怀孕期：20~35 岁,补足叶酸

这个年龄层的女性,通常正值生养期,就怀孕的妇女而言,叶酸的摄取对胎儿的发育相当重要,由于叶酸可协助核酸及部分氨基酸代谢,与细胞分裂有密切关系。孕妇若叶酸摄取不足,易导致胎儿产生神经管畸形。

### 4. 步入中年期：35~45 岁,均衡摄取维生素 B 族与蛋白质

摄取充足的维生素 B 族,可缓和老化现象,并帮助皮肤保持最佳状态。牛奶、酸奶等乳制品、谷类(如糙米)等皆含有丰富的维生素 B 族。

蛋白质的摄取对于生命的每一个阶段都相当重要,即使是中老年期也不例外。无论是少女还是中年女性,蛋白质的摄进都是非常重要的。蛋白质对于维持身体的性能、细胞正常的分化与生长、皮肤的健康,都有着非常重要的作用。即使步入中年,也要摄取足够的优质蛋白质,这可从家禽类、海鲜类、瘦肉及乳制品中获得。

### 5. 更年期：45~55 岁,补充钙质与植物雌激素

在这个阶段,不少妇女面临更年期的不适与骨质疏松症的威胁,如同青春期的营养准则,钙质的摄取仍为重点。此阶段的妇女逐日需摄取 1000 毫克左右的钙质。我国多次营养调查皆发现,人们对于钙质的摄取量普遍不足,更年期后骨质流失速率增加,更加重了骨折的危险。牛奶、芥菜、豆制品等皆含有丰富钙质。另外,更年期妇女也要避免接触含有酒精、咖啡因及辛辣的食品,由于这些食品会引起发热、潮红,加重不适症状。

### 6. 老年期：60岁之后，选择优质蛋白质、新鲜蔬果

由于活动量、代谢率降低，老年期需要的热量减少，但所需的蛋白质反而比壮年高，这是由于身体的吸收力变差，所以需要增加蛋白质的摄取，以修补身体的组织。饮食应着重优质蛋白，如瘦肉、鱼肉、低脂牛奶等。不过，肝、肾功能不良者、高尿酸血症患者，要留意蛋白质的摄取不宜过量。此外，老年人还应多食用新鲜的蔬果。蔬果含有丰富的膳食纤维，可帮助老年人缓解便秘症状，且植物特有的化学成分，如类黄酮、胡萝卜素及酚类物质还能预防癌症。

尽管在特定时期需要的某种营养会有所增加，但并不是说其他营养就不需要了，全面、均衡的营养才是关键，只是说在特定的时期可以适当多补充相应的营养，以防营养不良。

**健康提醒**

女性进入绝经期后，由于性激素发生了变化，激素水平大起大落，血糖不可避免地会出现忽高忽低的情况，这使血糖控制的难度增加。因此，应提防夜间低血糖。

进入绝经期的女性由于体内性激素水平逐年下降，身体对胰岛素的敏感性也会随之增强，有些妇女发生了严重低血糖的情况，尤以夜间表现极为突出。另外，由于绝经期的妇女激素的升降所引起的潮热、忧郁以及短期记忆丧失，有可能被误诊为低血糖。针对这种情况，还是测一下血糖为佳。此外，不要为了预防低血糖而采取错误的饮食方式，导致吃下过多的热量食物，反而引起血糖的升高。

## 会吃的女人更健康

女人不要把全部热情投注在置衣美容上，你还应该多关心一下自己的饮食健康，如果说健康是美丽的重要元素之一，那么均衡的饮食就是健康的第一大基石。因此千万不要用简便食品潦草地打发一日三餐，这可是会损害你的健康。

为此，女人要怎么吃才能更健康呢？

### 1. 早起一杯白开水

早起一杯白开水不仅可以清洁肠道，还可以补充夜间失去的水分。

### 2. 早餐不能省

用脑量较大的职业女性如果不吃早餐，10点钟左右就会出现低血糖症状，如

头晕、心慌等，而且这也会造成下一餐进食后的血糖和胃肠负担加重，增加胆囊疾病的发病率。几片全麦面包、一碗米粥或麦片，一个鸡蛋、一个水果，这样一顿早餐能让你一天精力充沛。

### 3. 餐前餐后多补充水分

饭前饭后都应补充大量的水分。身体缺水时，新陈代谢的水平，会比原先降低 2%。这时候应避免饮用茶、苏打水、咖啡等含有咖啡因的饮料，因为在咖啡因的作用下，身体只能吸收一半的水分。

### 4. 蔬菜水果，多多益善

成年人每天蔬菜摄入标准为至少 500 克，而且最好能吃 5 种以上的蔬菜。另外，如果没有糖尿病等禁忌症，营养学家建议应每天吃 2~3 个水果。

### 5. 多吃奶制品

女性骨质疏松的发生率明显高于男性，这种现象在我国尤为严重。这与我国大众饮食结构中奶制品含量过低有关。通常，女性从 28 岁后钙质开始渐渐流失，更年期后流失速度更快。多吃奶制品是补充钙质的绝好选择。

### 6. 食补雌激素

如今存在明显的女性更年期提前的问题，很多女性 40 岁不到就出现了停经、面部潮红、脾气暴躁以及雌激素下降的症状。营养学家建议，平时可通过饮食来增补雌激素。比如，早起用温开水送服 1~2 汤匙新鲜蜂王浆，并坚持每天喝一杯鲜豆浆，或者吃一份豆制品，因为蜂王浆和豆制品都含有丰富的天然雌激素。

### 7. 别忘了红糖

红糖价廉，却含有丰富的微量元素，对女性补血效果极好，古语有"女子不可百日无糖"，指的便是红糖。如果你不习惯直接冲水喝，不妨试试红糖芝麻小米粥。长期适量服用红糖，皮肤就会靓丽起来。

### 8. 每天吃一些蜂蜜

蜂蜜中含有酚类物质，具有抗氧化的特性。这种物质能够清除自由基分子，而后者是人体正常代谢过程中所产生的一种不稳定物质，对血管有破坏作用，同时还会引起 DNA 的突变，导致癌症的发生。长期喝蜂蜜的人体内抗氧化物的水平有较大的提高。

在饮食中加入蜂蜜的成分，不仅能提高人体内抗氧化物的水平，改善人体免疫功能，同时食物也会变得更加可口。在日常的饮食中添加蜂蜜不失为一个帮助女性提高自身免疫功能的好办法。

女人每天喝一些蜂蜜可以让皮肤白嫩光滑,面容红润,还能防裂补血。把70%的蜂蜜加热,混合3%猪油擦拭皮肤,能防止皮肤干裂,使皮肤细润、健美、保持青春的魅力。

### 9. 咖啡好喝要限量

每天一到两小杯咖啡就好了,特别是对女人,多喝容易引起钙的流失,而且摄入过多的咖啡因也会对神经和心脏带来刺激。夜晚喝,尤其会影响睡眠质量。如果你本来就睡不好觉,最好还是少喝咖啡为妙。

### 10. 与茶为友,制造苗条

茶能消除肠道内的脂肪,是女人最天然、最有效的减肥剂。因此,只要没有严重的胃肠疾病,平时可以多喝茶,尤其是绿茶和乌龙茶,更是美颜的佳品。但对于那些胃酸分泌过多的人来说,最好改饮红茶。因为茶叶也含有咖啡因,所以切忌喝过浓的茶,尤其是在孕期、临产期或哺乳期更该酌情减少。

健康的饮食可以给你提供每天所需的营养和微量元素,让你更健康、更美丽。

### 健康提醒

女性饮食宜粗不宜细。一项最新的科学研究表明,在瘦身过程中关键不是摄入纤维素的量,而是何种纤维素可在消化过程中起到最好的催化脂肪消耗作用。

科学家通过对象实验对象胰岛素指标的观测,来研究纤维素在减肥过程中所起的作用,结果是:经常吃健康、未经加工过的水果蔬菜、全麦面包比那些食用加工过的淀粉食品多消耗80%的热量,未经加工食品中的纤维是直接被人体所吸收,而加工过的纤维却是分解成糖分被人体所吸收。随着体内糖分的增加,也会使胰岛素吸附脂肪的能力增加,从而使体内的脂肪堆积。

## 科学膳食,合理搭配

只有科学膳食,合理搭配,才能保证身体所需的营养,促进身体的健康。女人为了自己与家人的健康,要注重合理的膳食搭配方案,从一日三餐开始。

到目前为止,人类食品已有数百种,大致分为谷类、豆类、蔬菜类、水果类、肉类、水产品类、蛋类、奶类等,每种食物所含热量和营养素不尽相同,因此食物必须合理搭配,才能保证人体生理代谢所必需的养分。为了便于搭配,我们一般把所有食物分成主食和副食两大类:

主食:主要指米、面等谷物粮食,可以供给人体热能、无机盐和 B 族维生素。

副食:主要包括含蛋白质、无机盐和维生素的食品,如动物性食物、大豆及其制品和蔬菜类,主要作用在于更新、修补人体组织、调节生理功能,通常又称保护性食品。

怎样才能做到合理搭配、科学膳食呢? 我们要根据身体的需求,完善现有的饮食结构,注意蛋白质、维生素、脂肪等几大营养素的搭配,调整粮食、果蔬、动物性食物的比例。有这样一句话就很好地体现了科学膳食原则,叫做"一把蔬菜一把豆,一个鸡蛋加点肉,五谷杂粮要吃够"。

一般来说,我们一日三餐的间隔要合适,饮食的量也要控制好,另外要讲究饮食卫生。具体来讲,就是一句俗话:"早饭吃好,中饭吃饱,晚饭吃少。"

不是所有的人都得按一个标准,身体才会健康。因为地区、季节、个人生活习惯不同,特别是城乡居民生活条件的差距,环境和个体差异等,使得不少人可能难以做到。根据大众一般习惯,并结合有关资料,我们提出以下几项搭配原则和方法供大家参考:

### 1. 主食间的搭配

主食种类很多,各品种所含有关营养素的质和量也会不同,人体要全面均衡获取营养素,这样才有利于健康,因此我们必须注意科学搭配。

### 2. 粗粮和细粮的搭配

如绿豆大米粥,红小豆大米粥,面粉和玉米粉合蒸馒头等,其中民间的"腊八粥"是最好、最科学的粗细粮搭配的典型食品。

### 3. 干稀搭配

干稀搭配的食物容易消化吸收,特别是对中老年人比较适宜,常用的搭配有:玉米面粥加馒头、花卷,大米粥加玉米面发糕等。

### 4. 副食间的搭配

副食主要是给人体提供蛋白质、脂肪、维生素及无机盐等营养物质,可保证生长发育,维持体内平衡。各种副食所含营养物质各不相同,科学合理搭配可优势互补,取长补短,使人体得到全面充分的营养,有益于增进健康。

### 5. 荤素搭配

荤素搭配是人们最常用也是最好最重要的搭配。人们常说，"三天不吃青（蔬菜类），肚里冒火星"；"三天不吃肉，身体要变瘦"，科学和实践也证实荤素搭配有三大好处：

（1）可以达到蛋白质互补。如富含植物蛋白质的豆制品和富含动物蛋白的肉类、禽类食品的搭配可极大地提高其蛋白质的营养价值，如"红烧肉加面筋"、"鱼头烧豆腐"等。

（2）含丰富的蛋白质的食品和蔬菜搭配，可以得到丰富的维生素和无机盐，同时还可以充分利用大豆蛋白质，如"大葱烧豆腐"、"腐竹炒油菜"、"小白菜炒豆皮"等。

（3）荤素搭配还可以调节人体内的酸碱平衡。一般来说，动物性食物都属于酸性食物，如果单食动物性食物较多，易造成人体内酸碱平衡失调（偏酸）；而很多植物性食物都属于碱性食物，如果二者一起食用，则可保持人体内的酸碱平衡（人体血液的正常 pH 值为 7.35~7.45）。所以荤素搭配不仅可使人体从中获得丰富的营养素，还可保持体内的酸碱平衡，极有利于身体健康。

### 6. 生熟搭配

主要指蔬菜的生熟搭配（广东省和一些少数民族地区的人们爱吃生鱼及半生的牛、羊肉除外）。大家都知道，蔬菜中富含的维生素 C 和 B 族维生素遇热容易受到破坏，所以加温烹调可使蔬菜中的维生素损失，因此适当生吃一些新鲜的蔬菜，既可摄入较多维生素，增加营养，又可促进食欲（特别是夏季）。常用可生食的蔬菜有西红柿、"心里美"萝卜等；凉拌菜有"葱拌豆腐"、"凉拌黄瓜丝"等。当然吃生菜必须严格注意卫生，一定要认真清洗或消毒后食用。

**健康提醒**

食物的营养贵在巧妙搭配，搭配得好，不但有利于人体很好地吸收其营养成分，使营养价值成倍增加，而且可以减少其中的副作用，对人体健康更为有利。

（1）猪肝和菠菜：猪肝、菠菜都有补血之功能，一荤一素，相辅相成，共同吸收，对治疗贫血有特效。

（2）牛肉与土豆：牛肉营养价值高，并有健脾胃的作用，但牛肉粗糙，有时会影响胃黏膜。土豆与牛肉同煮，不但味道好，且土豆含有丰富的维生素U，起着保护胃黏膜的作用。

（3）羊肉与生姜：羊肉补阳取暖，生姜驱寒保暖，相互搭配，暖上加暖，同时还可驱外邪，并可治寒腹痛。

（4）鸡肉与栗子：鸡肉补脾造血，栗子健脾，脾健则更有利于吸收鸡肉的营养成分，造血机能也会随之增强。老母鸡汤煨栗子效果更佳。

（5）鸭肉与山药：老鸭既可补充人体水分又可补阴，并可清热止咳。山药的补阴之力更强，与鸭肉伴食，可消除油腻，补肺效果更佳。

（6）鲤鱼与米醋：鲤鱼本身有涤水之功，人体水肿除肾炎外大都是湿肿。米醋有利湿的功能，若与鲤鱼伴食，利湿的功能则更强。

（7）豆腐与萝卜：豆腐属于植物蛋白肉，多食会引起消化不良，叫做"豆腐积"。萝卜，特别是白萝卜的消化功能强，若与豆腐搭配，会使其营养大量被人体所吸收。

# 女人全身"食物地图"

俗话说：吃什么补什么。但你知道大脑、心脏、肺、头发等都需要什么样的食物营养吗？现在给你提供一张全身的"食物地图"，告诉你从头到脚的饮食秘方，让你吃得美丽，吃得健康。

### 1. 菠菜：护脑

因拥有胡萝卜素以及超氧化物歧化酶等成分的"还原食物"，可以阻止脑血管的病变而保护大脑。哪些属于"还原食物"呢？专家研究认为，菠菜首当其冲。其次为韭菜、葱、豌豆角、西红柿、胡萝卜、小青菜、大豆、蒜叶等蔬菜，核桃、花生、开心果、腰果、松子、杏仁等壳类食物，以及糙米饭、猪肝汤等都值得你补脑时选用。

### 2. 红薯：护眼

维生素A素有"护眼小卫士"之称，如果人体缺乏它，眼睛感受弱光的能力便会下降，对黑暗环境的适应能力也会减退，严重时容易患上夜盲症。

维生素A是由胡萝卜素转变而成的。除胡萝卜之外，红薯中也富含丰富的胡萝卜素，能提供丰富的维生素A，可以增进视力，而且常食红薯对皮肤有好处。

### 3. 海带：护发

说起护发的食物，可能你知道得很多，例如能令头发乌黑的黑芝麻，能令毛发生长的生姜，或者是能令头发闪亮的核桃等。但你知道食物护发的全能冠军是谁吗？它就是海带。营养专家认为，经常食用海带不但能补充身体的碘元素，而且对头发的生长、滋润、亮泽也都具有特殊功效。

### 4. 番茄：护肺

英国的最新研究发现，每星期吃番茄3次以上可以预防呼吸系统疾病，保护双肺免受细菌的感染。但番茄红素的含量与番茄中可溶性糖的含量是成反比的，也就是说，越是不甜的西红柿，其中番茄红素含量越高。

### 5. 香蕉：护腿

含钾元素丰富的香蕉是食物中排名第一的"美腿高手"，它所含丰富的钾元素能帮助你伸展腿部肌肉和预防腿抽筋。排名第二的"美腿高手"是芹菜，它有大量的胶质性碳酸钙，易被人体吸收，可补充双腿所需钙质，还能预防下半身浮肿。

### 6. 深海鱼：护心

德国专家曾发布过这样一组实验证明：坚持每日吃鱼50克，可减少40%心脏病的发生，尤以吃深海鱼为佳。鱼里所含的不饱和脂肪酸，被俗称为"好脂肪"，它们能担当天然抗凝血剂的帮手，可降低血压、抑制心肌的兴奋性、减慢心率，从而保护心脏。

### 7. 黑豆：护肾

自古黑豆就被誉为"肾之谷"，而黑豆从外表上来看，你会发现其形状与人体肾脏相似。它们不仅味甘性平，中医认为它还具有补肾强身、活血利水、解毒、润肤的功效，特别适合肾虚者。

### 8. 甘蓝：护胃

甘蓝是世界卫生组织推荐的最佳蔬菜之一，被誉为天然"胃菜"。患胃溃疡及十二指肠溃疡的人，医生都会建议多吃甘蓝。你也可以每天将甘蓝与蜂蜜混合食用，此法有促进溃疡愈合的作用。

### 9. 鸡蛋：护甲

健康的指甲是粉红色的，因为有充足的血液供应。若指甲变化异常，往往是因营养缺乏或其他潜在症状造成的。而高蛋白饮食是维持健康指甲所必需的，鸡蛋则是获得蛋白质的良好来源。

### 10. 西兰花：护肤

它不仅营养丰富、口感绝佳，还是著名的"抗癌战士"，尤其是在防治胃癌、乳腺癌、皮肤癌方面效果尤佳。它含有丰富的维生素 A、维生素 C 和胡萝卜素，能增强皮肤的抗损伤能力，有助于保持皮肤弹性。

**健康提醒**

维生素$B_1$缺乏或不足，常使人感到乏力。含维生素$B_1$丰富的食物有动物内脏、肉类、蘑菇、酵母、青蒜等。维生素$B_2$缺乏或者不足会使肌肉运动无力，耐力下降，也容易产生疲劳。富含维生素$B_2$的食物有动物内脏、河蟹、蛋类、牛奶、大豆、豌豆、蚕豆、花生、紫菜、酵母等。

## 女人吃太少，健康受影响

现代女性常常为了保持苗条的体形，吃得越来越少，但你可知道，吃得多固然会因增加脂肪带来烦恼，但吃得太少也会造成很多困扰。

### 1. 胃下垂

以饥饿法减肥的女人常常感觉食欲不振，胃胀气、胀痛，这都有可能是胃下垂的征兆。轻度胃下垂的患者一般无不适感觉，下垂明显者常见腹部不适、饱胀、重坠感，在餐后、站立或劳累后症状加重，伴有食欲不振、恶心、嗳气、消化不良、便秘等现象。胃下垂严重时，可同时伴有肝、肾、结肠等内脏下垂的现象。

### 2. 脱发

对身体过瘦的人来说，体内脂肪和蛋白质均供应不足，因此头发频繁脱落，发色也逐渐失去光泽。如果过分节食，头发则缺乏充足的营养补给，头发若缺少铁的摄入，便会枯黄无泽，最后的结果必然导致大量脱发。因此，要均衡营养，不要盲目节食减肥。

### 3. 骨质疏松

美国最近的调查研究发现，体瘦的女性髋骨骨折发生率比标准体重的女性高1倍以上。这是因为身材过瘦的人体内雌性激素水平不足，影响钙与骨结合，无法维持正常的骨密度，因此容易出现骨质疏松，发生骨折。骨质疏松症是骨组织显微结构受损,骨矿成分和骨基质等比例不断减少,骨质变薄,骨小梁数量减少,骨脆性增加和骨折危险度升高的一种全身性骨代谢障碍疾病。

### 4. 贫血

一般来讲,贫血是指人体血液内红细胞与血红蛋白的含量低于正常,常表现为乏力、头晕、下眼睑发白、面色苍白。贫血是女性最常见的一种症状,跟许多原因有关,吃得少、缺乏营养也可能是原因之一。因为营养摄入不均衡,使得铁、叶酸、维生素 $B_{12}$ 等造血物质就摄入不足。吃得少,基础代谢率也比常人要低,因此肠胃运动较慢、胃酸分泌较少,影响营养物质吸收。

### 5. 记忆衰退

大脑工作的主要动力来源于脂肪。吃得过少,体内脂肪摄入量和存贮量不足,机体营养缺乏,这种营养缺乏使脑细胞受损严重,将直接影响记忆力,于是人们就容易健忘了。有资料表明,减肥过多的患者就常伴有记忆力衰退的现象。

### 6. 子宫脱垂

没有了足够脂肪的保护,子宫容易从正常位置沿阴道下降,子宫颈下垂,甚至脱出于阴道口外,形成子宫脱垂。严重的还可能导致宫颈口感染,甚至宫颈炎。面对众多疾病的潜在威胁,医生提醒广大热衷减肥的女士们,应该提早注意自身的健康,不要舍本逐末,只追求一时的美丽。

**健康提醒**

很多女性朋友经常会无缘无故出现身体疲劳、记忆力减退、腰酸腿痛、头昏、失眠、便秘等症状,但是到了医院又检查不出什么毛病。其实,这多是由不良生活习惯引起的,要改变首先要多运动,其次要多吃碱性食物,如海带、白萝卜、豆腐、红豆、大豆、苹果、洋葱、番茄、菠菜、香蕉等。另外,人们通常会认为酸的东西就是酸性食物,比如葡萄、草莓、柠檬等,其实它们恰是典型的碱性食物。

## "禁食"新主张,身体更健康

禁食听起来可能是一个比较可怕的事情,但是现在研究证明,适当的禁食对身体很有好处,不但可以排毒减肥,还可以预防心脏病。

### 1. 禁食的好处

关于禁食的好处，之前也有过相关研究：每周禁食 1~2 天，可以让人更健康。

不停地吃吃睡睡，饺子、春卷、麻花、油茶……似乎肚子从来没有饿过，嘴巴也从来没有闲过，无论是打扑克还是看电视或者朋友一块出去逛街，一路上少不了小吃作陪。可是，一时的快意换来的却是满脸豆豆，小小肚腩，胖嘟嘟的脸蛋加上严重超负荷的消化系统。因此，女人更加需要每周进行一次禁食。

### 2. 禁食的操作

准备禁食二天前只吃生蔬菜和水果，有利于身体各系统的适应。禁食中每天要喝新鲜的果蔬汁。勿饮橘子汁、西红柿汁以及各种加糖和添加剂的果蔬汁。

禁食期间最好的饮料是鲜柠檬汁。在一杯温水中加入一个柠檬的汁，新鲜的苹果汁、甜菜汁、白菜汁、胡萝卜汁、芹菜汁、葡萄汁也可以，这些是被称作"绿色饮料"的高效解毒剂。生白菜汁对调理溃疡、癌症和结肠疾病也有帮助。由于此汁放置后易失去维生素，所以要确保喝新榨的汁。

进行果蔬汁和两天的生蔬菜禁食后，不要立即吃熟食，以免破坏禁食带来的预期效果。此时胃容量和消化液的分泌减少，应少食多餐。

### 3. 女人每周禁食一两天更健康

女人在禁食的时候，应注意以下事项：

（1）禁止只饮水，以免毒素过快排出，引起头痛。要用活性蔬果汁饮食，不仅能排毒素，而且也能提供机体所需的维生素、矿物质，促进疾病愈合。禁食结束后将形成健康的饮食习惯，并使人习惯于吃生的蔬菜和享受这类食物给机体带来的活力。

（2）禁食超过三天时，应在专业人士的监督下进行。如果患有糖尿病、低血糖和其他疾病，即使短时禁食也要在专业人士的监督下进行。孕期和哺乳期妇女禁止禁食。

### 4. 定期"禁食"可使体内环保

家中垃圾日久不清理，便会腐烂而生出病菌，同样人体内的垃圾如不及时排除净尽，也会令人头昏脑涨，肠胃累累。人体产生的废料有粪便、尿、汗以及二氧化碳，其中以粪便危害最大。大肠是专收粪便的"垃圾箱"，若不按时清理，任其堆积腐化，便会产生毒素，变成慢性病的"工厂"。

感冒、头痛、气喘、发热，乃至高血压、糖尿病、癌症、神经衰弱等等，都与此有关。要想防病治病，首先要清除宿便，但宿便却不是通过灌肠或服食泻药所能清除干净的，唯有禁食，做一次全身"大扫除"，方能彻底"清仓"。

当肠胃清扫干净之后，肠胃功能会进一步增强，就连皮肤都会变得水嫩。

### 健康提醒

只要吃对了食物，减肥不仅可以吃得饱而且不需要挨饿。首先，选择有饱足感的食物和体积大的食物，因为体积愈大愈能产生饱足感，例如高纤维蔬菜体积较大，比较会有饱足感，而精致食物不容易让人产生饱足感，自然会摄取过量。再者食物烹调时多加些水，或者煮一锅什锦菜，热量低且容易有饱足感。

如果实在饥饿难耐时怎么办？营养师建议：可以吃一点低热量水果，例如番茄、柚子、梨、葡萄柚等，或蔬菜色拉中之小黄瓜、生菜、竹笋及叶菜类等；可以吃一点点低热量的饼干，例如高纤维苏打饼干，有很多小包装，并且标示卡路里的，肚子饿时可选择每小包热量约70卡的来当点心吃。

## 科学饮食，延缓衰老

衰老是不受欢迎也必定会到来的客人，但我们可以想办法让它的脚步慢些，再慢些。要延缓老化，科学饮食很重要。抗老的饮食原则是减少摄取会产生自由基的食物，多摄取含抗氧化物的食物。

### 1.营养要均衡，坚持饮食"四舍五入法"

四舍：脂肪、胆固醇、盐和酒。五入：纤维饮食（全谷类、蔬菜和水果）；植物性蛋白质（大豆蛋白）；富有胡萝卜素、维生素C、E的食物；含钙质的食物（牛奶）；每天6~8杯的水。

### 2.多摄取含抗氧化物的蔬果

富含维生素C、E、β-胡萝卜素、番茄红素、多酚类（如葡萄、红酒、茶类）等的食物都有抗氧化效果，可以保护胶原蛋白不受自由基攻击而损伤，而各种蔬果里的抗氧化物质尤其丰富。

提醒你：

（1）每天尽量吃到3种不同颜色（红、橙、黄、绿、紫等）的新鲜蔬菜及2种不同的水果。吃的颜色愈多样,表示吃进愈多不同种类的抗氧化物。

（2）富含维生素C的蔬菜有西兰花、番茄、萝卜、圆白菜、青椒,水果有橙子、柿子、番石榴、奇异果、草莓、柠檬、鲜枣、山楂等。

（3）富含维生素E的食物包括核桃、腰果、芝麻等坚果类食物。

（4）每天喝1~2杯茶,茶里（尤其绿茶）都含有丰富的抗氧化物。

### 3.避免高脂肪及油炸食物

高热量、高脂肪,尤其是油炸食物都容易产生自由基,加速人的老化。如果能减少摄食这一类食物,就等于减少了身体被自由基伤害的机会,还可避免皮肤出现黑斑、皱纹,减少罹患癌症、心脏病、中风、高血压、骨质疏松症等疾病的风险。

提醒你:

（1）不要吃西式快餐。

（2）饮食以清淡为主,烹饪多用蒸或煮。

（3）热量摄入要比30岁时少10%。

### 4.多食含丰富纤维素的食物

纤维素能强化体内排毒功能,还能强化肠道蠕动,免受便秘之苦。食物中含高纤维的有蔬菜、糙米、玉米、燕麦、全麦面粉、绿豆、毛豆、黑豆、杏仁、芝麻、葡萄干等,都是抗老化的好"帮手"。

### 5.多吃一些富含胶质的食物

如猪皮、猪脚、鸡爪、海参之类食品,有助于皮肤保持弹性。

### 6.传统上重视食补

一些药食同源的食品也是抗老化的重要帮手。比如:蜂乳、花粉、枸杞、红枣可滋润肌肤,达到美容功效;山楂、玉竹、桑葚可预防脂肪堆积及动脉硬化;核桃、首乌、黑豆则可以防治白发;金针菇、黑木耳、香菇能软化血管,并可防癌。

合理健康的饮食,可以提供足够的营养,还可以由内至外改善身体状态,让你年轻十岁不是梦!

**健康提醒**

　　水果和蔬菜都含有丰富的维生素。为此，许多人以为，只要每天吃些水果，不吃或少吃蔬菜也无妨，二者是可以相互替代的。其实，这种看法是偏颇的。蔬菜是仅次于粮食的人体必需的食物，它虽和水果一样都富含维生素，但其他营养素含量与作用却有较大差异。蔬菜较水果更能有效地促进人体吸收蛋白质、脂肪、碳水化合物三大营养素。人如果仅食动物食品，蛋白质吸收率为70%；若兼食蔬菜，则吸收率可达90%以上。再者，蔬菜中含特有的植物粗纤维，能刺激肠道蠕动，起到助消化、防肠癌之作用。

# 排毒饮食让女人更年轻

　　女性进入中年后,随着身体的衰老,体内清除废物的系统也会逐渐衰老,再加上日常各种不良的习惯及机体所患的疾病等,就可能导致体内毒素无法正常排出,肠内残留物腐败现象加剧,部分毒素和腐败物质被肠黏膜吸收后,直接参与体内的生理代谢,干扰内分泌、神经、免疫等系统的功能,不仅会让容颜早衰,更重要的是会导致肝、肾功能受损,诱发习惯性便秘、肥胖症、脸色晦暗等疾病。

　　排出体内毒素的方法有很多种,如运动、水疗、按摩等,但除此之外,饮食也是一种比较有效的方法。如果能在日常饮食中多吃些有助于清除体内垃圾的排毒食物,也能促进排毒,保持身体的健康和年轻。现在就提供一些适合女性排毒所需的食物。

## 1. 苹果

内含丰富果胶是一种膳食纤维,对排毒很有帮助,能避免食物在肠内腐化。

## 2. 草莓

它热量不高而且又富含维生素C,维C能清洁胃肠道和强固肝脏。

## 3. 无花果

含有机酸和多种酶,具有清热润肠、助消化、保肝解毒功效。而且近年来发现,无花果对二氧化硫、三氧化硫、氯化氢及苯等有毒物质还有一定的抗御能力。

### 4. 绿豆

性味甘寒,可清热解毒祛火,能解金石、砒霜、草木诸毒,可见其解毒能力。不仅如此,它对重金属、农药中毒以及其他食物中毒也有防治作用,能加速有毒物质在体内的代谢转化向外排泄,在日常饮食中多进食绿豆汤、绿豆粥,能促进排毒。

### 5. 鲜菜汁

不经炒煮的鲜菜汁是人体有效的"清洁剂",它们能清除体内堆积的毒素和废物。当多量的鲜果汁或鲜菜汁进入人体消化系统后,会使血液呈碱性,将积存在细胞中的毒素溶解后排出体外。

### 6. 樱桃

能帮助人体去除毒素及不洁体液,同时对肾脏的排毒具有相当功效,而且还有温和的通便作用。

### 7. 深紫色葡萄

能帮助肠内黏液形成,帮助肝、肠、胃、肾清除体内的垃圾。

### 8. 海带

海带对女人来说是个养生的好食品,除了有利于补充铁和锌,还可以帮助清除体内污染。海带中的胶质能促使体内的放射性物质随同大便排出人体,从而减少放射性物质在人体内的积存。

### 9. 猪血

有通便、清除肠垢之功效。现代医学证实,猪血中的血浆蛋白被人体内的胃酸分解后,能产生一种解毒、清肠的分解物,这种物质能与侵入人体内的粉尘、有害金属微粒发生生化反应,然后从消化道排出体外。

### 10. 胡萝卜

它不仅含有丰富的胡萝卜素,食后还能增加人体内的维生素 A,且含有大量的果胶。这种物质与汞结合,能有效地降低血液中汞离子的浓度,加速体内汞离子的排除,有益身心健康。

### 11. 黑木耳和菌类植物

据研究,木耳和菌类植物可清洁血液和解毒,经常食用能有效清除体内污染。

### 12. 蜂蜜

常吃蜂蜜不仅对排出毒素具有重要作用,对防治心血管疾病和神经衰弱等症状也有一定效果。

### 13. 茶叶

茶叶的解毒作用与它所含茶多酚、多糖和维生素 C 的综合作用是分不开的。

### 14. 芹菜

芹菜中含有的丰富纤维,可过滤体内的废物。经常食用芹菜可以刺激身体排毒,对付由于身体毒素累积所造成的疾病,如风湿、关节炎等。

**健康提醒**

> 人体不可避免地每天会接触到外界的废气和废物,而这些"毒物"以及体内新陈代谢产生的各种人体不需要的废物,通过粪便、尿液、出汗等途径,以及呕吐、咳嗽、腹泻等"排毒"方式,能及时地把体内毒素排出体外。绝大多数情况下,只要人体自身机能运转正常,完全可以依赖自身"排毒"机能,将毒素排出,无需靠外力"排毒"。
>
> 有些人将"排毒"理解为集中地大量排便。实际上,这种观念是很片面和不正确的。毕竟身体"排毒"的途径并不单单只有排便一种,而且过度的腹泻易引起脱水等症状,重则会使胃肠功能紊乱,影响人体消化系统的正常功能,导致营养不良。如果确实需要通过外力"排毒",一定要根据自身具体情况,在医生的指导下,有针对性地进行"排毒",而且要适可而止。

## 女人吃素有讲究

大家都知道,在饮食中过多地食用油脂会形成或造成油脂性脱发。而大多数爱美的女性在热衷减肥、追求骨感的同时,选择素食或者节食。殊不知,过度地追求素食也会造成脱发,即使曾经乌发亮丽,也可能会日渐稀疏。更为严重的是,还会对身体造成一系列不良影响。这绝对不是危言耸听,而是有科学依据的。

### 1. 多吃素食引起的不良后果

人类是一种杂食动物,偏食、营养过剩、营养不良都会给人体健康带来危害。多吃素食会带来如下不良后果:

(1)营养不良症:锰元素的摄入不足,不但会影响骨骼发育,还会引起骨痛、乏力、驼背等疾病。人体必需的锌、钙、铁等主要来自于荤食,锌主要来源于动物性食物,80%的钙来自奶类,80%的铁来自肉类和蛋类。而在素食中,这些营养素含量很少。其中还含有较多的植酸和草酸,能阻碍这些营养素的吸收。因此,长期食素者容易发生因缺乏矿物质而引起的厌食症、异食癖、性功能下降、佝偻病、骨质增生、骨质疏松症、贫血等。

（2）造成脱发:头发的主要成分是一种被称为"鱼肮"的蛋白质,其中,铁、锰、锌、铜等微量元素占有绝大部分。但是,这些微量元素只有与肉类食物搭配才容易被人体所吸收,而人体衰老,头发变白,牙齿脱落,骨质疏松及心血管疾病的发生也都与锰元素的摄入不足有关。长期素食的人如果只吃米面、水果、蔬菜,就会导致合成上述物质的蛋白质及微量元素摄入不足,致使头发因严重营养不良而脱落。

（3）影响生育:为了保持形体美,有些女性长期吃素,这对体内激素分泌造成破坏性影响,导致激素分泌失常和月经周期紊乱,严重的甚至可致不育。另外,经常吃素的少女往往月经来潮延迟,吃素的女运动员容易发生继发性闭经。

（4）易患胆结石:素食中的植物纤维成分较多,会使胆酸重吸收减少,胆盐浓度降低。加上素食者的维生素A、E摄入不足,会造成胆囊上皮细胞脱落,导致胆固醇沉积而形成胆结石。

总之,科学的饮食结构应该是荤素结合,比例适当,而不是过度偏食,营养失衡。爱美的女性们,如果你为了骄人的身材而放弃营养,那么,健康的身体将会离你而去,偏食的结果绝不是苗条与骨感,而是受到一系列疾病的威胁。所以,不要以牺牲健康而追求形体美,只有健康才是美丽的基本保证。

### 2.女人应该这样吃素食

不同的食物含有不同的营养物质,没有一种食物可以供给人们所需的全部营养。而不同食物的组合、互补,可提高食物的营养价值。因此,想吃出健康吃出生命力,食素女性应注意以下原则:

（1）多生食,少煮,少调味;

（2）吃新鲜食物,少吃加工及急冻食品;

（3）吃合季节的食物,少吃过季的食物;

（4）吃植物的每一个部位,即根、茎、叶、花、果、种子等,都含有丰富的营养;

（5）吃不同颜色的食物,例如,红、绿、黄、黑、白等;

（6）有机农产品是纯天然、无污染、安全营养的食品,也可称为"生态食品"。因此,食素者应多吃有机农产品;

（7）应吃一些海带、紫菜、乳制品、豆类等含锌较多的食品，补充锌元素的摄取；

（8）避免吃单一的食物，每天应吃谷类、豆类、薯类、蔬菜、鲜果等几大类食物，加上适量油脂等调味品；

（9）如体重较轻，则应先检查一下有无病理情况，如没有，则说明实际摄入的能量不足，应适当增加摄入量以维持理想体重；

（10）为了保证身体充分吸收食物里的养分，养成良好的生活及饮食习惯。

## 健康提醒

很多年纪大的女性喜欢吃粗粮，一方面是在怀念过去的生活，另一方面也认为它营养高、口感好。可是，粗粮虽好，也最好不要多吃。因为其中含有过多的食物纤维，会阻碍人体对其他营养物质的吸收，降低免疫能力。

由于粗粮中含有的纤维素和植酸较多，每天摄入纤维素超过50克，而且长期食用，会使人的蛋白质补充受阻、脂肪利用率降低，造成骨骼、心脏、血液等脏器功能的损害，降低人体的免疫能力，甚至影响到生殖力。

此外，荞麦、燕麦、玉米中的植酸含量较高，会阻碍钙、铁、锌、磷的吸收，影响肠道内矿物质的代谢平衡。所以，吃粗粮时应增加对这些矿物质的摄入。

纤维素含量较多对于青春期少女危害较大。因为，食物中的胆固醇会随着粗粮中的纤维排出肠道。胆固醇的吸收减少，就会导致女性激素合成减少，影响子宫等生殖器官的发育。因此，青春期少女的纤维素摄入，每天不应超过20克。老年女性由于胃肠功能减弱，吃粗粮多了会腹胀、消化吸收功能减弱。时间长了，会导致营养不良。此外，缺铁和锌还会造成老年人贫血和大脑早衰。老人每天的纤维素摄入最好不要超过25~35克。

## 教你做个"水美人"

女人是水做的，皮肤一旦失去水分就会干燥，并出现皱纹，除了要多搽一些"柔肤水"、"保湿乳液"外，更重要的、更切实可行的补水法就是多饮水。夏天，虽然空气较冬天要湿润一些，但由于气温升高，皮肤水分流失的速度也就更快，因此，补水和防晒同样重要。各位女士们，赶快制定一个补水计划吧，让自己在夏天做个娇嫩欲滴的"水美人"！

女人每天应该喝 6~8 杯水，饮足够量的水不仅有益健康，而且能使皮肤获得充足的水分，帮助有效清理胃肠道，促进体内有毒物质的排出。同时，还降低了血液的浓度，增加血液循环，使皮肤鲜亮光泽。不过，采用喝水的方式补水也是门学问，你得根据各种水的营养成分和功能来补水，这样才能达到补水效果。

### 1. 矿泉水

成分与功能：一般含微量的钙、钾、镁、硫等，饮用时有独特的适口感，并且能为人体补充水分。

饮用提示：瓶装矿泉水不宜冰冻，否则易出现白色矿物质漂浮物；但若煮沸，水中的钙、镁易和碳酸根生成水垢，因而其最佳饮用方法是在常温下。桶装矿泉水存放和饮用期间应避免阳光直射，启封后应在 7~10 天内用完。

### 2. 果蔬汁

成分与功能：含有丰富的有机酸，助消化，还可使小肠上部呈酸性，有助钙、磷的吸收。同时含有多种维生素，可补充维生素及无机盐，调节体内酸碱平衡。

种类：

（1）原果汁饮料——100％纯果汁，用新鲜的水果压榨分离而成，不添加任何辅料，因此口味不甜，最大限度地保留了水果中的营养。

（2）果汁饮料——纯果汁含量不低于 10％。

（3）颗粒果汁饮料——果汁含量不低于 10％，果粒含量不低于 5％。

饮用提示：

（1）两餐之间或饭前半小时是饮用果汁的最佳时间。

（2）新鲜果汁不应加糖，否则会增加热量。

（3）不要加热，加热后的果汁不仅会使水果的香气跑掉，更会使各类维生素遭受破坏。

（4）不宜用果汁送服药物，否则果汁中的果酸容易导致各种药物提前分解和溶化，不利于药物在小肠内吸收，影响药效。

### 3. 功能饮料

成分与功能：添加维生素 C、锌、双因子等特定物质。根据添加的不同物质，在调节人体功能方面可发挥一定的保健作用。

饮用提示：

（1）应根据身体的不同需求来选择不同功能的饮料。

（2）不要和酒精饮料混用。

### 4. 碳酸饮料

成分与功能：含有二氧化碳，可助消化，并促进体内热气排出，产生清凉爽快感觉。可补充水分，但营养成分很少。

种类：

（1）果汁型——原果汁含量不低于 2.5%。

（2）果味型——以食用香精为主要赋香剂，原果汁含量低于 2.5%，如"雪碧"、"芬达"。

（3）可乐型——含有可乐果、白柠檬、糖色素或其他类似辛香、果香混合香气。

饮用提示：

（1）剧烈运动后不宜多饮，极易引起呕吐等消化系统不适症。

（2）高血压、心脏病、糖尿病患者不宜饮用。

### 5. 运动饮料

成分与功能：富含电解质，专门针对运动而设计。含有一定浓度的盐分及多种微量元素及营养素，较为有效地补充人体因剧烈运动流汗所失掉的钠、钾、镁和碳水化合物，缓和因疲劳和体温上升所造成的消耗。

饮用提示：

（1）若运动持续 1 小时以上，且强度较高时，适度饮用运动饮料可以有效补充身体流失的电解质，帮助恢复平衡状况。

（2）运动饮料中的钠盐易使血压升高，一般人若经常饮用，会增加肾脏的负担，埋下高血压的危险因子，因此高血压患者不宜过多饮用。

补充水分是美丽女人必做的功课之一，充足的水分会让你的皮肤光洁细嫩，焕发出迷人的光彩。

**健康提醒**

家庭中蒸馒头或蒸小菜的水叫蒸锅水。这种蒸锅水是不能喝的，也不能煮饭或烧粥。我们知道，水里含有微量的硝酸盐，当水长时间加热，由于水分不断蒸发，硝酸盐的浓度相对地增加，而且它受热分解就变成了亚硝酸盐。亚硝酸盐对人们的健康是极为有害的。它能使人体血液里的血红蛋白变性，不能再与氧气结合，进而造成人体缺氧。亚硝酸盐还会导致人体血压下降，严重时可引起虚脱。现代医学已证明，亚硝酸盐还是一种强烈的致癌性物质。因此，大家切记：蒸锅水是不能喝的。

# 吃黄色食物，保女性健康

荷尔蒙与女性健康有着密不可分的关系，荷尔蒙的种种变化，总是在女性身上表现得特别突出。食物是补充荷尔蒙的重要因素，尤其是多食黄色食物，对促进女性荷尔蒙分泌有更多的帮助。

### 1. 激素在 25 岁开始减少

人体会分泌 75 种以上的激素，它们在人体内扮演着各自的角色。体内激素浓度高的女性，比体内激素浓度低的同龄女性看起来要年轻很多。

21~22 岁是青春的巅峰时期，也是分泌系统功能最顶峰的时期。从 25 岁开始，体内激素的分泌量便以每 10 年下降 15% 的速度逐年减少，人体各器官组织开始逐渐老化萎缩，皮肤明显黯淡，精神不佳。

60 岁时，女性激素分泌量只有年轻时的 1/5 左右。

### 2. 缺乏激素的表现

（1）失眠头痛：失眠、多梦、疲倦、头痛。晚上催眠的疗法皆用尽，还是睡不着。白天注意力不集中，困倦嗜睡，严重影响日常生活。

（2）月经不调：月经不是提前就是推后，并且经期过长。

（3）皮肤衰老：皮肤松弛，日渐粗糙，毛孔也粗大起来，甚至连色斑也跳出来捣乱，镜子中呈现出来的是标准的"黄脸婆"。

（4）烦躁胸闷：心慌气短、易激动甚至狂躁，会因为一件小事与同事或家人争吵，总是摆出一副不高兴的样子，有时很难控制自己的情绪。夜间睡觉时会因胸闷而被憋醒，严重时会出现血压忽高忽低。

如果对这些亚健康的症状不从荷尔蒙方面进行调理，进一步发展就会变成疾病，比如高血压、糖尿病，现在女性有很多卵巢的肿块、乳房小叶的肿块、乳腺增生等，都跟荷尔蒙有关系。

### 3. 荷尔蒙偏爱"黄色"

从中医的理论上说，人体与激素分泌关系最密切的器官是肝、脾、肾。

肾脏具有调节激素分泌平衡的作用，对于身体出现的一些不良症状，它会首先做出反应；在激素分泌失调时，肝脏是对身体起支撑作用的关键；而肝和肾能正常运作，完全要归功于脾。所以，要改善激素分泌失调导致的不良症状，首先要从健胃、健脾开始。

中医认为，人是一个统一的有机体，五脏与五行、五味、五色是相生相克的关系。不同颜色的食物，与人体的五脏六腑有着阴阳相和的关系，合理地搭配饮食，有助于提高激素的分泌。

肾、肝、脾各自有着比较偏爱的食物。肾脏偏爱黑色及带点自然咸味的食物，如黑芝麻、黑木耳、黑豆、香菇、黑米、虾、贝类等；肝脏偏爱绿色的食物，如菠菜、白菜、芹菜、生菜、韭菜、西兰花等；脾偏爱黄色且有自然甜味的食物，如黄豆、南瓜、橘子、柠檬、玉米、香蕉等。

黄色食物可以健脾，增强胃肠功能，恢复精力，补充元气，进而缓解女性激素分泌减少的症状。黄色食物对消化系统也很有疗效，同时，也对记忆力衰退有抑制作用。

也就是说，女性要改善荷尔蒙的分泌状况，首先要从吃黄色的食物开始，因为它是女性荷尔蒙分泌的原动力。

 **健康提醒**

医学专家指出，以下这些问题都是人体荷尔蒙的杀手。

（1）压力：如果压力增加，但不懂得怎样解压，不懂得怎么来看待、调节压力，这是一个非常严重的问题。

（2）饮食：很多女人想减肥，而很多的减肥食谱是不利于健康的，荷尔蒙平衡需要非常多的营养素。如果你吃的食物营养均衡的话，营养素会从食物进到你的身体里面来支持荷尔蒙的平衡；如果你的营养不平衡的话，比如说你不吃早餐，正餐只吃苹果，其他什么都不吃，晚上吃得太晚，都会造成荷尔蒙失衡。

（3）运动：现在我们生活水平提高了，大家都开车，运动就少了，我们现在都不挤公共汽车了，也不步行了，这些都会影响到荷尔蒙的平衡。

（4）污染：现在空气污染，过多使用清洁剂，这里面都有环境雌激素。为什么那么多人会得子宫肌瘤，就是因为周围的环境雌激素太多了。再比如喝牛奶，如果那些牛奶是普通的牛奶而不是有机牛奶的话，牛也有很多是用生长荷尔蒙催生的，这样你喝的牛奶里面也就含有很多这样的荷尔蒙，我们都把它叫做环境雌激素。还有饮水污染，汽车尾气，很多的环境雌激素都在包围着我们。

# 多吃"怪味"食物，有益女性安康

女人在选择食物的时候，鼻子有时会起决定作用，比如榴莲、香椿等味道"怪异"的食物，会让少数人垂涎欲滴，但对更多人来说，则是"不堪入鼻"。殊不知，我们身边的很多怪味食物可以呵护女性健康。

## 1. 榴莲能缓解痛经

榴莲气味强烈，说它"臭气熏天"毫不夸张。但在泰国，由于其营养价值很高，榴莲常被用来当做病人、产后妇女补养身体的补品。榴莲性热，可以活血散寒，缓解痛经，特别适合受痛经困扰的女性食用；它还能改善腹部寒凉的症状，可以促进体温上升，是寒性体质者的理想补品。另外，用榴莲的果壳和猪骨头一起煮汤也是民间传统的食疗秘方。

榴莲虽然好处多多，却不能一次吃太多，否则容易导致身体燥热，还会因肠胃无法完全吸收而引起"上火"。

在吃榴莲的同时，不妨喝些淡盐水，或吃些水分较多的水果来平衡，比如梨、西瓜等，可以很好地消除燥热。榴莲的最好搭档是被称为"水果皇后"的山竹，它能够降伏"水果之王"的火气，保护身体不受损害。

## 2. 大蒜可亮泽秀发

很多女性担心吃大蒜会导致口气不清新，其实，它是女性的"健康卫士"。

大量流行病学调查显示，大蒜产区和长期食用大蒜的人群，其癌症发病率均明显偏低。营养学专家表示，每天吃半头生大蒜，就能对乳腺癌、卵巢癌等起到抑制作用。

现代医学研究证明，大蒜素具有很强的抗菌作用，对阴道滴虫、阿米巴原虫等多种致病微生物有效。每天坚持进食一头生大蒜，就能对阴道炎起到很好的防治作用。

土耳其医药科研人员表示，常吃大蒜不但能够抗癌、防止血栓，还能够保持头发乌黑光泽，如果用蒜汁按摩头皮，不但可减少脱发，还可使白发变黑。

## 3. 香菜预防骨质疏松

医学研究表明，人过40岁后，骨生成减少，骨皮质变薄，尤以妇女为甚。此时，骨皮质薄似蛋壳，脆弱易碎。专家提醒，进入中年期的妇女应多吃含硼食物，以利身体吸收矿物质,保护骨骼,而香菜中的含硼量就很多。

此外,香菜中富含铁、钙、钾、锌、维生素 A 和维生素 C 等元素,有利于维持血糖稳定,并能防癌。

### 4.芥末使面色红润

芥末辣味强烈,具有较强的刺激作用,可以调节女性内分泌,增强性功能,还能刺激血管扩张,增强面部气血运行,使女性脸色更红润。

芥末呛鼻的主要成分是异硫氰酸盐。这种成分不但可预防蛀牙,而且对预防癌症、防止血管斑块沉积、辅助治疗气喘也有一定的效果。此外,芥末还有预防高血脂、高血压、冠心病,降低血液黏稠度等功效。

### 5.香椿可以助孕

有研究表明,香椿中含维生素 E 和性激素物质,具有抗衰老和补阳滋阴作用,对不孕不育症有一定疗效,故有"助孕素"的美称。

香椿中含有香椿素等挥发性芳香族有机物,可健脾开胃,增加食欲。它具有清热利湿、利尿解毒之功效,是辅助治疗肠炎、痢疾、泌尿系统感染的良药。

### 健康提醒

痛经是一种常见的妇科疾病,它不仅给女性带来痛苦,而且还会影响身体健康。为摆脱这种困扰,女性痛经时不妨吃点香蕉。

香蕉中含有丰富的维生素$B_6$,而维生素$B_6$具有安定神经的作用,不仅可以稳定女性经期的不安定情绪,还有助于改善睡眠、减轻腹痛,有助于女性防病抗病。

# 女人吃苹果好处多

"天天一苹果,医生远离我。"大家都知道苹果有益于健康,但是知道苹果对于女人究竟有什么好处的人却很少,以下就给大家介绍一下吃苹果的好处。

### 1.多吃苹果能预防骨质疏松

苹果中含有能增强骨质的矿物元素硼与锰。美国的一项研究发现,硼可以大幅度增加血液中雌激素和其他化合物的浓度,这些物质能够有效预防钙质流失。医学专家认为,停经妇女如果每天能够摄取 3 克硼,那么她们的钙质流失率就可以减少 46%,绝经期妇女多吃苹果,有利于钙的吸收和利用,防治骨质疏松。

### 2. 吃苹果能减肥

1 个不大不小的苹果只含 60~100 千卡热量,不含脂肪也不含钠,对于正在减肥中的女人来说,是再好不过的食物了。

在巴西里约热内卢大学所进行的一项研究中,超重的中年女性分成 3 组,每组每天吃低热量饮食,并分别吃 3 个苹果、3 个梨或 3 块燕麦饼干。12 周后发现吃苹果和梨的女性的体重减轻了 1.22 公斤,而吃燕麦饼干的女性体重变化不大。

其实,苹果为高纤维、低热量食品,常吃苹果不容易有饥饿感且热量摄入少,有助于减肥。

### 3. 苹果有助于抗击癌症

女性肥胖不但影响日常工作、生活和美观,而且还容易患有癌症。日本一研究小组对 15054 例成年女性进行了长达 9 年的随访调查,最终发现有 668 例女性发生癌症。

经统计学分析后发现,与正常体重的女性相比,超重或肥胖的女性发生癌症的危险要上升 29% ~47%。女性体重指数越高则患乳腺癌、结肠直肠癌、子宫内膜癌和胆囊癌的危险越大。

然而,意大利的研究人员调查了 629 例癌症患者的饮食情况,详细分析后发现,与每天吃苹果少于 1 个相比,每天吃苹果 1 个以上可以使结肠直肠癌、食道癌、喉癌、乳腺癌和卵巢癌等癌症发生的危险降低 9% ~42%。

这是因为,苹果除了含有传统的营养素和膳食纤维外,还富含黄酮类化合物,后者为天然的抗氧化剂。而且与其他水果相比,苹果中游离型黄酮类化合物的比例较高,这样更容易被人体吸收。这些天然抗氧化剂可以使遗传物质 DNA(脱氧核糖核酸)免受氧化应激的损伤,有较强的抗癌作用。

### 4. 苹果能中和人体酸性物质

70% 的疾病发生在酸性体质的女性身上,而苹果是碱性食品。吃苹果可以迅速中和体内过多的酸性物质,包括运动产生的酸及鱼、肉、蛋等酸性食物在体内产生的酸性代谢产物,每天吃一个带皮的苹果,增强体力和抗病能力。

### 5. 能防止中风

苹果对健康有利,更是女性健康的守护神。吃苹果最好连皮一起吃,因为与苹果肉相比,苹果皮中黄酮类化合物含量较高,抗氧化活性也较强,并能防止中老年女性中风。

但是,由于苹果在栽种过程中可能使用了大量农药,在食用苹果时假如不仔细清洗,滞留在苹果表皮的化肥农药可能会导致白血病等多种疾病。所以,假如不能保证苹果的"天然",吃苹果前还是最好洗净、削皮。

### 6.苹果内含多种有效预防心脏病元素

苹果富含叶酸,它有助于防止心脏病的发生。苹果中的抗氧化剂有利于心脏的健康运转,苹果的纤维、果胶、抗氧化物和其他成分能降低体内"坏"胆固醇并提高"好"胆固醇含量,让"坏"胆固醇阻塞血管的时间比正常情况下晚一些,而"坏"胆固醇阻塞血管的时间越早,就说明患心脏病的几率越大。

### 健康提醒

对于具有生育能力的女性来讲,饮食习惯对尿路感染的发生很有影响。

女性如果定期饮用鲜果汁或食用酸奶,可减少尿路感染的发生。鲜果汁对帮助女性减少尿路感染的发生特别有效。每天至少喝一杯不加甜味剂的新鲜或浓缩果汁的女性,发生尿路感染的概率比那些很少饮用果汁的女性要小34%。

此外,每周至少食用3次含有乳酸菌的奶制品也有助于女性避开尿路感染。因为女性尿路感染通常是由大便中的细菌所造成的,而有些食品和饮料能够改变大便中细菌的含量,从而减少尿路感染发生的机会。另外,一些酸性果汁也可防止女性尿路感染。

## 坚守健康早餐原则

现在由于工作压力大,加上紧张的生活,很多女性都来不及吃早餐。殊不知,不吃早餐对女人的身体伤害很大,让她们容易早衰。健康的早餐不仅能及时补充女性一天所需的营养物质,更能让女性容颜永驻,保持年轻。

### 1.早餐前应先喝水

人经过一夜睡眠,消耗了大量的水分和营养,起床后处于一种生理性缺水状态。如果只进食常规早餐,远远不能补充生理性缺水。因此,早上起来不要急于吃早餐,而应立即饮用500~800毫升凉开水,既可补充一夜流失的水分,还可以清理肠道。注意,吃早餐前要喝水但不要喝太多的水。

### 2.早餐热量不宜过多

早餐的摄取量依体形、年龄的不同会有些差异,不过,摄入 400~500 卡的热量是比较适当的,约占一天需要量的四分之一。但可以尝试多补充些糖类。

### 3.每天早上都应该喝奶或豆浆,补充蛋白质和钙质

奶类除了提供蛋白质,还是很重要的钙质的主要来源。一天当中把牛奶当做每天早餐的饮品,比喝其他含糖饮料要营养得多。如果不喜欢喝牛奶或有乳糖吸收障碍,可以尝试一下喝自制的豆浆,对于东方女性来说,豆浆其实比牛奶更易吸收。.

### 4.早餐富于变化

很少有人受得了每天都吃一样的早餐。其实只要多花些心思,做些不同的搭配,早餐可以有很多变化。鸡蛋可以水煮,油煎,或是清蒸等,牛奶可以泡麦片,也可以泡饼干,甚至可以兑入米酒中。这样的安排可以摄取到不同食物,不同营养素,更易达到营养的均衡。只是千万不要将相克的食材放在一起食用,那样对健康不利。

### 5.7点到8点吃早餐

医学研究证明,7 点到 8 点吃早餐最合适,因为这时人的食欲最旺盛。早餐与中餐以间隔 4~5 小时左右为好。如果早餐较早,那么数量应该相应增加。

### 6.早餐尽量清淡

早餐坚决不主张油腻,因为高脂肪食品会导致大脑供血不足,影响孩子和脑力劳动者工作的准确性。早上吃太多油腻食品,如油条、油饼、巧克力、汉堡包等,上午容易犯困、注意力不集中,经过油炸的面粉,如油条,其中的营养素还被破坏。同样道理,如果早餐吃鸡蛋,建议尽量选择煮鸡蛋而非煎鸡蛋。如果实在抵挡不住诱惑,一周一次也未尝不可。

### 7.早餐至少包含三大类食物

早餐是一天中最重要的一餐,吃营养充足的早餐,不仅有益于现在的健康,而且有益于将来的健康。营养健康的早餐应该包括丰富的优质蛋白质、各种矿物质和维生素。具体操作时有一个重要指标,就是要包含碳水化合物(如馒头、米饭、面条、饼、面包、稀饭),蛋白质(如蛋类、三文鱼、豆腐、早餐奶等)。当然,如果能再加上些蔬菜、水果就更均衡了。

**健康提醒**

一周健康早餐食谱推荐：

**周一**：三明治面包、肉松、花生酱、牛奶、番茄。

怎样做：取两片三明治面包，在一片上抹一小匙花生酱，再加上一点肉松（稀疏地铺满面包片那么多），将一个番茄切片加在中间，牛奶饮用量为250毫升。

**周二**：豆沙包、豆浆、腐乳、鸡蛋、苹果。

怎样做：取两个小豆沙包加热，一个鸡蛋煮熟，取腐乳少量，与豆浆、苹果搭配一起食用。豆浆饮用量为250毫升。

**周三**：馒头、豆浆、豆腐干、咸鸭蛋、鲜橙。

怎样做：馒头加热，咸鸭蛋切两半，只吃一半，豆腐干50克，鲜橙切开，搭配250毫升豆浆一起食用。

**周四**：全麦面包、香肠、酸奶、鸡蛋、黄瓜。

怎样做：取全麦面包两至三片；一个鸡蛋煮熟；再取1/2根黄瓜切成小条并加少许盐；配一根香肠；饮用200毫升酸奶。

**周五**：汉堡面包、奶酪、果酱、牛奶、麦片、猕猴桃。

怎样做：一个汉堡面包横切两半，抹一小匙果酱，中间加两片奶酪；一个猕猴桃切片，加在面包中或直接食用均可；小半杯麦片加牛奶饮用。

# 女性，请为你的"骨"补"力"

科学研究证实，一般男性32岁、女性28岁以后，骨钙每年以0.1%~0.5%的速度减少。到60岁时竟会有50%的骨钙减少，此时，最易出现骨质疏松症。

因此，女性应注意在日常饮食中有意识地进行补钙，不要丢失了"骨"力。

## 1. 补钙时间不要迟于30岁

对女性来说，补钙越早越好，争取在30~35岁达到一个较高的峰值，以后就要注意防止钙的流失，并且尽量保持这个峰值。

## 2. 绿叶蔬菜与水果应多吃

各式各样的青菜、水果和零食都含有少量的钙物质。如果你不喝牛奶而只吃青菜的话，0.5千克的菜花相当于一杯牛奶中所含的钙物质。

另外，坚果和海产品也是钙源丰富的食物，同时，还含有维生素D，能促进钙质的吸收。炒菜或炖菜时添加少量虾皮就可以补充每餐膳食的含钙量。

谷类、果汁、零食，甚至很多方便食品中也含有钙物质。但摄入前，一定要看清包装盒上的成分表，因为这些食品中也可能含有大量的糖和脂肪。

### 3. 奶制品是重中之重

奶制品是被公认的含有最丰富钙质的食品。不过，不是喝任何牛奶都能满足补钙需求。牛奶中的蛋白质含量仅有 3% 而已，水分含量却高达 87%。普通牛奶每 100 克中含有 104 毫克以上的钙，如果要达到每天额外需要补充的量，则要喝 5 到 6 杯。当然，也可以选择经过营养强化并富含维生素 D 的高钙配方奶，每天 2 杯即可满足钙质所需。

### 4. 烹调方法有讲究

食物保鲜贮存要减少钙耗损，牛奶加热不要搅拌，炒蔬菜要多加水，切菜不能太碎，炒菜时间宜短。

菠菜、茭白、韭菜都富含草酸，宜先用热水浸泡片刻以溶去草酸，以免与含钙食品结合成难溶的草酸钙。

罐头食品的汁液里富含矿物质。乳糖可贮留较多膳食钙，高粱、荞麦、燕麦、玉米等杂粮较稻米、面粉含钙多，平时应适当吃些杂粮。

### 5. 针对你的特殊时期更应注意补钙

女性在月经前常会表现出心情焦虑、沮丧，甚至脾气暴躁。这是因为女性往往处在一种长期缺钙的状况，而钙在人体中担负着调节神经系统兴奋性的作用，这种状况就使得她们受到了经前症状的威胁。

因此，平日摄入充足的奶类，可以让你的心情经常处于沉稳而安详的状态，不至于因"特殊"期的到来而出现情绪失控。

### 6. 不要盲目减肥

许多年轻女性往往爱美，为了减肥而节食或服用减肥药，在降低脂肪的同时，也造成钙的流失。而平时年轻女性一般很少晒太阳，缺少日光照射也是缺钙的一个原因。

因此，年轻女性应避免盲目追风的心理，为求苗条而不惜以健康为代价，应当树立"健康就是美"的科学观念，同时多运动，多晒太阳，让自己在"塑身"的同时，补足了"骨力"！

**健康提醒**

喝碳酸饮料不利于补钙。因为饮料中大多含有磷酸盐，而磷酸盐会严重地妨碍钙的吸收，促进钙的流失。饮料中的精制糖也不利于钙吸收。所以，凡是需要补钙的人，都要严格控制饮用甜饮料。茶水含有丰富的钾离子，其中含磷量低，还有促进骨骼牙齿坚固的氟元素，因而喝茶对骨骼健康是有益无害的。

另外，专家指出，骨质疏松症不是自然的生理老化表现，而是一种需要治疗的疾病，35岁以上女性尤其是绝经后妇女，最好一年做一次双能X线吸收仪的骨密度检测，了解骨骼状况，及时发现骨量减少的情况，从而尽早采取防治措施。

## 月经不顺，饮食调理

月经是女性正常的生理现象，成年女性每月必来，而且一般都要持续三四十年，可以说是女性一生中的大事。有相当多的女性把月经称为"倒霉"，因为她们尝尽了月经不调的苦头：月经要么早来，要么迟来，那几天总让人提心吊胆；月经期间总是让人格外心烦，仿佛什么事都做不好 …… 如果现在告诉你，通过饮食调理就可以轻松改变这种状况，也许你会大吃一惊。

月经时常早来的人，应少吃辛香料，少吃肉，少吃葱、洋葱、青椒，多吃青菜，吃饭前要按摩耳朵消除疲劳，消除内心的不安和紧张。

若月经总是迟来，宜少吃冷食多吃肉，经期前两天最好吃姜炒鸡肝或猪肝，多服用补血的食品。

所谓"早来"、"迟来"，是依据个人生理周期来算，不管是28天周期或30天周期，经常早来5天以上或晚来5天以上，就是生理不调，表示身体与精神有了不平衡的现象。

在月经前、中、后三时期，若摄取适合当时身体状态之饮食，可调节女性生理、心理上的种种不均衡，同时也是使皮肤细嫩油滑的美容良机。

月经前烦躁不安、便秘、腰痛者，宜大量摄食促进肠蠕动及代谢之物，如生菜、豆腐等，以调节身体之不均状态。

月经来潮中，为促进子宫收缩，可摄食动物肝脏等，以维持体内热量。此时，甜食可多吃,油性食物及生冷食物皆不宜多吃。月经后容易眩晕、贫血者,在经前可摄取姜、葱、辛香料等;在经后宜多吃小鱼以及多筋的肉类、猪牛肚等,以增强食欲、恢复体力。

月经期间,应补充一些有利于"经水之行"的食品,如羊肉、鸡肉、红枣、豆腐皮、苹果、薏苡仁、牛奶、红糖、益母草、当归、桂圆等温补食品。有食欲差、腰痛等症状时,饮食宜选用营养丰富、健脾开胃、易消化的食品,如大枣、薏苡仁粥等。为保持营养平衡,应同时食用新鲜蔬菜和水果。食物以新鲜为主,不仅味道鲜美,易于吸收,且营养破坏较少。

此外,月经期间饮食还有一些宜忌,你不妨参考一下:

### 1. 忌生冷,宜温热

祖国医学认为,血得热则行,得寒则滞。月经期如食生冷,一则伤脾胃碍消化,二则易损伤人体阳气,易生内寒。寒气凝滞,可使血运行不畅,造成经血过少,甚至痛经。即使在酷暑盛夏季节,月经期也不宜吃冰淇淋及其他冷饮。饮食以温热为宜,将有利于血运畅通。在冬季还可以适当吃些具有温补作用的食物,如牛肉、鸡肉、桂圆、枸杞子等。

### 2. 忌酸辣,宜清淡

月经期常可使人感到非常疲劳,消化功能减弱,食欲欠佳。为保持营养的需要,饮食应以新鲜为宜。新鲜食物不仅味道鲜美,易于吸收,而且营养破坏较少,污染也小。月经期的饮食在食物制作上应以清淡易消化为主,少吃或不吃油炸、酸辣等刺激性食物,以免影响消化或因辛辣刺激引起经血量过多。

### 3. 荤素搭配,防止缺铁

妇女月经期一般每次失血约为 30~50 毫升,每毫升含铁 0.5 毫克,也就是说每次月经要损失铁 15~50 毫克。铁是人体必需的元素之一,它不仅参与血红蛋白及多种重要酶的合成,而且在免疫、智力、衰老、能量代谢等方面都发挥重要作用。因此,月经期进补含铁丰富和有利于消化吸收的食物是十分必要的。鱼类和各种动物肝、血、瘦肉、蛋黄等食物含铁丰富,生物活性高,容易被人体吸收利用。而大豆、菠菜中富含的植物中的铁,则不易被肠胃吸收。所以,制定食谱时最好是荤素搭配,适当多吃些动物类食品,特别是动物血,不仅含铁丰富,而且还富含优质蛋白质,是价廉物美的月经期保健食品,可选择食用,满足妇女月经期对铁的特殊需要。

女性月经期间应注意健康饮食,并结合月经期特殊生理需要,供给合理膳食,长期坚持下去,你就可以免去生理上的不适,轻轻松松做女人了!

**健康提醒**

在现实生活中,不少女性受到经期不适带来的痛苦,不仅影响学习和工作,而且还影响身体健康。经验表明,女性在行经期间,每晚睡前喝1杯加蜂蜜的热牛奶即可缓解经期症状。这得益于牛奶中丰富的钾与蜂蜜中丰富的镁,前者可以缓和紧张情绪,并具有减轻腹痛、防止感染、减少月经量等方面的作用;后者可镇定中枢神经,帮助女性消除在经期中的紧张情绪,由此减轻心理压力。

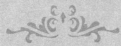

第三章

美容瘦身：要美丽更要健康

美丽是每个女人的梦想，也是每个女人的追求。无论是都市丽人，还是乡野村妇，凡是女人，对美总有一种眷顾的情结。现代女性要美丽，但美丽不仅仅是为了迎合别人的眼光或所谓的潮流，而是为了变得更美丽、更健康、更快乐。盲目追求美丽的结果是让一些女人整容不成反"毁容"，瘦身不成反"伤身"。女人爱美是天经地义的，但千万别让美丽伤着自己。现代女性的口号是：要美丽更要健康。

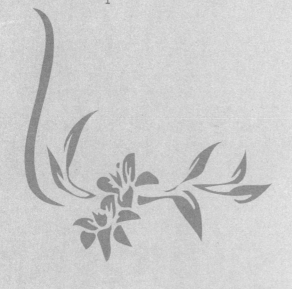

# 皮肤保养因人而异

健康皮肤的主要特征是，不油腻、不干燥、不易生粉刺和痤疮，而且有光泽、滋润、富有弹性。如果你想拥有健康的皮肤，那么首先应该做到不挑食，全面的摄取各种营养。但是，由于不同人的皮肤特点有所不同，因此，给皮肤补充营养时，可以因肤质不同而有所侧重。

### 1. 干性皮肤

可多吃些肉皮、花生、核桃、腰果、蜜枣、芝麻、玉米之类的富含油脂、胶质较多的食物，这些食物可以保护皮肤，延缓皮肤衰老。但有高血脂、冠心病及胆囊炎的干性皮肤的人除外。

可多吃些蛋黄、动物肝脏、胡萝卜、菠菜、苹果等食物，并养成饮茶的习惯。因为这些饮食中含有丰富的维生素 A，而维生素 A 能维持上皮细胞的正常机能，有效地预防皮肤干裂、脱屑、萎缩，使皮肤保持润泽。

干性皮肤的人不宜多吃辣椒、大蒜、生姜、胡椒、狗肉、羊肉及油炸、烧烤类食物，因为，这些食物热性大，在体内容易上火，使皮肤干燥。

### 2. 油性皮肤

可多吃各种新鲜的蔬菜、水果。在选食肉类食品时，最好以猪瘦肉、牛肉、鸡肉、鸭肉为宜；鱼、虾等海产品、荞麦粉、豆类及豆制品也应多吃。这些食物含丰富的维生素及纤维素，不易堵塞汗腺，有利于汗液排出，减少皮肤的油脂。纤维素能使大便保持通畅，减少脸部油脂的分泌。

可经常食用薏米，用其煮粥或煮汤食用。薏米有排毒的功效，有利于体内油脂及毒素的排出，防止生粉刺及痤疮。

油性皮肤的人不宜吃油腻的东西，如猪油、牛油、奶油、肥肉、核桃、花生及油炸食物，这些油脂性食物容易堵塞皮肤汗腺，"油上加油"，不利于汗液排出并增加皮脂分泌，引起痤疮。还要注意少吃甜食，以防止糖转化为脂肪，使脸部生疮。

### 3. 干涩多皱

可多吃富含维生素 C 和维生素 B 的食品，如荠菜、苋菜、胡萝卜、西红柿、红薯、金针菜等新鲜蔬菜以及豌豆、木耳、牛奶等。

可多吃鱼及瘦肉等动物蛋白质，保证氨基酸的供给，以补充皮脂腺的分泌。

干涩多皱的人不要吃易于消耗体内水分的煎炸食物,不然会使自己的脸部更加干燥。

### 4. 皮肤色斑

可多吃富含维生素的食物,如白菜、韭菜、豆芽菜、瘦肉等,尤其是豆类食物。

可适当多喝清水或绿茶,有助于脂质代谢而减少油脂,但要控制果汁及可乐的摄取量,减少食盐摄入量。多吃水果,但注意尽量不要吃香蕉,因其含糖分太高,反而有害。

多食用海带等海藻类及菌类食物。另外,不要乱用安眠药等药物,因为药物会导致体内激素失衡,脸生雀斑。

多吃些豆制品、坚果、山楂、苹果、香蕉等新鲜水果及蔬菜,因为这些食物中含有丰富的维生素 C、尼克酸等有益皮肤的物质。维生素 C 可减缓皮肤老化,抑制色素沉着。

### 5. 过敏性皮肤

饮食应偏于清淡,多选食松子、核桃、芝麻、腰果、花生等植物性脂肪含量高的食物,还应多吃各种豆类和豆制品及含维生素 C、维生素 E、维生素 A 丰富的食物。

过敏性皮肤的人应尽量避免食用鱼、虾、蛋、奶等容易引起过敏的食物,而且在皮肤过敏的时期也不要进食刺激性大和辛辣的食物,如鱼、虾、蟹、兔肉、蒜苗、韭菜、芥末、咖喱等。

**健康提醒**

油性皮肤如去脂太过分,会导致皮肤干燥,皱纹增多,加速皮肤老化的进程。

油性皮肤者,洗脸次数不宜过多过频,一天至多两次,且应使用温和的洁面剂,这样才能避免皮肤过分地去脂而变得干燥。如果脸上总是呈现"冒油"的状态,可用面纸轻轻擦拭,也可用粉饼或专门的洗油产品来抑制。油性皮肤应该使用具有镇静、消炎和不含油脂的护肤产品,含油脂水分的油包水乳液或涂抹矿物油都应该避免使用。

# 女性护肤，跟着生理周期走

众所周知，女性的生理周期一般是28天，但是，可能连她们自己都不知道这28天其实还可以细分为7天一个小周期，从而形成4个小周期。如果女性朋友们针对每一个小周期进行恰到好处的皮肤保养，不仅可以改善很多皮肤问题，同时还会收到意想不到的美容效果。在此就按照生理周期的循环顺序为女性朋友们逐次介绍各期的护肤保养策略，希望女性朋友们能够更加了解自己的身体，学会巧用生理周期达到护肤美容的目的。

### 1. 月经前：注重清洁、去除角质

生理期前，是皮肤问题的多发期，可以说，女性体内的激素变化毫无保留地体现在皮肤上。因为这一时期的女性油脂分泌旺盛，所以首先暴露的是毛孔粗大的问题，接着，你的脸上就会出现疙疙瘩瘩的感觉，面色也开始越来越晦暗了。

应对策略："注重清洁、去除角质"是女性朋友们这一时期的护肤重点。建议最好能够彻彻底底地蒸一次桑拿或痛痛快快地洗一个热水澡，在浑身暖热通透的时候，用指腹轻轻揉搓祛除老旧角质。这样才能在这个"多事之秋"的小周期里保证毛孔清透，让皮肤自由畅快地呼吸。除此之外，日常清洁应使用泡沫丰富的洁面霜，如果你仍然习惯用那种无泡沫的清洁乳液，那么就在完成平时的洁肤过程之后，用泡沫型的洁面霜再做一次清洁。同时，本期应配合具有滋养和收敛作用的爽肤水，借此达到清洁控油的目的。当然，合理膳食也是必不可少的环节，主旨就是饮食清淡，多食蔬果，控制油脂分泌，预防痘痘趁机偷袭。

### 2. 月经中：防敏防晒、安眠保暖

女性经期中的皮肤特别敏感，且比较脆弱，多发湿疹和面部潮红，很容易受伤并形成色斑，甚至有些人还会在经期出现局部水肿（如颜面或眼睑）。

应对策略：这一时期的女性要特别注意致敏源和紫外线，除远离一切致敏源外，最好也不做任何面膜，因为你不知道脆弱的肌肤此时能否接纳或消受那些额外的营养，但防晒霜却是本期必不可少的防御品；顺势而为，对于身处特殊生理期的女性朋友，畏寒和极易疲劳是无一例外的通病，因而睡眠和保暖才是本期最为有效的护肤方式。当然，蔬菜水果仍然是天然的美容品，可以多吃一点儿，但要适当控制饮水量，尤其杜绝浓茶和咖啡。

### 3.月经后:日常护理,普通清洁

这个时期的女性大多心境平和,情绪中的"快乐因子"也比较多。皮肤柔嫩,且光滑细腻,几乎没有粉刺和毛孔粗大的困扰。由于情绪稳定,血液循环良好,皮肤的状态也随之节节攀升。

应对策略:此时只需以自己惯用的洁面及护肤品,按照日常的护肤步骤,就可以帮助皮肤保持良好的状态了。当然,此时是女性朋友们整个生理周期的最好状态,正所谓"佳人有佳期",有条件的话,最好给自己做个面膜,无论是美白型的,还是补水型的,这时候敷在脸上都会让你收获事半功倍的效果,绝对是美上加美的美事!

### 4.排卵日后:消炎修复、补充水分

排卵日后,又到了皮肤问题卷土重来的前期。皮肤的油脂分泌呈现逐步旺盛的趋势,水油失衡,特别容易变得粗糙,这个时期内,稍不注意卫生,脸上就会冒出很多粉刺,既影响观瞻,又难于上妆。

应对策略:此时应尽量使用有消炎修复功能的化妆水,不仅能够起到杀菌消毒的作用,还能给皮肤补充水分,使皮肤处于水油平衡的状态。脸部清洁后,最好能做一款水疗面膜。即:用矿泉水(这里必须严格说明要用矿泉水,而不是纯净水、蒸馏水什么的)浸湿纸膜后敷在脸上,等到纸膜感觉有点干了马上再喷矿泉水上去,保持完全湿润。这样喷上4~5次后,再取下纸膜,轻轻拍打,约七八成干的时候就可以了。

**健康提醒**

年过40的女性必须接受步入中年的现实,卵巢功能退化,体内雌雄激素失衡,经期不规则,皮肤干涩粗糙,衰老加速。在这种情况下,单纯注重面部皮肤的美容是不行的,应该以内养外,从根本上解决。

研究表明,鲜豆浆含有中年女性特别需要的大豆异黄酮成分。大豆异黄酮是一种具有雌激素活性的天然植物性雌激素,能有效延缓女性皮肤衰老,保持皮肤弹性。同时,豆浆还含有另外一种植物雌激素——黄豆苷原,其可调节女性内分泌失调,有效减轻女性更年期综合征症状。

# 睡前十大"亲肤行动"

别以为早晚搽日霜、晚霜就能够令你的皮肤变得白雪雪、滑嘟嘟，其实这只是表面的滋润。要彻底护理，就要依赖你睡前的准备工夫，才能使肌肤得到充分休息，焕发自然容光。

### 1. "油"满全身

要舒缓肌肉的压力，首先要变成"油光师傅"。将按摩油或含滋润性的BB油涂在身上慢慢按摩，令全身吸收。为了避免涂油后弄脏你至爱的睡衣，最好换上旧衣服再去睡觉。

### 2. 砂糖去唇皮

要去除唇部的死皮，除了用磨砂润唇膏外，也可以用一些原始方法。例如用砂糖轻轻擦在唇上，或在刷牙时顺便用牙刷轻擦唇部，都会有效地去除死皮，再涂上润唇膏，才可以放心去睡觉。

### 3. 茶包敷眼

基本上，这是传统的敷眼法。将两个已冷冻并使用过的茶包敷在眼皮上，然后休息数分钟，可令双眼的肌肤得以舒缓。

### 4. 颈部护理

对女性来说，最介意暴露颈部的细纹，因为它会出卖你的年龄。所以，你应该用含滋润性的乳液或乳霜来按摩颈部，促使颈部肌肤吸收养分。

注意，涂乳液时要轻轻按摩，尽量表现你温柔的一面。否则会弄巧成拙的。

### 5. 滋润双手

不一定要踩单车时才涂护手霜的，平时也要经常涂护手霜滋润双手，当然在睡觉前做，效果会更好，因为肌肤会得到一整夜的滋润。

### 6. 伸展运动

不想年老时骨头僵化的话，就要从年轻时开始做运动，而睡前伸一伸腿就最好。你只需利用数分钟的时间做点运动便可舒缓压力，促进血液循环，更可加速新陈代谢。

### 7. 别喝太多

请记住，临睡前别放纵自己喝过量的开水，否则翌日起床后会双眼浮肿，好难看的！如果真的很口渴，只需喝一两杯开水，反过来说，若喝了太多的水就不要立刻上床睡觉。

### 8.补充水分

临睡前，若皮肤感到干涩，可在脸上、颈部喷上含薄荷油的水，具有滋润的作用，如果皮肤很干燥，可以多喷几次。

### 9.恢复脚力

在公司站得太久，会引起双脚疼痛、疲软，所以，你应在冲凉后或睡觉前涂上乳液来滋润双脚，或喷上舒缓压力的足部喷雾，这样就可令你恢复脚部的弹性。

### 10. 早睡早起

要现代人早睡早起不是一件容易的事情，但每人每日平均最少睡够8小时，才能有足够的精神应付每日的工作。

### 健康提醒

白天，人们为了抵御风吹日晒，常常抹上各种固体化妆品如护肤膏、脂、霜等。其实，晚上"养肤"比白天更重要，因为在睡眠中人体皮肤毛孔呈舒张状，像绽开的花朵接受雨露一样更易吸收化妆品中的营养。

有的人虽然懂得了这一点，但在晚上化妆时使用的却是与白天相同的固体化妆品或半固体化妆品，这同样是不合适的，甚至是有害的。因为这类化妆品会堵塞毛孔，影响皮肤呼吸，使得晚间的美容效果功亏一篑。

晚间如果使用水剂化妆品，它不仅易于皮肤吸收，而且又不会堵塞毛孔，不影响汗腺、皮脂腺的正常排泄和皮肤表层毛细血管的运行，化妆效果更好。

## 春天女性保养肌肤的方法

春天，皮肤的新陈代谢逐渐加快，皮脂和汗液的分泌越来越旺盛。由于温度和湿度都很适宜，春天的皮肤是非常美丽的，显得更加白皙滋润、有光泽。但是，值得提醒女性们的是，春天的皮肤抵抗力最差，很容易受到外界有害因素的侵袭，应及时保养肌肤。

那么，春天女性应该怎样保养肌肤呢？

### 1.预防皮肤过敏发生

春季的气温忽高忽低,导致皮脂的分泌时多时少。随着气温的转暖,人们外出的机会也随之增多。此时,由于气候干燥加快了皮肤水分的蒸发,加上风沙、尘埃、花粉等的刺激,极易发生过敏反应。因此,对敏感性皮肤来说,春季应尽量避免外出春游。必要时,外出应用面纱或口罩,避免接触花粉。

### 2.注意皮肤的清洁

春季,一方面每天至少要洗脸三次,选用刺激性较小且香料含量少的香皂,用温水彻底清洗,洗脸后使用有杀菌作用的酸性而不油腻的护肤品。另一方面,春季要经常沐浴,这对皮肤的保养也十分有效。入浴时,要好好清洗膝盖与肘部等关节部位皮肤,浴后按摩脸及四肢,这样可令皮肤饱满、关节灵活。在温热洗澡水中加上少许醋,洗浴后会感到格外的舒服。另外,除了借助春天温暖的阳光外,还可进行面部蒸汽浴和健美按摩,以促进头部血液循环,增强皮肤弹性,减少皱纹发生。

### 3.正确使用护肤用品

春季,气候逐渐由干冷转为温湿,干性皮肤也会变得较润泽。因此,进入春季后,干性皮肤的人可根据情况改用油性较轻、水分较多的奶液类化妆品。因为奶液透气性好,使人感觉舒适。春夏之交时,油性皮肤会更油腻,气温越高,皮脂腺分泌越旺盛,容易诱发痤疮。尤其在晚春时节,要注意及时清除皮肤表面的汗液、皮脂及污垢。同时,不要扑粉,避免使用粉底霜;每周敷面膜1次,以疏通毛孔。

### 4.春季注意防晒

春季空气中的紫外线逐渐增强,应及时防止紫外线的照射。因为,春天皮肤娇嫩,耐受性差,即使是比较弱的阳光往往也会使皮肤出现晒斑。尤其是面部有雀斑、黄梅斑的皮肤,更要注意防止阳光过度照射。可提前使用防晒霜或戴遮阳巾。

### 5.注意饮食调节

许多食品有较好的美容作用。如豌豆,除了食用能补充人体的营养以外,炒而嚼之,可锻炼面肌,促进人体的血液循环和新陈代谢,从而使面色红润、光滑。此外,春季气候干燥,要特别注意多饮水,尤其是在临睡前。

### 6.让生活规律起来

要保证睡眠,让生活规律起来。最好坚持运动,运动能增进血液循环,增强皮肤抵抗力。

## 健康提醒

有许多年轻女性在选用护肤品方面，只择一种，长年使用。其实，这种方法不可取。在春季，根据皮肤的特点至少选用3种护肤品：一是爽肤，可选用爽肤水或银耳珍珠水等；二是润肤，应从霜类护肤品逐渐转向蜜类护肤品；三是洁肤，可选择温和型、去脂能力不强的洁肤品，如清洁蜜、蛋白洗面奶、柔性珍珠磨面膏等。另外，春天的气温不稳定，冷空气袭来时，应继续使用冬季用的霜类护肤品。如觉得皮肤不很干燥，可减少用量，以使皮肤适中和谐。如果只清洁皮肤而不润肤，会致使皮肤很快出现很多毛病，例如发痒起痘等。

# 面色扫"黄"新方案

白里透红，与众不同的肌肤每个女性都向往，教你几招面色扫"黄"新方案，从此让你真正做个白里透红的美丽女人，真正拥有与众不同的肌肤！

### 1. 面色暗黄

材料：番茄、黄瓜、柠檬、鲜玫瑰花瓣各适量。

做法：洗净后合在一起榨压取汁，再加入蜂蜜，不拘时间随时饮用。

功效：番茄、黄瓜富含维生素 C 和谷胱甘肽，柠檬富含柠檬酸，常饮此汁可促进皮肤代谢，消除色素沉着，使肌肤变得细腻白嫩。此方对代谢功能紊乱引起的面色暗黄较为有效。

### 2. 面色萎黄

材料：酸枣仁 30 克，桂圆肉 15 克，红糖 10 克，粳米 100 克。

做法：前两味洗净，切成小粒，一同入锅，加粳米（淘洗干净）和1000 克清水熬煮成粥，出锅前调入红糖，早晚食用。

功效：此方具有补益心脾、安神润肤之功效，适用于心脾气血不足导致的肌肤干燥、面色萎黄。

### 3. 面色灰黄

材料：去壳栗子 200 克，鸭汤适量，白菜 200 克，精盐少许。

做法：去壳栗子从中切开，用鸭汤适量将其煮熟，然后加入白菜及少许精盐，做主菜食用。

功效：鸭汤滋阴补虚，栗子健脾益肾，白菜补阴润燥，常食可改善肾气亏损、阴液干涩所致的面色黑黄，对减少皮肤黑斑及消除黑眼圈也较为有效。

### 4. 面色土黄

材料：鲜桃花若干，酒适量。

做法：鲜桃花阴干，置于酒中浸泡，以酒高出桃花为宜，15天后服用，每日饮15毫升。

功效：此方具有舒肝解郁、行气活血之功效，适用于肝气不舒、血行不畅引起的面色土黄、干燥无华，可消除面部黄褐斑，令颜面洁白如玉。

### 5. 面色蜡黄

材料：粳米100克，绿豆50克，猪肝片100克。

做法：材料淘净，加水熬成稀粥，出锅前加入猪肝片，猪肝熟烂后即成，日服3次。

功效：此方具有清热养血、活肤褪黄之功效，适用于血虚气弱引起的面色蜡黄。

### 6. 面色枯黄

材料：水发海参200克，鲜笋100克，瘦肉丝50克，精盐少许。

做法：水发海参切成长条，与鲜笋切片后同放锅中，加瘦肉丝和适量清水一起炖熟，最后加入精盐调味。

功效：海参滋阴补血，竹笋清热去火，瘦肉益气强身，常吃对贫血性枯黄较为有效，可使面色光润。

---

**健康提醒**

　　如果你每天的面部清洁做得不够彻底，也会造成肤色黯沉，因为我们将化妆品擦在脸上时，它会和皮肤上分泌的油脂混合变成污垢，如果你总是洗不干净面部，时间久了，皮肤就会变得暗沉。另外，随着年龄日渐增长，皮肤会出现松弛及老化迹象，所以一定要及早预防。

　　（1）脸上最容易察觉皮肤暗沉的地方是眼睛周围，其次就是鼻翼两侧。

　　（2）如果你清洁得不干净，就会有少许泛黑的现象。为了拥有漂亮的肤色，平时多摄取维生素C及维生素B$_2$，前者有助皮肤再生，后者又有促进血液循环的功效。

　　（3）平时多吃蔬菜水果，维持良好的新陈代谢，只要排便顺畅，那么你的肌肤也会有光泽。

# 和岁月抢夺美貌

还有什么比女人衰老更令人悲哀的呢？皮肤慢慢失去弹性,身材开始走样,身体的骨质含量也开始逐渐下降……向你推荐以下几种有抗衰老的蔬菜,都是常见的家常菜,而且制作简单,让你可以通过最简便的饮食保养,延缓自己的衰老,让生命的更多时间充满活力。

### 1. 黄金豆腐

材料:豆腐、咸蛋黄、香葱、盐、味精、胡椒粉、色拉油。

做法:豆腐切丁,用盐水焯一下,捞起后装盘;锅内放油,下入咸蛋黄炒散,加适量盐、味精、胡椒粉翻炒1分钟。将炒好的蛋黄浇在加工好的豆腐上,再撒少许葱花即成。

功效:豆腐也是非常好的蛋白质来源。同时,豆类食品含有一种被称为异黄酮的化学物质,可减少强有力的雌激素活动空间,若你担心自己会患乳腺癌,可经常食用豆类食品。

### 2. 西兰花豆酥鳕鱼

材料:鳕鱼1大片、西兰花、姜、蒜、豆豉、盐、味精、料酒、糖、胡椒粉、色拉油。

做法:鳕鱼用适量盐和料酒腌一下,然后上笼蒸8~10分钟,取出待用;锅内放油,下入葱末、姜末和捣碎的豆豉炒香,再用盐、味精、胡椒粉调味,待豆豉炒酥后浇到加工好的鳕鱼上;西兰花用盐水焯熟,码在鳕鱼周围即成。

功效:西兰花富含抗氧化物、维生素C及胡萝卜素,开十字花的蔬菜已被证实是最好的抗衰老和抗癌食物,而鱼类则是最佳蛋白质来源。

### 3. 太极鱼松

材料:草鱼、鸡肉、松仁、玉米粒、胡萝卜、红尖椒、青椒,盐、味精、胡椒粉、料酒、淀粉、色拉油。

做法:草鱼、鸡肉切成小丁,鱼丁用盐、味精、料酒起味;玉米粒、胡萝卜丁、红椒丁、青椒丁用沸水焯一下,待用;鸡丁、鱼丁分别滑油后捞起;锅内放少许油,下入鱼丁和蔬菜丁一起炒,用盐、味精、胡椒粉调味,最后用淀粉勾芡,取出后装入盘子的一边;再用炒鱼丁的方法炒鸡丁,并把炒好的鸡丁盛入盘子的另一边即可。

功效:鱼肉中含有大量蛋白质,青椒和红尖椒是维生素C含量最丰富的食物,而坚果类(诸如松仁)是富含维生素E最丰富的食物。

### 4.圆白菜炒腊肉

材料:圆白菜、腊肉少许,青蒜、红尖椒。

调料:盐、味精、豆豉、色拉油。

做法:圆白菜洗净、切块。青蒜切段,红尖椒切块;腊肉过水后切成薄片;圆白菜和腊肉分别用沸水焯一下。锅内放少许色拉油,下入腊肉炒香,加适量盐、味精、豆豉,放入圆白菜和青蒜翻炒数下,起锅装盘,摆上红尖椒做装饰即成。

功效:圆白菜亦是开十字花的蔬菜,维生素C含量很丰富,同时富含纤维,促进肠胃蠕动,能让消化系统保持年轻活力,并且帮助排毒。

### 健康提醒

牛奶大概是最古老的养颜"食品"了,早在唐代杨贵妃就有用牛奶养颜的习惯了,只不过不是喝进肚里,而是用来洗浴。对我们现代人来说,大可不必用牛奶洗澡,你可以一部分饮用,另一部分用来浸洗面部,长期坚持,必定能使你的面部皮肤润泽白皙。

牛奶中富含动物蛋白及钙、磷、铁、镁等离子,有利于保持肌肤水分不丢失,有效地营养肌肤。豆浆与牛奶同为中国人的两大早餐饮品,但所含营养物质却有所不同,两者都含有丰富的矿物质和维生素,但相对于牛奶,豆浆富含的是植物蛋白,它含有牛奶所没有的植物雌激素"黄豆苷原",该物质可调节女性内分泌。

对于女性来说,内分泌失调诸因素是衰老的根本原因。因此,长期食用豆浆可以延缓女性衰老。

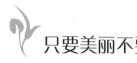

## 只要美丽不要斑

女人长斑的主要原因是紫外线照射、内分泌失调、遗传因素,此外还与氧自由基、微量元素的含量、局部微生态环境、化妆品等有关。

### 1.黄褐斑

黄褐斑亦称"肝斑"、"蝴蝶斑",多发于面、额、鼻、唇周部位,常左右对称,好发于妇女。

应对策略:

(1)不要长时间在阳光下暴晒,外出时对暴露部位涂防晒霜。

(2)如果怀疑黄褐斑是某些药物及化妆品引起的,应该停用。

(3)多吃新鲜水果蔬菜:如芹菜、黄花菜、黑木耳、藕、苹果、梨、西瓜等。

(4)少食辛辣等刺激性食物:如咖啡、可可、葱蒜、桂皮、辣椒、花椒等。

### 2.雀斑

"雀斑"是常见于面部特别是鼻部及眼眶下的棕色点状色素沉着斑。紫外线照射、内分泌失调、长期压力过大及新陈代谢紊乱可促发本病。夏季由于紫外线照射可使其加重。

应对策略:

(1)户外活动时应戴上遮阳用具,涂抹防晒霜。

(2)注意劳逸结合,避免过度紧张。

(3)多吃西红柿。因为西红柿中含有丰富的谷胱甘肽,谷胱甘肽可抑制黑色素,从而使沉着的色素减退或消失。

### 3.日光性皮炎

俗称"晒斑",其表现为暴晒后数小时内暴露部位的皮肤出现水肿性红斑,可起水疱,多伴有烧灼感、痒感或刺痛。轻者数天后皮疹逐渐消退;重者可伴有类感冒症状,如发烧、乏力、全身不适等,约一周左右即可恢复。肤色浅者易患此病,以女性较多见。

应对策略:

(1)避免在阳光下长时间暴晒;室外活动时,要戴遮阳帽,穿长衣衫。

(2)避免光感食物如泥螺、苋菜、荠菜、芥菜、马兰头、菠菜、莴苣、木耳、荞麦等。

(3)多食新鲜果蔬,因为维生素 C 和 $B_{12}$ 能阻止和减弱对紫外光的敏感,并促进黑色素的消退,且可恢复皮肤的弹性。

### 4.痱子

痱子一般可分为红痱和白痱。红痱表现为红色的疱疹,不易破溃,自觉瘙痒。白痱表现为针尖大小的水疱,疱液清澈透亮、易破裂,常见于额部、颈、胸背上部、手臂曲侧等处,一般不痒。

应对策略：

（1）通风降温,保持皮肤清洁干燥,勤扑痱子粉,勤换衣服,衣服宜松软宽大。

（2）洗澡最好用温水,少用肥皂,可选择碱性小的沐浴露,以减少刺激。

（3）多吃清淡、清凉食品,如绿豆汤、冬瓜汤等;多吃新鲜蔬菜、水果。

### 5. 夏季皮炎

夏季皮炎发生于四肢,尤其是两小腿的前方,有时躯干亦可发生。初起为粟米粒大小,比较密集的红斑、丘疹或丘疱疹,瘙痒并伴有灼热感。

应对策略：

（1）关键是防晒、防热,特别是对阳光照射比较敏感的人,外出时一定要采取防护措施。

（2）少吃一些辛辣刺激的东西,多吃蔬菜水果等清凉的食物,如苦瓜、丝瓜、冬瓜、生藕、豆菜、西瓜等。

（3）注意室内通风、降温,穿透气性好的衣服,如棉质类衣服。

**健康提醒**

长个"雀斑脸"没关系,外国那些大明星大模特通常都是满脸雀斑,只要掌握一些化妆技巧就很美!

以下几个化妆步骤就可以遮掩,并给人一张光洁美艳的脸。

第一步,用浅色液体遮瑕膏遮掩阴影及瑕点。

第二步,将白色修护粉底液混合浅米色粉底,调成遮瑕膏,轻轻点在眼睛周围,小心按摩眼睛周围的皮肤。

第三步,如果面部的雀斑突出,要描画眼线,把他人的注意力吸引到眼睛上。眼线要贴近眼睫毛,用灰色及褐色,看来比较自然,切勿使用黑色,因为会与浅色的皮肤形成强烈的对比。

第四步,涂上黑褐色睫毛液,用一支软眉刷来刷眼睫毛。

第五步,以软毛刷子刷眉毛,并涂上黑褐色,令眼睛看起来自然柔和。

第六步,用玫瑰色的唇彩突出嘴唇的娇艳感觉。

第七步,在面颊上涂粉色胭脂。

# 轻松做个小脸美人

一张精致的"开麦拉"脸庞是所有女性的梦想,生活中许多女性都在抱怨自己的脸"太圆"、"太胖"、"双下颏"……怎么办呢?别着急,有很多方法可以帮你实现愿望,让你成为"张柏芝式"的小脸美人!

## 1. 运动法

运动也可瘦脸。运动减肥的效果是全方位的,如果你的脸真的"肿"了,剧烈运动后的大量排汗,可有助于水分迅速排出体外。

## 2. 饮食法

平日三餐中多吃那些可以消肿利湿的蔬果,如冬瓜等。

如果你的脸是因肌肉硕大引起的肥胖,就请拒绝口香糖、甘蔗等锻炼咀嚼肌的食品,因为它们只能促使你的面部肌肉更加健硕。

## 3. 沐浴法

我们都知道高温沐浴是瘦身好方法,同样高温沐浴也可以瘦脸。你可以每天坐在水温38℃的浴缸里沐浴,水深达心窝处,并配合瘦脸霜按摩面部,浸浴时间以20分钟为宜。

## 4. 面部减肥操

有氧按摩:按摩过程中着重刺激睛明、太阳、四下关、颊车几个穴位,能有效预防面部赘肉横生。

准备运动:进行3分钟有氧运动。

第一步:从额头到太阳穴,双手按压3~4次。

第二步:双手中指、无名指交替轻按鼻翼两侧,重复1~2次;再以螺旋方式按摩双颊;由下颌至耳下,耳中、鼻翼至耳上部按摩,重复2次。

第三步:以双手拇指、食指交替轻按下颌线,由左至右往返3次。

第四步:以双手掌由下向上轻抚颈部。

## 5. 专业瘦脸法

如果你想快速变成标准的小脸美女,不妨到美容院试试专业瘦脸法吧。大多数专业美容沙龙都设置快速瘦脸服务,效果随方式而变,你可根据自身状况进行选择。美容院的瘦脸效果毋庸置疑,只是在选择美容院和瘦脸方式上要仔细考虑自身的情况再做选择,千万别留下什么遗憾。

### 6. 指压消肿法

使脸颊消肿的穴道有听会穴、大迎穴、颊车穴等。由于这些穴道比较难记难找,我们可以按照下面的方法进行按摩指压,以达到按压穴道的作用。

(1)大拇指指腹贴近颧骨下方,稍用力垂直往下轻压 2 厘米左右,指力往上轻抬即可,再缓缓将指力放松。

(2)中指、无名指并拢,沿颧骨下缘指力平行往下轻压至 2 厘米处,再往上移。

(3)四指并拢,在脸颊的穴道上轻拍数下。

(4)画圆圈:四指并拢,轻触脸颊上,似碰未碰。顺时针方向,由内往外画圆圈。

注意:以上的指压按摩动作,适合两天做一次。过于频繁或用力过度的按摩,都有可能造成神经传导迟钝或肌肉松弛、挫伤。

### 7. 化妆瘦脸法

与上面的方法相比,这简直就是不痛不痒的小儿科。如果你觉得运动按摩太辛苦,又觉得吸脂手术太痛苦,就用这种方法好了,除了比较麻烦外,效果也是不错的。

眉型修成弓型,细而高挑;用咖啡色将眼影拉长,并从眼尾向内勾勒出双眼凹陷效果。

鼻根勾出直挺的立体阴影。

唇形扩大,唇峰明朗,下唇厚而略方。

两颊用咖啡色打出自然凹陷阴影,脸部立体明晰的五官立刻凸现出来。

需要提醒你的是,瘦脸可能会需要很长一段时间的坚持,不要太过急切。美容也不能做过了头,例如按摩就不可以频率太高,以免产生反效果。

**健康提醒**

花椰菜除了含丰富的钾,纤维素也很丰富,可以强化咀嚼功能,充分促进脸颊肌肉活动;香蕉每100克香蕉中就含有472毫克的钾,难怪它被作为消除水肿的好帮手,而且它具有促进胃肠蠕动的作用,能帮助消化和排毒,是小脸美人不可缺少的食品;有“小人参”之称的胡萝卜,不仅含丰富的维生素A、维生素B$_1$、维生素B$_2$、钙、铁等,而且纤维也特别丰富,瘦脸功效十分显著;菠菜不仅有丰富的钾质,还有维生素A、C、B$_6$、叶酸和铁质等多种营养素,其中,维生素A和C能够让肌肤变得粉嫩,铁具有补血功能,所以,在帮助你获得小脸的同时,又拥有白里透红、吹弹可破的好肤色,可谓一举两得。

# 完美"背景",炎夏绽放

在体现女性性感的身体部位中,"背"是一个独特又优雅的部位 —— 除了美胸、美腰、美臀、美腿,拥有性感美背,无疑是极品美女的标志。只是由于平时难见天日,背的美丽被更多忽视,而且很多女人只忙着瘦身、瘦腿,或者在脸上花更多功夫,忽略了背部的保养,忘记了这其实是需要长期坚持才见成果的"功夫活"。

想在夏天做一个风情无敌的女人?怎么能忘记"完美背景"这个最有价值的筹码?即使你没勇气大秀露背装,也不忍心让吊带衫中露出的半个背,因为满是赘肉、痘痘、斑点而大煞风景吧?赶快趁着这个面对身体机会最多的季节,开始你的美背打造工程吧!

## 1. 日常养护工程

(1)基础清洁:背部皮肤和脸部一样,也有肤质之分,因此在做基础清洁之前,要先弄清楚自己的背到底是干性、油性还是中性、敏感性,再根据特点来选择合适的身体清洁产品。值得注意的是,有些油性皮肤同样存在干燥现象,所以无论何种清洁产品都要注意不可太过于刺激。

(2)高效保湿:在冬日,我们可能更重视保湿补水的功课,然而夏季的皮肤在强烈紫外线的伤害和汗水的蒸发中,更为"饥渴",所以,在为你的脸补水的时候,别忘了,背也一样要"喝水"。过度干燥的皮肤不仅影响美丽,同时也会让你的皮肤出现松弛现象,提前老化。

## 2. 做做背部伸展动作

松垮垮的背部肌肉套在轻盈的镂空礼服里,难免有美中不足的缺憾。况且,压力常会不知不觉地堆积在颈项间及背部,所以每天利用睡前10分钟做做背部伸展动作,不但能让背部不再紧绷,也能顺道增加背部肌肉的紧实度。

## 3. 清除背部粉刺

因为背部肌肤非常厚,所以背部的循环代谢能力较弱,脂肪及废物亦比较容易堆积而形成粉刺。想要拥有完美的背部肤质,可利用深层洁肤膜来清除毛孔中的脏污。另外,若担心洁肤膜会使毛细孔变粗的话,可在清除洁肤膜后,洒上一些收敛水。

### 4.装点背部无瑕肤质

若想以最快、最有效率的方式拥有完美的背部风采，那么上些蜜粉会是较不费气力的选择。若背上有斑点，可先使用粉底，再以蜜粉定妆。至于肤色不均的问题，则可以使用防晒产品改善。若是想在夜晚或社交场合中制造绚丽效果，不妨使用些身体亮粉，保证会让整体造型增色不少。

### 5.做专业背部护理

平日的背部照顾固然能使背部肌肤维持不错的状态，但若是想拥有更佳的肌肤触感，那么专业的沙龙护理便能帮助你达成需求。国内许多家美容沙龙都有提供相关的护理疗程，美背兼舒缓平日紧绷的神经，不失也是个减压的好方法。

不要再犹豫，马上就开始你的美背计划吧，在夏季到来时，甩去保守的衬衫，大胆展露你的美背香肩，做个靓丽女人。

### 健康提醒

背部瘦身跟其他部位不一样，具体有它的特殊性，这个部位的皮肤比较厚，肌肉很难产生，所以就容易导致脂肪的堆积。针对背部的瘦身特性，健美专家在这里教大家几招瘦背的瘦身操。

（1）侧举式：双手握住一个哑铃（可用一瓶矿泉水代替），双脚打开于肩等宽，脚尖向外，膝盖微微弯曲。然后双手举过头顶，身体慢慢向右侧下压，保持下压停留5秒，回到原位。每边15次然后换边，适应后可加到20次。

（2）仰卧式：平躺仰卧，双脚屈膝，脚面着地，双手放在肩两侧，用力将身体撑起，成拱形，这个动作可以有利锻炼到背部的肌肉，使背部线条更流畅。

（3）自然站立式：上身前倾与地平行，收紧小腹，保持背部挺直，慢慢抬高双臂，使之与肩膀同高。收紧肩胛骨。保持一会儿，回到开始的位置。重复做10~15次。

（4）风车式：直立，双脚分开略宽于臀部，微微屈膝，双眼直视前方，后背挺直。双手握住一个两磅重的球或其他的重物，放在臀部，右手持球，双臂伸直上举，在头顶处将球传入左手，双臂下降，回到臀部，重新开始上下传球动作。双臂运动看起来就像转动的风车。做20次左右，动作要慢。

# 破解生活美臀小危机

罗马不是一天造成的,你的臀不美也不是多吃一块肉造成的。告诉你,生活中有许多可怕的小姿势、小动作会让你的臀部日渐变形,可能你自己都还没发现呢! 为什么窈窕如我,臀部看起来就是松垮垮的? 为什么减肥了半天,臀部就是多那一块肉? 让我们为你指出生活中的美臀小危机,你的所有疑问就会迎刃而解了。

### 1. 生活美臀小危机

(1)斜坐的软骨头:坐,可是一门大学问。坐不好,不仅背脊体形受影响,臀部也会随时间增长变形。看看你有没有下列坐姿的不良习惯。像软骨头似的斜坐在椅子上。错! 斜坐时压力集中在脊椎尾端,血液循环不良,氧气供给不足。只坐椅子前端1/3座,错! 重量全放在臀部这一小方块处,长时闲下来不疲惫变形才不正常。

(2)长时间久站:可别以为坐太久压迫臀部不好,站可就没问题了吧。错! 站太久,血液不易自远程处回流,造成臀部供氧量不足,新陈代谢不好,还可能会有静脉曲张的恐怖现象。

(3)抽烟、喝酒、熬夜:抽烟、喝酒、熬夜、压力太大又用不着臀部出马,跟臀形不美可没关系了吧。错! 不良生活习惯与臀形绝对有关系,血循不好、代谢不良、结缔组织松弛,你怎么还能要求有丰盈圆润的臀部?

(4)口味重的饮食:高热量、高甜度、口味重的现代人饮食形式,是造成你肥胖的主要原因。如果又不爱动手动脚,肥肉日渐累积是理所当然的。

(5)运动时穿三角内裤:运动时穿着薄薄没有支撑力的三角款式内裤,年轻时不觉有何不妥,用不着等到珠黄时期,你的臀部就会因为弹性纤维组织松弛,支撑力不够而向地心看齐。

### 2. 破解危机的方法

如何破解这些危机呢? 要从生活习惯开始着手。

(1)坐姿:只坐椅子2/3处。良好的坐姿,背脊挺直,坐满椅子2/3处,将力量分摊右臀部及大腿处。累得很,想靠背一下,请选择能完全支撑背部力量的椅背。

此外,坐时有一些小秘诀可以让臀部更美哟!尽量合并双腿,不让帅气的开腿姿势长久下来影响骨盆形状;坐时踮起你的脚尖来,对臀部线条紧实不无小补。可以但尽量不要长时间双腿交叉坐,否则血循不好,危机会浮出表面的。

(2)站姿:挺背提肛举举腿。良好的站姿,背脊挺直,收腹提气,此时感觉一下肛门收缩的动作,偷偷做可收缩臀部。需要长时间站立的美女,请务必不时地动一下,做做抬腿后举的动作,1小时内至少要偷个闲做个五分钟。

(3)生活习惯:早睡早起身体好。拒烟、少酒、早睡早起、保持运动的好习惯、不时找人找地点发泄一下心中苦闷,美好体形就离你不远了。

(4)饮食习惯:低盐高纤好消化。少盐分的食物可以防止脚浮肿的可能,高纤的食物可以维持良好肠胃消化,蜂蜜有排毒功效,糖分、热量、油腻程度少,可以减肥。

 **健康提醒**

你是否正在为你日益丰满的臀部发愁,不妨试试"打"的方法,此法不仅可以增加血液循环,而且能促进新陈代谢,达到修整臀态的目标。

(1)首先在臀部涂上一层婴儿油。

(2)接着有秩序地由下往上拍打,打5~7分钟。但切记不要在饭饱后1个小时内拍打。

(3)拍打后要做一套后抬腿的动作。方法是双手肘及双膝靠在地面,右脚保持90度角。

(4)屈曲右脚,向上抬,静止3秒,然后放下。

(5)重复做10~20次。

(6)之后用左脚重复以前的动作。

这套动作不仅有助于燃烧臀部脂肪,并可收缩大腿肌肉,使你的双腿更苗条,拥有骄人的身材。

## "电脑丽人"巧保容颜

现代女性因熬夜、工作压力大,再加上电脑使用频繁,在不知不觉中,导致了皮肤问题 —— 长出痘痘,皮肤暗黄,眼袋增大,黑眼圈加重,细纹丛生。

因此,提醒那些整天忙着无纸化办公的女性,一定不要忘记保护电脑前的娇嫩肌肤。要注意做好以下几个防范措施。

### 1. 面部防护

电脑的屏幕辐射产生静电,最易吸附灰尘,长时间面对电脑,更容易导致斑点与皱纹。因此,使用电脑前不妨涂上护肤乳液后加一层淡粉,以增加皮肤抵抗力。

### 2. 彻底洁肤

使用电脑,第一项任务就是洁肤,用温水加上洁面液彻底清洗面庞,将静电吸附的尘垢通通洗掉,然后涂上温和的护肤品。久而久之可减少伤害,润肤养颜。

### 3. 养护明眸

如果你不希望第二天见人时双目红肿、面容憔悴、一副黑眼圈,那么切勿长时间连续作战,尤其不要熬夜上网。

平时,你也要准备一瓶滴眼液,以备不时之需。

使用电脑之后敷一片黄瓜片、土豆片,冻奶、凉茶也不错。

方法是:将黄瓜或土豆切片,敷在双眼皮上,闭目养神几分钟;或将冻奶(凉茶)用纱布浸湿敷眼,可缓解眼部疲劳,营养眼周皮肤。

### 4. 增加营养

对经常面对电脑工作的女性来讲,增加营养很重要。维生素 B 对脑力劳动者很有益,如果睡得晚,睡觉的质量也不好,应多吃动物肝脏、新鲜果蔬,它们含有丰富的 B 族维生素。此外,肉类、鱼类、奶制品也有助于增强记忆力;巧克力、小麦面圈、海产品、干果可以增强神经系统的协调性,是操作电脑时的最佳小零食。

不定时地喝些枸杞汁和胡萝卜汁,对养目、护肤功效也很显著。如果你十分在意自己的容貌,那就饮胡萝卜汁或新鲜果汁吧。

### 5. 常做体操,消除疲劳

长时间使用电脑,你可能会感到头晕、手指僵硬、腰酸背痛,甚至出现下肢水肿、静脉曲张。所以,平时要多做体操,以保持旺盛的精力。

如睡前平躺在床上,全身放松,将头仰放在床沿以下,缓解用脑后大脑供血供氧的不足。

垫高双足,平躺在床上或沙发上,以减轻双足的水肿,并帮助血液回流,预防下肢静脉曲张。

在使用电脑过程中时不时伸伸懒腰,舒展筋骨或仰靠在椅子上,双手用力向后,以伸展紧张疲惫的腰肌。

还可做抖手指运动,这是完全放松手指的最简单方法。

记住,此类体操运动量不大,但远比睡个懒觉来得效果显著。

当然,女人也不要把美丽的流逝完全归罪于电脑。激烈的社会竞争、繁重的工作以及环境污染也都是阻止皮肤焕发神采的杀手。

所以,除了坚持正确护肤之外,我们还要保持充足的睡眠和健康的心态,让自己由内而外散发出令人难以抵挡的魅力。

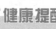**健康提醒**

一般而言,皮肤在晚上10~11时进入晚间保养状态。

如果你有条件,在这段时间里,一定要进行一次皮肤清洁和保养。用温和的洁面用品清洁之后,涂抹保湿营养乳液,这样,皮肤在下一个阶段虽然不能正常进入睡眠,却也能正常得到养分与水分的补充。

如果身在应酬之中,也要设法脱身去进行一次简单的面部清洁。可将毛巾、手帕等随身带的柔软棉织物,用流动着的自来水冲湿,越凉越好,然后趁去洗手间的时机将其敷在面部,尤其是两颊及眼部、颈部,3~5分钟即可。

另外,不管你熬夜到多晚,睡前或起床后一定要利用5~10分钟时间敷一下脸(最好使用保湿面膜),来滋养缺水的肌肤。

# 精油:给女人精心的呵护

精油,像一个"心灵魔术师",能够唤醒女性的快乐与灵气。每一位女性都应该拥有属于自己的独特香味,这不仅是一种韵味的流露,更是女人珍爱自己的体现。你要选择适合自己的精油,做一个芳香、健康的女人。

### 1. 甜杏仁精油

具有良好的亲肤性,由于含有高营养素的特质,有很好的滋润作用,适合干性、皱纹、粉刺以及敏感性肌肤使用。

### 2. 杏桃仁精油

非常适合肤色蜡黄或是脸部有脱皮现象的女性使用,可以帮助舒缓紧绷的皮肤,还可以预防发炎干燥。

### 3. 小麦胚芽精油

含有脂肪酸,可促进皮肤再生,对于干性皮肤、黑斑、疤痕、湿疹、牛皮癣、妊娠纹有滋养效果。

**4. 荷荷芭精油**

可以改善女性粗糙的发质,是头发用油的最佳选择,可以防止头发晒伤,使头发乌黑及预防分叉。

**5. 葡萄籽精油**

含丰富维生素F(亚麻油酸)、矿物质、蛋白质,能增强肌肤的保湿效果,同时可润泽、柔软肌肤,质地清爽不油腻,易为皮肤所吸收,是细嫩及敏感皮肤,油性、暗疮、粉刺皮肤的最好选择。

**6. 澳洲坚果精油**

女性可以用它来做保湿霜,能使肌肤柔软而有活力,保护细胞膜及滋润、保湿。

**7. 酪梨精油**

适合干性皮肤,敏感性、缺水、湿疹肌肤使用。还可以用来做清洁乳,深层清洁效果良好,对新陈代谢、淡化黑斑、消除皱纹均有很好的效果。

**8. 橄榄精油**

可制成护发油、防晒油,可使皮肤变得柔软有弹性,还具有组织再生的功能,能有效改善疤痕、青春痘。对保持皮肤水分功效卓著,也可以预防日晒后色素沉淀。

**9. 茶树精油**

对油性、暗疮性皮肤净化效果最佳,能改善伤口感染化脓现象,可用于灼伤、疮、晒伤、癣、疣、疱疹和脚气。也可治愈头皮屑、口腔溃疡和口臭。

**10. 茉莉精油**

是护肤良方,对干燥、缺水、过油以及敏感性肌肤、湿疹、发炎具有调理作用,适合于所有类型肌肤,具有消炎、镇痛、淡化疤痕以及妊娠纹的效果。

**11. 玫瑰精油**

适应于所有的皮肤,特别是成熟、干燥、硬化和敏感的肌肤,对抗皱、消肿、紧实、修复微血管有意想不到的效果,保加利亚玫瑰祛斑效果颇受称赞。

**12. 柠檬精油**

可以除老死细胞,使暗淡的肤色明亮,紧实微血管,促进胶原蛋白产生,淡化黑色素,对油腻皮肤有净化的功效,软化结疤组织,预防指甲干裂,淡化妊娠纹。

**健康提醒**

忙碌了一天，拖着乏力的身体回家，很多人会在沐浴时加入精油来缓解疲倦，尽管精油是从天然植物中提炼出的精华，但天然并不代表对健康无害。

精油浓度很高，能很快由皮肤渗透到体内，进入血液循环，而每个人的体质是有差异的，有时就容易产生一些不良的身体反应。如玫瑰精油能软化皮肤，一般不会造成过敏，但如果皮肤处于敏感期，用玫瑰精油也可能使皮肤出现红点。柠檬精油虽然有美白作用，但精油中的成分与阳光接触后会产生"光毒反应"，在体内经生物转化产生毒性从而令皮肤过敏。所以，使用精油时应特别慎重。

一般的精油说明书都要求用量在"1~3滴"或"3~5滴"，但有人为了效果显著总喜欢多滴一些，殊不知，过量使用精油可能适得其反。如泡澡时滴5滴薰衣草精油，可做安眠的睡前浴，但是如果滴入了10滴以上，它就变成了兴奋剂，让你整晚也别想睡着。天竺葵精油在情绪暴躁时使用，有安静镇定作用，但用多了，反而会给情绪"火上浇油"。

## 自然排毒，让身体零负担

"排毒"已经成了我们生活中极重要的一个话题，而且"排毒"的概念又常常和"养颜"联系在一起。似乎女人不"排毒"就无法美容养颜。而面对林林总总的排毒招数，你也许不知道选择哪一种，不过记住：健康的自然排毒尤为重要！

### 1. 适时喝水式

多喝水能加速体内毒素的排出，但是，什么时间喝水最容易排毒呢？研究表明，每天有三个必须喝水的时间：早晨起床时应该喝水（10%被大肠吸收，90%被小肠吸收），此时喝水既能补充身体一夜的水分消耗，又能加速毒素的排出；午后3点是膀胱最活跃的时间，多喝水能加速尿液的排出，而尿液能够带出体内贮存的大量有毒物质；晚上9点是人体免疫系统最为活跃的时间，机体在此时会恢复免疫系统、再造细胞，所以，及时补充水分能够满足各器官的需要。

### 2. 榨蔬菜果汁式

生的水果蔬菜汁可以促进肠道的蠕动，带走身体的毒素积存。你可以自己动手榨一杯绿绿的生菜汁或一杯红红的番茄汁，虽然开始觉得味道不是很好，不过在早起或睡前半小时喝一小杯，感觉自己身体更轻松，头脑也更灵活。不过提醒大家蔬菜水果一定要注意卫生,你可以将买回的蔬菜水果用水浸一段时间,最好在水中加入少量的盐可以起到清洁剂的效果。

生的新鲜蔬菜水果汁含有丰富的纤维素,相对于熟的蔬菜来说更容易被吸收,能够促进肠道的蠕动,把体内的代谢物排出,并且生的蔬菜水果汁含有更多的维生素,可以使人保持精力充沛。喝蔬果汁的最佳时间是在早晨或两餐之间、睡前半小时。

### 3. 运动出汗式

每天运动一段时间,比如跳半小时的绳或到附近的健身房去热身,运动出汗后感觉人非常的轻松,慢慢地你就会感到自己精力充沛,越来越年轻了。

随着年龄的增长,我们体内新陈代谢的速度减慢,自身机体排毒能力减弱,应该防止"入大于出"。营养物质如果摄入过多,超过人体负担的界限,又不运动消耗多余的能量,那么,不是有毒的营养物也会转变成"垃圾"的。运动还有利于防止便秘,运动后大量的出汗更是通过皮肤排毒的最佳途径。

### 4. 皮肤排毒式

一天的劳累后,洗上热水澡也能驱除皮肤上的代谢物,因为人的皮肤展开后面积非常大,皮肤含有很多毛孔,不像一块玻璃,什么都可以挡住,灰尘等有害物质会通过毛孔进入到血液循环,洗澡可以减少皮肤对外界毒物及有害物质的吸收。

皮肤作为人体的最大器官每天排泄大量的汗液,随汗排出尿素等毒素。其实光脚部每日出的汗就有一水杯之多,但是你自己并不会有感觉,这就是所谓的"不感蒸发"。汗和皮脂不及时清除干净会抑制排汗功能,导致毒素排出不畅。最好泡澡,热水的温热效应可以加速血液循环,促进新陈代谢。

### 5. 缓解压力式

如果你经常感到一种莫名的压力,经常的焦虑使你的头脑感觉迟钝,整个人就像中毒了一样,那么你最好制定一个减压的方案,比如当自己紧张焦虑时就做个深呼吸,今天不想明天的事情,并且告诉自己什么事情都要泰然处之。经过这些努力,慢慢你就会恢复昔日的活力,变得更年轻,心情也会更轻松。

如果你额头开始长痘痘，上厕所的时间越来越长，那么就说明你需要排毒了。对普通人群来说，只要平时养成良好的生活习惯，是完全可以通过自身的代谢功能来完成排毒的，完全可以轻轻松松地打一场漂亮的"排毒战役"！水在人体的所有生命活动中起着媒介作用，每人每天至少应喝2500毫升清洁的水。营养物质的消化、吸收，代谢产物的排泄，酸碱平衡的维持以及体温的调节等都少不了水的参与。

每天喝足够的水是我们每个人所必需的，喝足够的水不仅可以维持身体的正常新陈代谢，还可以起到"洗肠"作用，帮你"洗"净肠道内积存的毒素。否则，细胞就无法进行正常的新陈代谢，久而久之，毒素就会在体内积存，导致便秘，出现皮肤干涩、痤疮、色斑等现象。

# 保护好女人的"第二张脸"

手是女人的第二张脸，但是很多人似乎都忽略了对这张脸的照顾，你可以花上一分钟的时间，好好看看你的手，是不是皮肤粗糙晦暗呢？在你称赞她人的美丽双手的时候，你就应该好好想想你的手应该怎样也变得这样漂亮呢？

## 1. 最基本的护手必备品 —— 护手霜

护手霜是每个冬季最基本的护手必备品，属于基础秘籍。根据不同工作性质和不同活动空间，可以选择不同功效的护手霜。

（1）办公室白领：因为长期处于空调房并与电脑持续接触，手部既干燥缺水，又遭遇近距离辐射（尤指笔记本电脑），所以高度滋润保湿成为首要环节，应选择富含草本植物或藻类萃取精华的"保湿型"护手霜。

（2）居家主妇：由于过多接触清洁剂、洗洁精、皂液等碱性物质，手部肌肤容易因"微腐蚀"造成损伤而变得粗糙。所以护理修复成为美手必要手段，应选择富含天然果酸及维生素 E 等修复元素的"修复型"护手霜。

## 2. 手部按摩 —— 促进营养吸收的护手操

冬季皮肤新陈代谢慢，不管选择哪一类型的护手霜都应结合手部按摩或有意识练习手部美容操，以加速血液流动和新陈代谢，促进手部皮肤对营养成分的吸收。

（1）手部按摩法：将护手霜均匀涂于手背后，用手指以螺旋状在手背循环打圈按摩，并针对手指关节进行拉伸按摩，用拇指按摩手背骨骼肌理，直至手部发热护手霜完全被皮肤吸收。

（2）手部美容操：闲暇时模拟空中弹钢琴或空中打字活动手指关节，或十指相对挤压做手部压伸，达到加速手部血液循环的功效。

### 3. 经济实惠的自制护手品

想要更好地呵护自己的玉手，不一定需要购买奢侈的护手产品，只要用家中比较常见的材料，一样可以制作出具有很好效果的护手产品，省钱又有效。

（1）养手膏

原料：黄瓜半根，蛋黄 1 个，橄榄油 1 匙。

制作方法：黄瓜洗净，捣烂，放入蛋黄，充分搅匀，然后再加入橄榄油，再次搅匀后即可使用。

使用方法：晚上临睡前，洗净双手，将制作好的养手膏涂抹在双手上，然后戴上塑料手套以及棉质手套，第二天早晨洗净即可。

功效：使用之后能令双手变得更加滑爽、滋润。

（2）美白手膜

原料：白砂糖 10 克，柠檬汁 5 滴。

制作方法：把白砂糖和柠檬汁放在同个容器内，调和均匀后即可使用。

使用方法：洗手之后，用调好的溶汁搓手，10 分钟后用温水洗净即可。

功效：此溶汁有明显的美白功效，使用之后能有效改善手部皮肤的色素沉着现象。

（3）滋润手膜

原料：牛奶 100 克，香蕉半支，橄榄油 4 滴。

制作方法：香蕉去皮，压碎，与牛奶和橄榄油放在一起，充分拌匀后即可使用。

使用方法：双手洗净，敷上厚厚的一层香蕉糊，然后包上保鲜膜，20 分钟后用温水清洗干净即可。

功效：此手膜有很好的美白润肤效果，能够有效消除手部细纹。

（4）薯奶手膜

原料：马铃薯 3 个，牛奶适量。

制作方法：马铃薯洗净，用旺火蒸熟，去皮后捣烂成泥；在马铃薯泥中加入鲜牛奶,调拌成马铃薯糊即可使用。

使用方法:双手用温水洗净,涂上一层铃薯糊,30分钟后用温水洗净即可。

功效:此手膜含有大量的维生素和微量元素,有非常好的润泽和美白手部皮肤的作用。

### 4. 方便快捷护理

（1）用醋或淘米水等洗手:双手接触洗洁精、皂液等碱性物质后,用食用醋水或柠檬水涂抹在手部,可去除残留在肌肤表面的碱性物质。此外,坚持用淘米水洗手,可收到意想不到的好效果。具体操作:醋加水洗手,或煮饭时将淘米水贮存好,临睡前用淘米水浸泡双手10分钟左右,再用温水洗净、擦干,涂上护手霜即可。

（2）用牛奶或酸奶护手:喝完牛奶或酸奶后,不要马上把装奶的瓶子洗掉,一定要记得"废品"的利用。将瓶子里剩下的奶抹到手上,约15分钟后用温水洗净双手,这时你会发现双手嫩滑无比。

（3）鸡蛋护手:鸡蛋一只,去黄取蛋清,加适量的牛奶、蜂蜜调和,均匀敷手,15分钟左右洗净双手,再抹护手霜。每星期一次,可去皱、美白。

**健康提醒**

想要更好地呵护自己的玉手,必须知道应该怎样保养以及掌握保养的要点。

（1）呵护手背:手背接触阳光的机会要多于手心,并且手背没有手心耐晒,因此在平日里应该特别注意手背的保养,白天的时候涂抹防晒霜,晚上的时候涂抹润手霜。

（2）自助按摩:手部涂上润手霜后,需要双手间相互按摩,以此来加快皮肤对润手霜的吸收。一般情况下,应从手背捋到指尖,然后再从指尖捋到手背,这样才能够很好地柔软手指、滋润皮肤。

（3）指甲防晒:指甲在阳光的过度照射下会出现发黄、脆弱、易折断等现象,因此在涂防晒霜保护双手的同时,还应该顺便关照一下指甲,以阻隔阳光的照射,同时也防止指甲的干燥。

## 减肥必须拒绝的食品

有些东西吃了会瘦,有些东西吃了不长肉,有些东西你一吃就胖,快把这些食物一个个揪出来,把它们列入黑名单,随时警惕潜伏在身边的身材杀手。

### 1. 罐装果汁

在减肥时,有些人担心营养跟不上,就大量地饮用果汁,以为果汁是液体水果,第一不易发胖,第二它又含有大量的维生素。其实,只要仔细地看看罐装果汁上的"配料"一栏就可以发现,大部分的果汁都是浓缩还原,里面加了许多的糖。而且,水果在做成果汁的过程中,许多矿物质和维生素都已经流失。我们在大量地饮用果汁的同时,也在大量地饮用着糖,根本不是我们所想象的如同食用新鲜水果一样补充了丰富的营养元素。每天喝 1 罐 500 毫升的饮料,会产生 255 卡的热量,每天多出 255 卡的热量,足以让你一年发胖 12 公斤。

### 2. 啤酒

啤酒素有液体面包之称,许多人在辛苦工作了一天之后,喜欢开 1 罐啤酒来慰劳自己。特别是在炎炎夏日,很多人觉得以 1 罐冰凉的啤酒代替晚餐更是一种享受。那我们来看看啤酒都含有哪些营养吧,除了热量之外,啤酒几乎不含任何的营养素。明白了吧,啤酒除了让你发胖之外,对健康没有任何帮助。1 罐 370 毫升的啤酒,含有 147 卡的热量。每天多出 147 卡的热量,足以让你 1 年发胖 7 公斤。

### 3. 可乐

可乐是青年一族爱喝的饮料,在吃某些食品,如:汉堡、薯条、比萨时,可乐更是不可或缺的。而且,由于可乐的特殊配方及其中含有的咖啡因,会使人越喝越上瘾。对减肥最大的隐患是,可乐的重口味还会让你在不知不觉中吃下更多食物。1 罐 375 毫升的可乐能产生 168 卡的热量。每天多出 168 卡的热量,足以让你一年发胖 8 公斤。不只是可乐,其他和可乐类似的饮料如汽水一样是减肥大敌。如果可乐实在是你饮食中无法"戒"掉的一部分,就以低糖低卡的"健怡可乐"代替吧。

### 4. 速溶咖啡

我们前面讲过黑咖啡是减肥佳品,怎么这儿又把咖啡列为禁品了呢?请看仔细了,称得上减肥佳品的咖啡是几乎不含任何热量的黑咖啡,而绝不是我们常常喝的袋装、罐装或瓶装的速溶咖啡。这种速溶咖啡是一种调味咖啡,里面添加了大量的糖和奶精,糖和奶精可都是超高热量的食品。而且,添加在咖啡里的奶精可不是牛奶,不但不含牛奶中的营养素,还是会让你的胆固醇上升的饱和脂肪酸。咖啡在刺激中枢神经让你保持清醒的同时,也会让你心悸,促进你的胃酸过度分泌,从而增加你的心脏负荷。每天喝 1 罐 240 毫升的咖啡,就会让你产生 127 卡的热量,这些热量足以让你 1 年发胖 6 公斤,让你的身材放大 2 个尺码以上。如果有些人实在需要咖啡提神，可以自己煮黑咖啡。

### 5. 巧克力饼干

由于节食，在吃晚餐前常常会觉得饿。而巧克力饼干以其味美、体积小，常常成为首选的下午点心。那我们来看看巧克力饼干里都含有什么呢？大量的糖和油脂。高糖高油不仅会让人发胖，还会让人快速老化。想想吧，如果你每天吃6块小小的巧克力饼干，其热量是302卡。每天如果多出302卡热量，足以让你一年发胖14公斤。如果实在喜欢巧克力饼干的味道，一定要记得吃完后至少慢跑40分钟，才能消耗掉这份美食带来的热量。

### 6. 糕点

与巧克力饼干有同样增肥功效的小食品还有各种含糖的糕点。

### 7. 自助餐

人们在自助餐馆里吃的欲望会很强烈，自助餐馆的种种美食让你对饱产生麻木的感觉，直到松开裤带躺在沙发上，然后说吃得太多了时，你才会意识到真的是吃得太多啦。如果吃完一顿自助餐通常要省下一顿饭才能恢复过来，那我们还是对自助餐说"再见"吧。

### 健康提醒

很多女性之所以光吃蔬菜是以为只要吃蔬菜就能减肥，其实吃蔬菜也有无法减肥的时候，那是因为蔬菜容易吸油，反而更容易摄入更多油脂，会越吃越胖。1克油中，大约有9个热卡的热量；在1克蛋白质中，大约有4个热卡的热量；相比之下，1克米饭中，也就只有4卡的热量。因此，只吃菜、不吃饭，会导致饮食中油多、蛋白质多，热量猛增，反而发胖。

## 边做家务边享"瘦"

下班了，大部分女人避免不了进了家门就要在厨房里忙碌一番。厨房家务也可以不再是负担，反而能够成为减肥的好方法，好好把握吧！

### 1. 享"瘦"开橱柜

开橱柜时，即使橱柜不高，取东西时也要把脚后跟抬起来，收小腹，后背绷紧。开低柜时，双腿站直，俯身屈至90度取东西。这一招对减去你的腰部、背部和腿部的赘肉都大有好处。

### 2. 刷洗锅碗享"瘦"

洗碗洗菜这么一件简简单单的事,1分钟就可以消耗23卡的热量呢。如果你想比这多消耗2~3倍的热量,那就这样做:洗东西时用力收小腹,同时做蹲马步动作,大腿用力,保持5秒钟后站起来,这个动作可以重复做N次,慢慢地你会发现腰部和大腿的赘肉少多了。

### 3. 炒菜巧享"瘦"

菜炒在锅里或炖肉时,可以这样:扶住灶台,直腿向后做抬腿动作(类似你在办公室复印或发传真时的动作),渐渐加快速度,尽量向上抬高腿。

### 4. 拖地最享"瘦"

拖地板1小时可以消耗掉约240卡的热量。在拖地的时候双手握住拖把,身体向前屈至90度,双手伸直,腰部用力向左右摆动带动拖把左右拖地。要注意的是拖地板时双腿稍微弯曲一些,以免拉伤腰部。同时,如果腰酸了的话,要休息一下再做这个动作。

### 5. 熨衣服和看电视享"瘦"

奇怪吗,把熨衣服和看电视放在一起? 因为饭后就坐着看电视最容易长小肚腩和"游泳圈"了。你不妨站起来,一边看电视一边熨衣物,这样既不会使腰腹部的围度变粗,手臂和腰部还可以得到充分地运动。熨1小时的衣物可以消耗掉110~160卡的热量呢,试试吧。

### 6. 打扫浴室享"瘦"

洗澡舒服,打扫浴室的活也不错 —— 你可以边清理浴室边减肥。弯着腰,并尽量收腹,前前后后地刷浴缸,擦浴室的墙壁,自己数数,整个打扫下来腰也动了,手臂也动了,腿也伸展了,感觉不错吧!

### 7. 衣服我洗我享"瘦"

小衣小裤还是自己手洗吧。据测算,用手洗衣物1小时,可以消耗掉大约300卡的热量呢。当然,洗衣服过程中,你自然不可以忘掉我们前面提到过的诸多减肥小动作。

### 8. 晾衣服也享"瘦"

一件件地晾衣服,脚后跟抬起来,全身的重量都集中到两只脚的脚尖上,收小腹,伸展双臂,慢慢地晾吧!

**健康提醒**

在熨衣服、炒菜、插花等站着干活时，不妨张开双腿，站直身体，也是一种锻炼。另外，在做室内清洁工作时，如果手中只拿一把扫帚、拖把或吸尘器时，不要只动手臂，应全身都融于动作中，让踝关节、臀部、膝关节等一起跟着动起来。当你取高处的东西时，可以踮起脚尖，尽可能伸长全身，以强化大腿、小腿和臀部的肌肉。

利用烹饪或洗碗的空当时间，把灶间当做芭蕾舞的练习场所，在灶台90厘米处侧站，用左手抓住台边，举起右腿、膝盖与脚尖伸直，前后摇摆10次，左腿重复做，然后面对洗菜池伸直手臂，握住池边弯曲膝盖，并维持5秒钟。

# 自我按摩帮你瘦

自我按摩术不仅简便易学，无须别人帮助，而且兼具保健与美容的功效，因此颇受爱美女性的青睐。

## 1. 自我按摩的常用手法和手法要求

自我按摩的手法有很多，有攘、揉、摩、推、擦、压、点、掐、拿……不下三四十种，但用于减肥的常用简易手法主要有以下几种。

（1）压法：是用指、掌或肘尖着力于一定部位或穴位，用力下压的手法。用于指的指端或指腹按压称指压法；用单只手掌或两只手掌叠放按压称掌压法。动作要领是：用手指或手掌放于需要按压的部位，以下身之前倾力或手腕和手臂的力量进行按压。要求压下去后应停留片刻，再慢慢提起来，并要有节奏。

（2）摩法：以于掌面或指腹着力于一定部位或穴位上，在腕部连同前臂的带动下有节律地环旋摩动。用手掌面抚摩称掌摩法；用食、中、环指指腹抚摩者称指摩法。动作要领是，动作要持续连续，着力由浅入深，用力和缓协调。顺时针与逆时针方向均可，频率在每分钟100~120周。

（3）拿法：用拇指及其余四指相对用力，夹住局部的皮肤、肌肉进行有规律的捏提。动作要领是，要用拇指及其余四指的指腹捏提，不要用指尖。提起后应稍停片刻，再放松肌肤。用力应由轻到重，动作要柔和。

（4）擦法：用手掌面、大鱼际或小鱼际着力于一定部位上，进行直线摩擦。动作要领是,着力部分应紧贴皮肤,但不能硬用压力,以免损伤皮肤。擦时用力要稳,动作要均匀连续,一般速度为每分钟 100~120 次。

（5）推法：分指推法、掌推法。以手指或手掌贴紧一定部位上,有节奏地进行直线推压运动。推时用力要稳,速度要慢,着力部分紧贴皮肤。

（6）揉法：用手掌大鱼际（大拇指下方肌肉隆起之处）、掌根或手指指腹附着于一定部位,轻柔和缓地做回旋揉动。揉时手腕要放松,连同前臂一同回旋活动,压力要轻柔。频率在每分钟 120~160 次为宜。

对以上手法要求持久、有力、均匀、柔和。持久是指手法要持续运用一段时间;有力是指手法必须有一定的力量;均匀是指手法动作要有节奏感,不要时快时慢、时轻时重;柔和是指手法要"轻而不浮、重而不滞",用力不是生硬粗暴,动作变换要自然。

以上手法需要勤加练习,方能循序渐进,熟能生巧,从而使按摩减肥起到更好的效果。

### 2. 自我按摩前的准备工作

在做自我按摩前为了确保整个治疗过程顺利进行,应做好以下准备工作。

（1）在室内做按摩时,要在按摩前开窗通风,保持室内空气新鲜,按摩开始后可关窗。

（2）摘掉手表、手镯、戒指之类的东西,修剪指甲,用温水洗净双手,擦干。需做腰腹部按摩时,应先上厕所,并穿着宽松的衣服。

（3）按摩最好直接在皮肤上进行,隔衣按摩效果要差些。

（4）按摩前先做手部的准备活动,以保持双手柔软、灵活、放松有力。先将双手掌面对掌面对搓,至有温热感,然后十指交叉。用双手的手指及腕部做来回波浪状运动,以放松各关节。接着双手平举,尽量伸展十指,保持 5 秒钟,再紧握双手,坚持 5 秒钟。反复做十余次,以使手指及腕部强健有力。接下来把双手放在桌面上,手指像弹钢琴似的轮流轻弹桌面,以保持手指的协调性。最后按摩每根手指,并做甩手运动,以促进手部的血液循环。

### 3. 自我按摩减肥的测量

自我按摩减肥,最好做减肥记录,了解减肥情况,以增强减肥的信心,增添自我按摩的兴趣。

在自我按摩减肥以前,先测量一下你肥胖的部位,自我按摩一段时间后,再测量一下,看看减少了多少厘米,一般自我按摩减肥,一星期或两星期测量一次。

如全身肥胖，就将主要部位都测量一下。如局部肥胖，例如腰粗，单独测量腰围就可以了。

测量用的尺子，一般使用软尺。测量每个部位时，尺子松紧度要一样。这次测量紧，下次测量松；或这次测量松，下次测量紧，就不准确了。不要自己欺骗自己，要实事求是。

测量时，最好直接在皮肤进行，如果自己测量不方便，可由家属或亲友协助。

另外，测量的时间也要一致，如这次是晚饭前测量的，下一次也最好在晚饭前。以免影响测量的准确性。

### 健康提醒

用自我按摩进行减肥虽然有简便易学、经济实用的优点，但有以下情况者不适宜用此法减肥，以免造成不必要的伤害。

（1）女性在月经期、妊娠期、产后1个月内不宜做按摩，尤其是腰腹部的按摩。

（2）有出血或出血倾向的患者，如上消化道出血、血友病、脾破裂等。

（3）各种感染性疾病患者，如结核病、脓毒血症等。

（4）危重病患者，如恶性肿瘤、心肌梗死等。

（5）肥胖部位局部有皮肤损伤或病变的，如湿疹、烧伤、烫伤、骨折等。

（6）在自我按摩过程中因手法不对而产生不良反应者，应暂停按摩，纠正手法后再继续。

## 运动六个招式，练出窈窕身材

拥有健康挺拔的姣好身姿，是做一个精致女人必不可少的资本。精致的女人大多工作忙碌，常常令自己的身体在不知不觉中受"伤"，对此健美专家给大家介绍了几个简单实用的健身方法，可对肩颈部、腰部及腹部等小肌肉进行专项训练，工作之余即使不出家门，也能照常练出一个优美身姿。

### 1.举翅百拍式

先平卧，然后深呼吸，配合双腿交叉上抬，大小腿呈90度弯曲，头与肩也同时尽量往上抬，两手平抬放在腿的两侧，配合呼吸连续拍打100次为1组，每次做3~5组为宜。此法属于动态动作，以拉紧腹部肌肉为主，配合拉升腰颈部肌肉。

### 2. 船式训练

先平卧,然后深呼吸,配合双腿并拢伸直上抬,与地面呈 45 度角,头部与身体同时上抬,双眼平视,两手平伸放在膝盖两侧,配合呼吸坚持 5~8 秒钟再放下,连做 3~5 次。此法属于静态动作,以拉紧腹部肌肉为主,配合拉伸腰颈部肌肉。

### 3. 侧身伸展式

一手撑地,另一只手向上平伸,两腿交叉并拢,腰部尽量拉直,身体与手臂呈三角形侧立,眼睛上扬看着上面的手尖,配合呼吸,每次坚持 10 秒到 1 分钟才放下,可两手交替重复做。此法主要训练侧腰肌,可根据个人体力重复数次。

### 4. 俯躺抬头式

身体俯卧在地上,双手反过来交叉放在后腰上,配合呼吸,头部与肩颈部尽量往后仰,抬到最高点再坚持 2 个呼吸,然后再放下,重复做 5~10 次。

### 5. 飞鸟展翅式

双脚并拢站在地板上,身体前倾下压,弯腰翘臀,腰部与腿垂直,腰要尽量往下沉,目视正前方,头肩尽量往后仰,双手臂先并拢与地面垂直,然后向两侧分开平抬至与肩平,配合呼吸,坚持该动作 5~8 秒钟再放下,做 10 次为一组,每次做 3~5 组为宜。该组动作是训练肩、颈、腰、手臂和腿的综合动作,可同时改善腿部的柔韧度。

### 6. 跨关节伸展式

身体四肢着地跪在地板上,腿呈 90 度垂直弯曲,手臂伸直,双掌着地,腰部下沉,髋关节尽量伸展开,一条腿伸直上抬至最高处,头与肩配合着尽量往后仰,坚持几秒钟后再放下,然后换腿再做,重复做 10~15 次为宜。

**健康提醒**

在现实生活中,许多女性年过30之后,虽然未至于中年发福,但脂肪却积到小腹上去。其实,日常生活中只要花20秒的时间便可以使腆出的肚子缩回。其方法是:挺直脊背坐着或站立,缩回腹部,持续大约20秒钟,然后放松。做这项运动时不要停止呼吸,呼吸应保持正常,每天重复做16次,定会收到较好的效果。

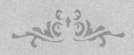

第四章　健身运动：动出最健康的你

　　运动，使人青春常在，使人身心愉悦，使人的生命充满阳光。如今，越来越多的女性已经认识到了"生命在于运动"的益处，于是，越来越多的女性加入到运动行列，有的去女子健身中心跳健美操，练瑜伽等；偷点懒的，干脆在家里跟着电视节目中的口令做有氧操。可以说，现代女性进行运动不仅是为了追求美丽的曲线形体，更重要的是促进身心的健康。在运动中，完善自我，超越自我，让内在和外表的美丽达到永恒的统一。

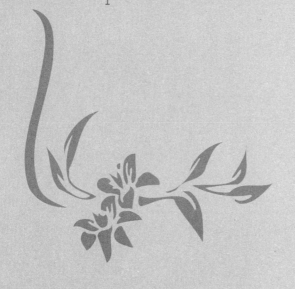

# 女性运动，益处多多

健身专家建议女性朋友应选择适合自己的运动方式，这是因为合理的运动能带来健康和快乐诸多好处。

### 1. 减少生病概率

持之以恒的运动的最大好处就是让女人身体更加健康。很多研究结果表明，有规律地参加运动可以加强体内的生理机能，对重要化学过程的持续运作将有保障作用。经常运动的女人体内的"好胆固醇"（HDL）含量比很少锻炼的女人高，而且血压比较稳定，患心脏病或中风的概率也比较低。另外，前者拥有稳定的体形，体内脂肪也少，患第二型糖尿病、骨质疏松症、乳腺癌、结肠癌的可能性小。

### 2. 运动让女性更有自尊

很多研究显示，合理的运动能使女性身体更加健美，并让这种良好状态保持下去，从而提高女性的自尊和身体满意度。美国健康、体能教育、休闲与舞蹈联盟曾经提出的一份研究报告指出，对比较重视体形的女性而言，经常运动可以让她们更有自尊。

### 3. 让女性的心情更好

研究显示，运动能让女人从中得到快乐。在锻炼过程中，手脚互动，伸展肢体，而内心的抑郁就会随之消失。2000 年，美国杜克大学的研究人员推出一份研究报告，指出如果让重度忧郁症病人在 6 个月里坚持运动，效果和使用抗忧郁剂一样好。10 个月后，把参加锻炼的病人同服药病人相比，前者比后者的复发概率低。

### 4. 使容颜更美丽

首先，运动可以使血液加速循环，增加皮肤养生的交换，使皮肤更加有营养和弹性、更加红润。中医分析，当女性运动时，体内通过皮肤的毛囊排出大量的汗水，同时体内又补充大量的水分，这样不但可以真正地深层清理毛囊，还可以增加皮肤细胞内的水分交换，从而使皮肤更加光滑和清洁。

其次，在运动中，身体会排出大量的汗液，不要小看出汗，这可是在为身体排毒。而且，汗液排除后，毛孔中的很多污物也会一同被排除，这样就会使皮肤更加紧致、光滑。

最后,对于毛发也是一样的,表皮循环增加了对毛囊的营养物质的提供,会使头发变得更光亮,这可比任何一种美发产品都好用。

### 5. 运动使你更聪明

童话里,王后问魔镜:"魔镜呀魔镜,谁是这世界上最漂亮的女人?"然而到了今天,美女遍地都是,所以大家关心的就是:"魔镜呀魔镜,谁是世界上最聪明的女人?"

专家认为运动能帮你实现这个梦想,因为运动能够让脑细胞新生。我们的大脑约有 1000 亿个神经元,成年后神经元细胞会继续产生和变化。虽然其中一些会随着年龄的增长而衰退,但是如果我们坚持运动,就可以促进脑细胞的再生。

### 6. 运动使骨骼更健康

随着年龄的增加,女性骨骼里的钙质流失会愈发明显。到了中年,你也许并不能明显感觉到骨质流失的危险,因为骨骼的柔韧度暂时没问题,而运动则能起到强化骨骼的作用。

专家研究发现,经常运动的女性比不运动的女性其骨质密度更好,尤其是参加重力训练的女性在这方面的表现更为突出。当骨骼承受一定压力时,就会加快造骨细胞的活动速度,从而使骨骼更加强壮。

**健康提醒**

如果母亲在怀孕期间做适宜运动,可以增强心血管功能及新陈代谢,防止怀孕期间增胖,分娩会更顺利,产后身体恢复亦更快;分娩前后出现胎儿窘迫的情形较少,生下的孩子神经系统发育状况也较好。

一般说来,孕妇不应参加较剧烈(如快速跑)、高强度(如竞技体操)、存在危险(如在路上骑自行车)的运动,而应从事有氧代谢且安全性高的运动(如游泳、步行、慢跑、打太极拳、跳健身舞等),最好每个星期运动三次以上,每次一小时左右,运动结束后要多喝水。

专家特别提醒孕妇,如果在运动完毕后,出现腹痛、阴道出血、子宫持续收缩超过20分钟或阴道流液的症状,应及时到医院妇产科就诊。

# 女性运动要科学

运动是锻炼身心的好方法，但是运动不当却恰恰相反，在此，提醒女性在进行健康运动时，应注意以下几点：

### 1. 女性运动前"四项"注意

（1）运动前要卸妆：运动前先卸妆，用中性清洁剂洗净脸部污垢，因为运动时如果脸部残留化妆品污垢，会造成毛孔阻塞。

（2）注意保养头发：运动时要注意护发，汗水、阳光和碱水是头发的天敌，运动后必须洗净头发。尤其是在户外运动时，为避免头发遭受阳光及盐分侵蚀，最好戴上帽子。

（3）注意防晒：阳光照射会加速皮肤衰老，紫外线随时都会在你的面容上留下小斑点。因此，经常运动的女性要长年使用防晒霜，避免皮肤与阳光过分接触，同时要做好防晒措施。

（4）注意胸部保护：女性的胸部较为敏感，稍一碰撞，就可能会带来剧烈的疼痛，甚至导致其他严重影响。所以，女性在运动时，尽量不要选择那些太激烈的对抗性较强的运动。运动前，一定要戴上胸罩，否则可能会对乳房造成伤害。胸罩具有防止胸部变形的作用，还可以保护乳房免受外界损伤。如果在运动中不戴胸罩，可能会导致双乳晃动、摇摆，会产生疼痛之感，甚至会造成乳房下垂。

### 2. 女性运动中"五不宜"

（1）边运动，边聊天：女人喜欢聊天，几个朋友见面有聊不完的话题，即使在锻炼中也毫不例外。但是，这会影响锻炼效果，应该戒除。因为，聊天会影响你的注意力，可能导致犯技术性的错误，从而破坏了正常的运动节律，损害身体。

（2）心不在焉：当你开始锻炼后，不要让别人分散你的注意力。锻炼中，眼睛注视着你的肌肉动作。否则，漫不经心的锻炼所造成的损伤随时都可能发生。

（3）吸烟：研究表明，烟中的尼古丁会加速毛细血管收缩和硬化，并大量消耗人体内的维生素，从而降低锻炼的效果。

（4）勉强锻炼：有的人为了严格执行锻炼计划，在身体不适或者过度疲劳时，仍坚持锻炼，这样就会危害到身体健康。

（5）过度疲劳：如果你无视身体发出的疲劳信号，那么，你离受伤就不远了。

### 3. 女性运动后 "六不宜"

（1）不能立即休息：剧烈运动后如立即停下来休息，肌肉的节律性收缩也会停止，原先流进肌肉的大量血液就不能通过肌肉收缩流回心脏，造成血压降低，出现脑部暂时性缺血，引发心慌气短、头晕眼花、面色苍白、甚至休克昏倒等症状。

（2）不可马上洗浴：剧烈运动后如洗冷水浴会造成机体抵抗力降低，人就容易生病。而如洗热水澡则会导致心脏和大脑供血不足，轻者头昏眼花，重者虚脱休克，还容易诱发其他慢性疾病。

（3）不应暴饮止渴：剧烈运动后口渴时，有的人就暴饮凉开水或其他饮料，这会加重胃肠负担，使胃液稀释。这样既降低胃液的杀菌作用，又妨碍对食物的消化。更不可喝冷饮，否则会影响体温的散热，引起感冒、腹痛或其他疾病。

（4）不宜大量吃糖：有的人在剧烈运动后觉得吃些甜食或糖水很舒服，其实运动后过多吃甜食会使体内维生素 $B_1$ 大量消耗，人就会感到倦怠、食欲不振等，影响体力的恢复。

（5）不可饮酒解乏：剧烈运动后人的身体会处于高水平的状态，如喝酒会使身体更快地吸收酒精成分而进入血液，对肝、胃等器官的危害就会比平时更甚。空腹喝啤酒也不好，它会使血液中乳酸增加，使关节受到很大的刺激，引发炎症，造成痛风等。

（6）不可吸烟解疲：运动后吸烟更容易受一氧化碳、尼古丁等物质的危害。所以说运动后吸烟比平时吸烟对你的危害更大，同时氧气吸收不畅还影响机体运动后的恢复，让人更容易疲劳。

**健康提醒**

　　运动对保持骨骼健康很有帮助，这是在一项国家健康和营养调查中，美国疾病预防和控制中心研究人员对4000多人进行的研究得出的结论。

　　研究结果显示，慢跑运动使男性体重减轻、慢性病减少。即使那些每月只跑步一次的男性，也比不跑步的男性骨密度要大。而每月跑步9次以上的男性，骨密度最大。但女性跑步次数不宜过多，因为这可能会导致月经出现不规律，而月经不规律容易引起骨质流失。

# 女性运动常见误区

女性健身活动日趋流行,但是存在许多误区,爱健美的女性千万不要太大意,虽然运动是健康的重要手段,但合理的运动才可以强身健体,而不合理的运动却会对身体造成伤害。

### 1.运动出汗才算有效

出汗或不出汗不能作为衡量运动是否有效的依据。由于人的汗腺各不相同,分活跃型和保守型两种,这与遗传有关,有的人天生就不太能出汗,而有的人稍微动一下就会出汗,更何况在运动时呢。因此,别误认为运动中出了许多汗,就是运动效果较好。

### 2.肌肉疼痛说明锻炼得好

肌肉疼痛只能说明你锻炼过度或锻炼不当。由于肌肉运动过快,肌肉组织中的乳酸浓度增加,产生堆积,从而引起肌肉的神经末梢受到刺激而发生疼痛。当停止运动后,疼痛自然逐渐消失。

### 3.大运动量有助于迅速减肥

只有坚持长期锻炼,消耗大量的热量,才能对肌肉产生很强的作用,从而达到减肥的目的。

### 4.每天锻炼几分钟就够了

事实并非如此,一般来说,每周锻炼 3 次,每次锻炼 15 分钟就够了。但是,对于大部分运动还是需要达到半个小时。因为,半小时之后,体内脂肪才开始燃烧。

### 5.运动一段时间后,肌肉就不会萎缩

锻炼贵在坚持,运动停止后几个月,就会长出脂肪。所以,运动不是一劳永逸的事情,运动的间隔时间不宜过长。

### 6.举重只会使脂肪积淀

许多女性拒绝杠铃或哑铃一类器械,她们误以为,举重运动只能够使脂肪积淀,根本消耗不了脂肪。实际上,举重不仅可以减少身体的脂肪量,在人体新陈代谢中还会继续消耗体内的脂肪。用重量合适的哑铃作为锻炼器械,坚持有规律的锻炼,效果会更显著。

### 7.正式运动前的热身准备没有必要

很多女性轻率地认定，做不做热身运动无关紧要，这是错误的。因为，如果在运动前不做热身，肌肉没有运动开，就承受突然性的大动作，很容易扭伤。所以，任何热身动作都很有必要，都可以提高肌肉的适应性，使关节变得灵活易动，还有利于心血管系统循环，有益于身体健康。

### 8.锻炼之后，大吃大喝

从事锻炼会使身体消耗掉更多的热量和碳水化合物，但并不意味着对所有食物大开绿灯。关键是要保持营养平衡，多吃水果、蔬菜、纤维素、谷物及瘦肉。只有在饮食健身之间保持平衡，才可能明显地减去赘肉并改善身体状况。

### 9.健腹器可使腹部完美

单纯的健腹运动，如徒手运动和器械运动，并不能把"大肚子"变小。如果没有一个低脂肪、低碳水化合物的科学食谱，不做有氧健身运动，单纯靠健腹器来缩小肚子，需要很长的时间。

### 10.超负重锻炼效果更好

许多女性在手腕和脚踝上带着小重物进行锻炼，是为了消耗更多的脂肪，然而过量的负重可能造成肌肉和关节的损伤以及肢体的畸形，包括脊柱变形等。

### 11.一旦停止锻炼，体重就会反弹

其实，只有举重这类锻炼形成的肌肉块，才会在停止锻炼后的第2周开始减少。而通过有氧运动，例如，游泳、长跑、有氧操、步行和骑马等活动，练出的肌肉块减少得比较缓慢。当然，保持肌肉持久不变的唯一办法是，保持规律的锻炼和有节制的饮食习惯。

### 12.锻炼一天、休息一天

许多女人锻炼一天，休息一天。其实，这样做是无益的。你可以制订一种轮流锻炼计划，例如，今天练习腿部，明天锻炼腹部，这样就可以天天进行，慢慢地养成了每天锻炼的习惯，锻炼效果自然会很明显。

**健康提醒**

科学地运动能锻炼身体，有益健康。但有些女性在进行运动锻炼时，由于多种原因可能会发生下列几种疾病，应注意防范。

（1）外阴创伤：运动中外阴部不慎与硬物（如自行车横杠或平衡木等）相撞，容易发生外阴部血肿。严重者可行局部加压止血，若血肿增大或伴有尿道、膀胱、直肠损伤，应立即去医院进行急救处理。

（2）卵巢破裂：剧烈运动、举重、腹部挤压、碰撞都可以引起卵巢破裂，而出现下腹部疼痛。经采取有效措施后，出血少者有可能避免手术而保住卵巢。

（3）子宫内膜异位症：经期剧烈运动有可能使月经血从子宫逆流入盆腔，随经血内流的子宫内膜碎屑就可能种植在盆腔器官。得了子宫内膜异位症后，患者常出现渐进加剧的痛经，还可引起不孕。所以，月经期应避免剧烈运动。

# 找到适合你的有氧运动

有氧运动是以有氧代谢为主要能量来源的运动,其代谢形式彻底,几乎不会生成对身体有害的物质。它的特点是持续时间长,强度较低,有节奏感,包括慢跑、游泳、骑自行车、步行（散步、快走）、健身操、打球、爬山、太极拳等。在健美训练中,划船器、跑步机、滑雪机、登山机等器械上的运动以及韵律健美操也都属于有氧运动。

有氧运动能提高机体的摄氧量,增进心肺功能,如果能长期坚持,不仅能够显著改善心肺功能,预防和控制"三高"（高血压、高血糖和高血脂）,还能促进睡眠质量,改善心理状态,是达到健康效应的最佳方式,并且有氧运动还能减掉多余的脂肪,是对减肥最有效的运动。

有氧运动的种类繁多,都可以达到减肥的效果,但是并不一定所有的有氧运动都适合每一个人,女性只有根据自身具体情况,找到适合自己又有条件进行的有氧运动,才能事半功倍。

### 1. 跳绳

跳绳花样可简可繁,一学就会,跳绳 10 分钟,与慢跑 30 分钟的效果相差无几,是一种耗时少又耗能大的有氧运动,适宜在气温较低的季节作为健身运动。

跳绳能在几分钟内提高心率和呼吸频率,对心脏功能有良好的促进作用。

它可使血液获得更多的氧气,保持心血管系统的强壮和健康,强身健体,同时还能锻炼全身的协调性和灵敏度。更重要的是它能消除臀部和大腿上的多余脂肪,在短时间内减轻体重,结实全身肌肉,健美体形,减肥作用十分显著。特别适合下半身比较胖的女性。

### 2.疾走(负重走)

疾走30分钟能消耗883焦的热量,若在疾走时再套上一件负重马甲,就可以帮人体多燃烧10%的热量。这种负重是有益于健身者控制身体的姿势,效果要比手上举哑铃或在腿上绑沙袋好得多。但是要注意负重的重量不要超过体重的20%。

### 3.慢跑

户外跑步不仅可以锻炼身体,还可以呼吸新鲜空气,如果受外界环境限制,跑步机也是不错的选择,放开跑步机扶手能增加8%的氧利用率和5%的心率,如果选择一定坡度还可以显著提高减肥效果。

### 4.骑单车

骑单车能加强和提高心血管及肺部功能,一般连续骑行30分钟左右,可以达到减肥的效果,并能有效地锻炼人的心血管系统。

在健身房里的踏板车上健身时,可以间歇地让一条腿更用力蹬踏板,来加强运动的强度。开始时,可以先两腿一起以中等强度来蹬踏板4分钟,然后左腿高强度蹬踏板30秒之后,再换右腿蹬30秒。最后,两腿以中速蹬4分钟,这样每隔4分钟单腿用力蹬1分钟,累计20~30分钟。这种运动方式可以帮助人体多燃烧20%的热量,减肥效果十分显著。

### 5.游泳

游泳是一种很好的全身性运动,能够有效提高心肺功能,即便是在游泳池中快走,也对提高心率效果非常好,对身体瘦弱的人和老年人都是一项很好的运动。同时它又是非常理想的减肥方法,游泳时人的新陈代谢速度很快,30分钟就可以消耗1100千焦的热量,消耗的能量也比跑步等陆上项目大许多,如若在水中游100米,相当于陆地跑400米或骑自行车1000米,是一种消耗能量很大的运动,很适合女性生育后恢复体形。

### 6.有氧操

这种有氧操减肥法,对练习者的要求比较高,简单的有氧操达不到心率要求,减肥效果不明显,相对复杂的有氧操对身体的力量、灵活性、柔韧性要求都比较高,对一般人来说比较有难度,如果动作不到位,不但起不到什么效果,而且还很容易造成伤害。所以,一些初学者和体能条件不好的人,最好不要通过跳有氧操减肥。

### 健康提醒

　　人们常说:"饭后百步走,活到九十九。"意思是饭后去散步有利于身体健康。女性每日快步1小时可预防糖尿病。

　　一个人如果每天快步走大约1个小时,就可降低约五成的患糖尿病危险。重要的是以运动消耗体能,而不是运动的种类。即使是快步行走等看起来比较温和的运动和跑步等比较剧烈的运动,都同样能明显降低罹患第二型糖尿病(也称为非依赖胰岛素型NIDDM)的危险。

　　坚持进行适当的运动是防治糖尿病及其并发症的有效方法,其主要作用在于减少脂肪、降低体重、增加糖耐量及胰岛素敏感性,从而降低血糖。步行是最安全、简便,同时也是最容易坚持的运动,但切忌空腹运动,以避免引起胰岛素下降而使血糖增加,加重病情。同时,运动的环境应选择空气新鲜、环境安静的地方,如公园等。

## 适合女性春天做的运动

　　春天,最适合为健康投资的季节。女性朋友不妨在这个季节多运动,也让自己多健康。那么最适合女性春天做的运动有哪些呢?

### 1. 放风筝

　　在春光里踏青放风筝,可以呼吸到新鲜空气,清醒头脑,促进新陈代谢。在放风筝时,可以活动周身关节,可以舒展筋骨,促进新陈代谢,改善血液循环状态。放风筝时昂首眺望,极目远视,能调节眼部肌肉和神经,消除眼疲劳。

　　提示:在放风筝时要注意保护颈部,头颈不要长时间后仰,而应后仰与平视交替,以平视为主。放风筝最好以2~3人一起,选择平坦、空旷的场地进行为宜。

### 2. 做瑜伽

　　阳光温和的下午,远离喧嚣的城市,在绿绿的草坪上安静地做一套瑜伽,让身体微微出些细汗,是种非常惬意的享受。瑜伽各种体位法的姿势,按摩身体内部的器官,除了可促进血液循环,伸展僵硬的肌肉,使关节灵活外,还可使腺体分泌平衡、强化神经、消除肌体紧张和疲劳。瑜伽的呼吸法,通过有意识的呼吸,可以排除体内的废气、虚火,消除紧张和疲劳。

提示:瑜伽呼吸不同于一般呼吸,是通过吸气扩张上腹部与胸腔,然后通过腹部肌肉运动更彻底地排除空气。瑜伽呼吸法的目的是通过有意识地控制呼吸来集中意念。

### 3.登山

登山是一项极佳的有氧运动,山中的空气异常新鲜,对于改善肺通气量、增加肺活量、提高肺的功能很有益处,同时还能增强心脏的收缩能力。山间道路坎坷不平,有益于改善人体的平衡功能,增强四肢的协调能力,尤其是行走在没有经过人为修饰的非台阶路段,可使人体肌纤维增粗、肌肉发达,增强肢体灵活度。另外,在山巅之上极目远眺,可以解除眼部肌肉的疲劳,还可使紧张的大脑得到放松和休息。

提示:登山一般选择在清晨,但强度不宜过大,以心率保持在120~140次/分钟为宜。登山要循序渐进,要先做一些简单的热身运动,然后按照一定的呼吸频率,逐渐加大强度。锻炼结束时,要放松一下,使血液从肢体回到心脏。运动时要注意补充水分,以尽快减轻疲劳感、恢复体力。

### 4.快步走

在春意初露的日子里,快步行走健身法是个不错的选择。对于平常缺少锻炼的人来说,刚开始就练跑步可不太科学,容易对膝关节造成冲击。快走就不同了,在空气新鲜的郊外逛逛,既呼吸了新鲜空气,又达到了运动耗脂的效果。专家建议,一个人每天运动量的最低限度应该是消耗3000卡的热量,这正好与步行一万步所耗热量相当。

提示:准备好防寒的衣物、舒适的鞋,做一做适度的伸屈运动,漫步5分钟之后,就可加快步伐了。走路速度较快的人,每分钟约能行120~130步左右。每天一万步的量需要1.5小时,可以分次完成,每次至少应快走30分钟。

### 5.骑自行车

骑着这种靠体力去踩的脚踏车,穿越周围像画卷一样美妙的风景,心情不禁畅快无比,顿时感觉这不仅是一种健身运动,更是一种心灵放逐的愉悦。人的手和脚上有许多人体相应的穴位,当你紧握车把与用力蹬自行车时,实际上已经不知不觉开始了身体的穴位按摩。骑自行车不仅能借腿部运动使血液循环加速，同时也强化了微血管组织。

提示：自由骑车法就是不限时间和强度，主要是缓解由于生活压力所造成的身心疲劳；强度骑车法可以规定自己每次、每小时多少公里的骑车速度，可以有效地加强对心肺的刺激，锻炼人的心血管系统；间歇性骑车法可以快慢交替骑行，例如，先慢骑5分钟，然后快骑5分钟，再照此循环反复几次；有氧性骑车法主要以中速骑行，一般要骑45~60分钟，对减肥和提高心肺功能都有好处。

**健康提醒**

　　四季气候变换，环境条件有所不同，锻炼的要求也有不同。古人在养生学中曾提出，活动应按"春夏养阳，秋冬养阴"的原则进行。春季气候由凉转暖，身体内部也像自然界一样，开始阳气的升发，锻炼以晨午为好，可以出少量汗，以表阳之气抒发；夏季气候偏热，以晨暮锻炼为主，锻炼时间不宜过长，量不宜过大，出汗不宜多，保持阳气的旺盛，亦有利于脾胃的运化；秋季气候转凉，身体内部与自然界一样，开始阴气的沉降，锻炼虽以晨午为主，量不宜过大，时间不宜过长，并配合深呼吸运动，以不出汗为度；冬季气候寒冷，以晨、暮锻炼为主，如欲晨练，不宜过早，锻炼的同时，配合深呼吸运动，以适应阴气沉降的要求。

# 运动计划，年龄说了算

　　女人的身体在不同的年龄阶段会有很大的差别，所以具体采取什么样的运动计划，你还应该考虑到你的年龄因素。具体的运动计划在此给你出以下参考。

## 1.20岁左右的窈窕淑女

　　处于这个阶段的女性，身体功能正处于旺盛时期，心律、肺活量、骨骼的灵敏度、稳定性及弹性等各方面均达到最佳点。从运动医学的角度上讲，这个时期运动量不足比运动量偏高更对身体不利，所以，这个年龄段的人可进行任何运动强度的锻炼。

　　锻炼可每天进行，也可隔天进行一次，每次大约做30分钟增强体力的锻炼。方法是举重，负荷值为极限肌力的60%，即练到肌肉觉得疲劳为止（大约每次需做10~12次），如多次练习并不觉得累，可以加大器械重量的10%，注意必须使主要肌群都得到锻炼。然后做20分钟的心血管系统锻炼,方法是慢跑、游泳和骑自行车等。

### 2. 30岁左右的风韵女人

这个阶段的女性,身体功能已度过了顶峰期,此时如忽视身体锻炼,对耐力非常重要的摄氧量就会逐渐下降。30岁后,女性身体的关节常会发出一些响声,这可能是关节病的先兆。所以,为了使关节保持较高的柔韧性,应多做伸展运功,还要注意心血管系统的锻炼。

锻炼最好隔天一次,每次进行5~30分钟的心血管系统锻炼,如慢跑或游泳,强度不要像20岁时那样大。然后做20分钟增强体力的锻炼。与20岁时相比,试举的重量要轻一些,但做的次数可多一些。

最后别忘了做5~10分钟的伸展运动,重点是背部和腿部肌肉,久坐办公室的人更要注意伸展运动,方法是仰卧,尽量将两膝提拉到胸部,还可以试着将两腿分别上举,尽量举高,保持30秒,反复数次。

### 3. 已过不惑之年的女人

超过40岁的女性应选择不仅有利于保持良好的体形,而且能预防常见的老年性疾病,如高血压、心血管病等的运动项目。

此年龄阶段的女性由于体能比较弱,所以锻炼的强度不要过大,每星期进行两次即可,内容包括:25~30分钟的心血管锻炼,如慢跑、游泳、骑自行车等,保持中等强度;10~15分钟的器械练习,器械重量要比30岁时的轻一些,因为重量太大会损害健康,但次数不妨多些,为防止意外,最好不使用哑铃,用健身器械;5~10分钟的伸展运动,尤其要注意活动各关节和那些易于萎缩的肌肉。

**健康提醒**

从老年女性的体能特点来说,她们如果进行高强度的运动,每天大汗淋漓,体能消耗很大,容易造成身体伤害。而她们如果进行低强度的运动锻炼,可有效地增强健康、延年益寿。一项研究统计表明,长期参加低强度运动的人,比不参加任何运动或偶尔进行剧烈运动的人,死亡率可降低50%,心脑血管病、糖尿病、癌症、老年性痴呆的发病率可减少35%左右。

从锻炼身体的意义上看,要使身体每个部位都得到有效的锻炼,每天只需室外锻炼20~30分钟。即使强度较轻的运动,如以比平时走路快1/4的速度走20~30分钟,也可使心脏得到有效的锻炼。适合于老年女性的低强度运动方式有：散步、慢跑、打太极拳、爬楼梯、跳绳、扭秧歌、骑自行车和跳慢步舞等。这些低强度运动项目随时随地都可进行，可以集体活动，也可以单独活动；可以静悄悄活动，也可以在音乐伴奏中活动。老年女性应避免打网球、打篮球、赛跑等较剧烈的运动，以免发生意外。

总之，老年女性应在没有任何精神负担的情况下从事低强度运动，以怡情悦性和消除精神紧张。

## 特殊时期如何做运动

月经、妊娠和哺乳是女性所特有的生理特征。在以往，不少人认为在月经期、妊娠期和哺乳期应有一个安静的环境，应注意休息，尽量减少活动，以利于妇女健康和生殖保健。其实，这种认识是片面的、不完全正确的。大量的医学研究证实，适宜自身的体育锻炼对于特殊时期的女性来说，同样是十分重要的。当然，这种锻炼要在不同的时期改变其锻炼的类型、强度及持续时间，以获得最佳效果。

### 1. 月经期

月经系由于卵巢激素的作用而引起的。在性激素作用下，子宫出现周期性内膜增生，卵巢内黄体成熟，如排卵期未受孕，增生的内膜脱落出血，经血由开放的子宫颈口经阴道排出体外。月经期常被人们称作"例假"，似乎就是应该休息的日期。但是对于参加健身运动的女性来说，月经期参加适当的体育活动对身体也是有益的。这是因为，适度的体育活动能改善人体机能状态，促进血液循环，改善盆腔生殖器官的血液供应，并可通过运动时腹肌、盆底肌收缩和舒张交替进行，对子宫起到一定的按摩作用，促进经血排出。

月经期间的体育锻炼应适当减小运动量，运动时间不宜过长，并要避免大强度的剧烈运动，尤其是震动强烈、增加腹压的动作，如疾跑、跳跃、力量性练习等，以免子宫内膜异位和经血量过多。而且，月经期间不宜游泳，以免病菌侵入内生殖器引起炎症。

### 2. 妊娠期

妊娠期适宜的体育锻炼，可帮助孕妇的身体适应妊娠，促进全身的血液循环,促进胎盘的生长,从而有益于保护母体和胎儿,并有助于减轻下肢浮肿,保持良好的肌肉力量,有利于分娩过程的顺利进行。即使在妊娠早期,孕妇的体育活动也不会增加自发流产、宫外孕、先天性畸形或其他异常胎盘形成的危险。大量的研究资料表明,绝大部分在整个孕期中持续有规律的激烈运动的妇女,可按期正常分娩,接受剖宫产的例数较不进行体育锻炼的少。美国妇产科学会鼓励孕妇进行定期的体育活动,以提高孕妇的身体素质,利于胎儿的生长发育。

因此,妊娠期的女性可以参加一些适当的、时间不长的中等强度有氧运动,如行走、健身跑、骑自行车以及一些舒缓轻柔的软体体操等。注意避免大强度、剧烈的活动,循序渐进,不宜突然增加强度,特别是对那些平时较少锻炼的孕妇来说更是如此。

### 3. 哺乳期

产后肥胖是困扰许多女性的一个问题,这与怀孕和哺乳期间的营养过剩或不当有关,也与此期间活动量大大减少有关。肥胖不但影响形体美,还会增加糖尿病、冠心病、高血压、脑血管疾病等重大疾病的发病率,影响身体健康。体育锻炼可以消耗体内多余的脂肪,帮助重塑完美的体形。这个时期的运动可以进行时间长一些的有氧运动,如跑步、骑自行车、有氧健身操等,并进行一些腰腹部的力量练习。

**健康提醒**

孕妇运动时,需要注意以下几点。

(1)运动前应向医生咨询,了解何种运动适合自己。

(2)运动时应穿着宽松的服装,如果下水游泳,应穿专门为孕妇设计的游泳衣。

(3)运动前和运动时要喝足够的水,运动中要注意多休息。

(4)不要在太热或太潮湿的环境里活动。

(5)运动前后一定要进行热身和放松活动,尤其要注意活动韧带部位。

(6)怀孕4个月后,应避免仰卧姿势的运动,因为胎儿的重量会影响孕妇的血液循环。

(7)从仰卧到站立有讲究:应先侧卧,然后用一只手的肘部和另一只手支撑身体,慢慢转成坐姿后再站起。

(8)注意测量脉搏。孕妇运动的强度应控制在每分钟脉搏150次以内。

(9)不要从事过于剧烈的运动。孕妇运动时应始终保持可以正常说话的状态,如果孕妇本人呼吸出现困难,胎儿就可能缺氧。

# 悠然的散步健身法

散步早在古代就被用来治疗食滞、消渴等多种病症。经常散步对于健康大有好处，尤其对脑力劳动者和中老年女性朋友更为有益。

### 1. 散步对身体的益处

散步是一项平心静气、悠然自得的活动，是一种"动中有静"、"静中有动"的健身法。散步能使身体得到积极的休息和达到轻微活动的目的，对人体各器官系统的机能有良好的调节作用。其益处有以下 5 点：

（1）健美的源泉：散步时的步子能和呼吸很自然地配合，身体各部位都是在自由舒展的情况下活动的，这样，身体各部位可得到匀称的发展。散步时锻炼了腿部肌肉，包括大腿、小腿及足踝等部位，而这几个部位的肌肉锻炼好，可以构成极佳的线条。散步有利于减少腹部脂肪的积聚，可使腹部皮肤紧张，它对于刚分娩的妇女非常有益。

（2）强心的法宝：散步可提高患者的最大吸氧量，增加在最大活动量下的心搏量，降低安静时的心率和血管的外周阻力。根据测定，以 5000 米 / 小时（约 84 米 / 分钟）的速度步行，脉搏可增至 100 次 / 分钟；若 6000 米 / 小时（100 米 / 分钟），则脉搏可增至 110 次 / 分钟。

（3）调整代谢的天然药物：饭前饭后散步是防治糖尿病的有效措施。中老年人以 3000 米 / 小时的速度散步 1.5~2 小时，代谢率提高 48%，糖尿病患者经一天的徒步旅行后，血糖可有效降低。

（4）散步出智慧：在户外新鲜空气里散步，可以使十分紧张的大脑皮层细胞得到放松，这时候，大脑思维活动反而变得更清晰、更活跃了。因此，在课间、工作之余和假日进行轻松的散步，对清除脑力劳动者的疲劳，提高工作、学习效率都有益。

（5）奇妙的镇静剂：散步能缓和神经肌肉的紧张，从而收到放松镇静的效果。所以，神经衰弱、情绪抑郁、失眠、高血压等都可以用散步来治疗。

### 2. 散步的方法

（1）普通步行：用慢速（60~70 步 / 分）和中速（80~90 步 / 分）散步，每次

30~60 分钟。用于一般保健。

（2）定量步行：又名坡地步行治疗，用于锻炼心脏。这种步行包括在平地上步行，上坡和下坡。可根据患者的体质情况，规定一定的距离、行进速度、坡度（3~20 度）、中间休息的次数和时间。最初在平坦的线路上步行，距离从较短开始，以后逐步增加。体力较好者，可在有一定坡度（3~5 度）的线路上进行。开始用慢速（60~70 步 / 分），中间休息，以后用中速（80~90 步 / 分），一般每天或隔天进行 1 次。

（3）摩腹步行：一边步行，一边按摩腹部，这是一项传统的保健法。《千金要方》曰："食饱行百步，常以手摩腹数百遍 …… 则益人无百病。"从现代的观点看，轻松的散步及柔和的腹部按摩，能促进胃液的分泌，加强胃肠道的蠕动，有助于防治消化不良和胃肠道慢性疾病。

（4）摆臂步行：步行时两臂用力前后摆动，以增进肩带、胸廓的活动，适用于肺结核、慢性支气管炎、肺气肿等呼吸系统慢性病患者。

（5）快速步行：用每小时 5~7 千米的速度步行，每次 30~60 分钟。适于普通中年女性朋友，可增加心肺功能，减轻体重。

**健康提醒**

　　我国有句老话："饭后百步走，活到九十九。"但现代科学分析并非如此。因为餐后食物集中在胃里，这时需要大量的消化液和血液来消化胃中的食物。此时，如适当休息，全身血液便可适量地进入消化器官，使食物充分消化。

　　如果餐后马上散步，血液需运送到全身其他部位，胃肠的血液供应就相应减少，食物得不到充分消化。再说，胃里的消化液是由吃进食物的条件反射而产生的，胃部饱满，胃液才能分泌旺盛。如餐后散步，胃部在活动中快速蠕动，把没有经充分消化的食物过早地推入小肠，使食物的营养得不到充分的消化与吸收。此外，餐后散步，对患有冠心病、高血压、脑动脉硬化症、糖尿病、胃下垂、慢性食道病以及进行过胃手术的病人尤其不利。它有可能导致心绞痛，加重头晕，上腹饱胀不适，体位性低血压、早搏、心动过速，以及阵发性房颤等病症的出现。而餐前散步则不同。此时，胃中空虚，脂肪细胞尚无新的脂肪酸进入，散步易将其"动员"出来化为热量而消耗掉。因此，餐前步行半小时更有利于健康。

# 多样的骑车健身法

骑自行车运动对于许多人来说,可以利用上下班时间进行。如果没有这种机会,可选择清晨或黄昏时间进行,也可以在假日里骑自行车去郊游,既可以调节生活,又满足了锻炼身体的要求。

## 1. 骑车益身心

进行自行车运动,首先可以使心血管系统机能得到提高。因为在骑车时,体力消耗较大,体内新陈代谢加快,身体各器官急需的营养物质和排泄的代谢物质,主要由心血管系统来运送,经常锻炼的结果,是使心肌收缩有力,血管弹性增强。女性朋友骑自行车运动激烈时,肺通气量比平时大5~6倍,需要动员所有的肺泡来参加工作,这有助于呼吸系统功能的改善。另外,骑自行车运动时肌肉工作强度增大,所以自行车运动又是很好的肌肉锻炼项目,经常参加这种运动,可以增强人的耐力。

对于经常站立或坐着工作的女性朋友,骑自行车更是一项极好的运动,它可以起到加快下肢血液循环、预防下肢静脉曲张的作用。

## 2. 骑车的方法

（1）长途旅游法:骑自行车进行"特殊旅游",别有一番意趣。它不仅锻炼了身体,而且培养了女性朋友的坚定意志和顽强不屈的大无畏精神,同时也开阔了眼界,饱览各地风情。骑车旅行以小集体为宜,先作短途训练,几百千米至1千千米,以后可逐步增加到几万千米。

（2）特种锻炼法:青少年或运动员女性朋友可借助一些特种自行车来完成特定的锻炼任务。如车架中央装有大牙盘的赛车,快踏时要费很大的力气,可锻炼骑车者的脚劲;偏心轮自行车装有一个偏心轴,骑起来上下颠簸,犹如行驶在高低不平的丘陵地上,可作为跳越障碍的比赛训练;还有一种奇怪的方轮自行车,仿佛奔驰的野马,用来训练运动员的耐心和忍受力是极好的;另一种两人乘坐的三轮式自行车,它的车身是与地面平行的等边三角形,两个角上各装有一个车轮,上面设有鞍座,前面一个方向轮由两位骑车人联合控制,因此骑起来不单费力,而且相当费脑,是锻炼大脑的一种好方法。

（3）行程渐进法:对初次进行自行车运动的女性朋友来说,运动负荷的幅度必须逐步增加。头半个月,骑行 2000 米,可花 11~13 分钟;半个月后,骑行 4000 米,花 9 分钟左右;第 2 个月逐步增加里程,可骑行 10000~12000 米,控制在 1.2 小时左右;第 3 个月则可骑行 110 分钟以上,行程约 15000 米。

(4)组织比赛法:它的比赛项目有公路赛、车场赛、越野赛、长途赛、花色赛、慢行赛和别有趣味的"多乘赛车"(即由十多人组成,骑在同一辆自行车上)等。

(5)室内骑车法:在不少疗养院里(或俱乐部)有一种固定式的自行车,常作为休养者功能锻炼的一个项目。这种骑行可按个人的体质情况,划分为高、中、低三种不同的运动标准。高运动量是用力蹬车 7~9 分钟,象征性地"骑行路程"达 4000~5000 米;中运动量可在 2000~3000 米,低运动量则保持 1000~1500 米。进行室内自行车运动,只要每天坚持 2 个"5 分钟",就可获得理想的锻炼效果。

 **健康提醒**

　　自行车运动对身体好处很多,但也有不少注意事项。

　　(1)要掌握好时间,一般每次骑车时间应控制在 30~60 分钟,速度可以根据个人体质来调节,但不宜过快过猛。

　　(2)骑车时要注意保持正确的姿势,调整好把手和自行车座的高度;踩踏脚板时,脚的位置要恰当,用力均匀,注意一定的节奏,否则会使踝关节和膝关节发生疼痛。

　　(3)由于市区公路上的环境污染较大,汽车尾气及粉尘会对运动中的人产生很大危害,因此,骑车出行要尽量避开污染严重的马路,而选择环境较好的路线。那些工作地点较远,不方便骑自行车出行的人,也可以选择室内固定自行车来锻炼。

　　另外,处在生理周期中的女性,不适合长期骑车锻炼。

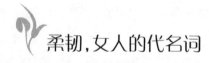

# 柔韧,女人的代名词

　　柔韧于女人,如硬朗于男人一样,是上帝创造人类就已经注入人体内的性别特质。只有柔韧的女人才能有丝绸冰滑的身段,"越柔韧越女人"就是新时代女人的目标。

　　步入中年后,一些女性常感到关节僵硬,步态不再轻盈,这就是人们常说的"人老腿先老"的道理。要想克服这种老化现象,保持女性身体的柔韧性,坚持规律的运动很关键。因为规律的运动可以增强全身各关节的代谢,使关节的血液循环良好,使关节囊对关节保持有力的支持,也使关节腔正常分泌滑液,从而维持关节的灵活性。

下面为女性朋友介绍几种流行的柔韧运动。

*1. 普拉提*

普拉提是目前最流行、最时尚的健身项目之一,它最大的特点是简单易学,不仅动作平缓,而且可以有目的地针对手臂、胸部和肩部锻炼,同时又能增强身体的柔韧性。而且,这项运动不受活动地点的限制,无论专业健身房还是起居室,都可以练习。

学习普拉提,首先要学会正确的呼吸。普拉提的呼吸与我们日常的呼吸正好相反,它要求运动者在呼气时学会运用腹部的肌肉。

呼吸的方法:

（1）用鼻子吸气,用嘴呼气,讲究呼气的深度,尽可能运用腹式呼吸的方法。

（2）呼吸的速度不宜太快,与动作的速度基本一致,不要憋气训练。

（3）运动时注意呼气,静止时注意吸气。这样能缓解因肌肉用力而给身体内部带来的压力。

（4）通过控制呼吸,把注意力集中在呼吸上,减少人对肌肉酸痛的敏感度。

*2. 瑜伽*

瑜伽不像健美操、形体操那样剧烈,也不会用力拉伸人体的韧带,它强调的是在宁静的心境下,身体慢慢舒缓,将所有的注意力集中在所做的每一个动作和所产生的感觉上,不允许心思过于牵挂任何一个部位。

瑜伽练习对人的肌肉系统、精神系统、内分泌系统、消化系统都非常有益,能使做完器械后的肌肉放松下来,帮助舒展肌肉线条,帮助人的体形变得更为匀称,线条更为优美。

不少人练瑜伽后都会减少疲劳感,这是因为瑜伽能平衡人体中的各种腺体,使人从生理到心理都得到舒缓;而且瑜伽动作中大量的前弯、后仰、扭动、斜腹、挤等动作,还能按摩人的内脏器官,促进消化。有些瑜伽动作甚至能治疗一些如胆结石、腰肌劳损等疾病。

*3. 爵士舞*

爵士舞包含了从芭蕾到快歌的各种舞蹈形式,可以培养身体的柔韧性,而且所有的动作都是伸展的,对气质的培养也很有效果。

爵士舞对美腿锻炼是非常有效的,它从压腿和踢腿动作开始。压腿能促进腿部血液循环,减轻肌肉的疲劳感,塑造肌肉的线条;踢腿是比较剧烈的动作,能提高力量。几个基本动作如开、绷、直等,使身体各部分都得到锻炼,而且姿态优美挺拔,在优美的音乐配合下,身心都能达到愉悦的感觉。

### 4.水中柔体操

水中柔体操可以充分利用水的阻力和浮力的特点,通过水的阻力锻炼人的力量、耐力,塑造完美的形体;通过水的浮力,水中柔体操能锻炼人的柔韧性,减少运动损伤。

水中柔体操比较安全、舒适。当人在齐胸的水中浮力可以达到体重的85%~90%,所以与陆地的运动相比,水中柔体操对人在运动中关节、骨骼、肌肉的压力会相对减少,在水的浮力作用下可大大减轻地面对身体各关节的冲击力,使人体各关节不易受伤。水中柔体操还可提高柔韧性,由于水的浮力,身体的关节活动更加自如。

另外由于水中锻炼基本不出汗,减少了陆上训练后汗水中的盐分对皮肤的刺激。同时,水又对皮肤有好处,水中运动能够提高皮下血管循环功能,有利新陈代谢增强。水还可以按摩,水流、波浪的摩擦和拍打具有特殊的按摩作用,可避免并减少肌肤的松弛和老化,使肌肤光洁、润滑、富有弹性。去热效果明显,理想的水温一般在27℃~30℃。

**健康提醒**

懒惰是身体的隐形杀手,柔韧女人的最佳时段是早晨。一天中的不同时间,身体的柔韧度不同,经过一夜休息,早晨我们的身体柔韧性最差,所以最需要柔韧练习。练习时,强度要低,每个缓慢动作都要接近身体活动极限,不可用力太过。

## 运动为"性感"加分

"性感"在今天已经是一种时尚的代名词。一个时尚的女人可以没有倾国倾城的容貌,可以没有万贯的家财,但是,时尚的女人必须是个性感的女人,也就是说一个美丽的女人必须是性感的。

女人要想获得性感,最主要的是要做以下练习。

### 1. 腰部练习

腰部是女性们最关注的部位了，自古"杨柳腰"就不只是取其纤细之意，而是强调随风舞动、婀娜柔软之意。只可惜，每天上班坐姿保持得太久，吃了饭就窝在椅子里，腰上堆积了赘肉，没有柔美可言。下面介绍的动作非常适合腰部练习：坐在地板上，右腿伸直，左腿回蜷，脚后跟放在大腿根部，身体保持正面向前，右手舒展放在右腿上，左手伸展向身体右侧弯曲，保证与身体在同一个侧面，让腰部感觉到充分拉伸，保持 10 秒钟，然后复位，换方向再做。这个动作也能锻炼大腿内侧的柔韧性，经常练习可使女性的气质更加高贵优雅。

### 2. 腿部练习

出门小车代步，上下楼梯电梯代劳，坐在办公室带方向轮子的沙发椅上，连倒杯水喝都不用起身。腿的行走功能日益被弱化，当然柔韧性也越来越差。喜欢运动的人能够保证腿部的肌肉漂亮结实，不会轻易成为"大象腿"，而且跳舞的时候更容易跟上快节奏。

腿的柔韧性锻炼应该是多方位的，首先是腿部前侧股四头肌的放松。身体挺直站立，左手扶在一个支撑点上，右手向后拉住右侧的脚踝，使右侧大腿与地面垂直，脚后跟贴住臀部，左侧腿部伸直。保持这个姿势 25 秒钟以上，然后换腿再做。

大腿后侧的练习也有很多方法。腿部伸直向后，把脚背放在与大腿根部同高的支点上，另一侧的腿部伸直，保持上半身的挺拔姿态，保持 15 秒钟，然后换腿再做。

在家里的沙发上也可以做一组拉伸腿部后侧肌肉和韧带的动作，腿部完全伸直，用双手拉住脚后跟，背部尽量挺直，形成一个倒三角形。这也是瑜伽中三角式，同时对背部的锻炼非常有帮助。

### 3. 肩膀和手臂练习

伏案工作和长期开车的人都要注意时刻提醒自己放松肩膀和手臂，肩关节和手臂的僵硬意味着动作可能不准确。手臂如果不在清醒意识的控制之中，对于女司机们相当危险。

最简单的肩部练习就是肩关节环绕，只要有点儿空闲，都可以趁机做几下。这个难度稍高的动作要求身体挺直，手臂在身体后侧伸直，手掌打开，双手合拢，转动腕关节，使指尖向上，手臂贴着背部，手掌慢慢向上延伸，到达极限然后停住，保持 15 秒钟。这个动作有助于姿态的挺拔，做动作的时候不要让头部后仰。

### 4. 颈部练习

经常坐在电脑前工作的人最需要颈部柔韧练习,长期颈部僵硬,使得颈椎压力非常大,血液循环受到影响,因此时常觉得头昏,脖子酸痛。

以站姿为最好,颈部放松,头部按照顺时针和逆时针的方向慢慢转动,注意身体不要摇晃,肩膀放松,用力均匀,尽力向每个方向伸展。两个方向各做5个节拍。抽几分钟完成这组动作,可以预防颈椎病。

### 5. 跟腱练习

经常穿高跟鞋的女性会有一种特别的感觉,一旦穿一天平底鞋就觉得不会走路了,总得踮着脚尖。尽管高跟鞋有助于姿态更加挺拔,但是长期对前脚掌的考验却忽略了对脚后跟的锻炼,因此跟腱变得非常脆弱、弹性不足,容易发生扭伤或者抽搐。

只要有一面墙或者一根扶杆,锻炼跟腱就能搞定。双手与肩同宽,撑在你的平衡支撑点(墙或者扶杆)上,把身体的重心前倾,双脚并拢,大腿内侧肌肉收紧,身体形成一条笔直的斜线。然后在保证身体直线状态的同时,轻抬脚后跟,达到自身的极限,然后慢慢回落,直至脚后跟完全压住地面,保持几秒钟,如此做10~15个节拍。

以上运动长时间坚持下去,定可为你的性感加分。

**健康提醒**

在现实生活中,大多数女性认为,健身跑是肥胖者减肥的一项理想运动。其实,这种认识是错误的。肥胖者的身体笨重,在健身跑步的过程中,支撑运动的器官,尤其是膝关节和踝关节承受了较大的地面支撑反作用。这样一来,"超负荷作用"会使她们的膝关节和踝关节易患各种伤疾,如关节肿痛等。因此,对大多数女性肥胖者来说,减肥的最佳运动应是游泳、骑自行车及长距离散步,而不是跑步。

## 打坐助女人精力充沛

提起打坐,人们往往想起放松或内心的平静。据某杂志介绍,打坐除了这些好处之外,还能发掘出我们固有的源源不断的潜能,促进身体健康并改善大脑结构。

有打坐习惯的人说自己因为打坐而精力充沛，所需睡眠减少。美国肯塔基大学的科学家对此进行了研究。他们有一种方法用来检测人是否清醒，及对事件的反应灵敏程度。10名自愿者参与了测试。他们分别在睡觉前后、打坐前后、阅读前后、或与人交谈前后进行了测试。

人们已经知道有40分钟或一个小时的睡眠能使人精力充沛，然而即使如此也需要一段时间从刚睡醒时"迷迷糊糊"的状态中清醒过来。

令科学家们吃惊的是，在这些众多方法中，打坐是唯一能够立刻看到好效果的，而且这些测试对象以前从没有尝试过打坐。

31岁的曼哈顿网络服务公司的商业发展副主席得威·加库保斯基在面对每季度销售额要达到800万美元的巨大工作压力时，开始了练习打坐。他说："太神奇了！在这种安静的状态下我能够比以前更快地解决工作中遇到的挑战，并且出错少多了。"

药王李时珍每晚也打坐，以神仙自命，他认为打坐能增加大脑的活动，增强直觉力，更集中精力，减少人体的各种痛苦等等。打坐有这么多好处，那么女性究竟该如何打坐呢？

### 1. 调身

即先把自己的坐姿坐好，可以散盘、单盘、双盘。左右脚不拘。两掌相迭，拇指衔接，形成一个椭圆形，左右食指上下相迭，左右手食指的第2节相迭，这样子差不多就会形成一个椭圆形，这等于一种"太极"手印。然后肩膀放松，颈部打直放松。用头顶的正上方，也就是两耳顶端连线的正中间，来做调整姿势的基准点，可以想象那一点有一条线往上拉，用那一条线来调整身体的正中线，然后用头的正上方那一点，也就是两耳上方连线的中点，吊一根线往上拉，这里面的要领是：用头来支撑颈部与肩膀，而不是用颈部与肩膀来支撑头。头部中空，颈部中空，颈部放松，肩膀放松，用骨架打坐，不用肌肉打坐。所谓不用肌肉打坐，就是我们尽量不要用到肌肉的力量，尽量地让身体重心形成一个三角形。

调身时要注意如下两个问题。

（1）用头来支撑颈部与肩膀，而不是用颈部、脊柱来支撑头，我们打坐是头顶青天，简称为：顶天立地。

（2）用骨架平衡身体的姿势，尽量不要用到肌肉，骨架是用来平衡，不是用来支撑的。感觉上，肌肉完全没用到力。

### 2. 调息

一上座，轻轻松松地做几个深呼吸，然后再放轻松，念头跟着呼吸，呼气的时候知道呼气，吸气的时候知道吸气，整个呼气的过程，念头只有呼，整个吸气的过程，念头只有吸。

### 3. 调心

这个阶段，呼吸以外的念头我们称之为杂念，我们对杂念没有抗拒，没有不要，任何对杂念的抗拒和不要，我们称之为大杂念。杂念来，不管它，只是回到呼吸息。不管是什么样的杂念，不管是可意的、不可意的，让我们的身心放轻松，不要理它，不要排斥它，不要不要它，只是很单纯地回来出入息，这样就叫做调心。

**健康提醒**

俗话说"久立伤骨"并非谬言。长期从事站立工作的纺织女工、售货员、理发师等，每天都要站立数小时，下班后筋疲力尽、腰酸腿痛，容易发生驼背、腰肌劳损、下肢静脉曲张等疾病。

为了预防上述疾病，此类久立工作的女性应注意工作中的自我保健。

首先，根据条件和可能，调节工作时间，或与其他体位的工作穿插进行。比如站立2小时，其他体位工作2小时，也可以工作1~2小时后休息几分钟。不能离开站立工作岗位时，可用左右两只脚轮换承受身体重心的办法，进行休息，或者每隔30~60分钟，活动一下颈、背、腰等部位，至少也要让这些部位的肌肉做绷紧—放松—绷紧的动作，每次几分钟。

其次，长期站立工作应穿矮跟或中跟鞋，以便使全脚掌平均受力，减轻疲劳。平跟鞋脚掌用不上劲，高跟鞋腿部用力过大，都会很快引起疲劳不适。

第三，长期站立工作时应做工间操，方法如下：原地踏步3分钟，提起双足跟，放下，再提起，或者左右足跟轮流提起，放下，每次3分钟。提起脚尖，让脚跟着地，双脚轮流进行，每次3分钟。轮流屈伸膝关节，也可同时屈膝下蹲，双上臂向前抬平，然后复原，每次3分钟左右。

## 厨房健身，其乐融融

厨房健身虽然强度不大，但对女性可很有效地舒展全身、消除疲劳，而且把厨房健身和洗菜、做饭结合起来，既可以保持体形又能增加做饭的乐趣。

### 1. 踮脚尖

锻炼部位：腿部

这个动作可以用在很多时候,如洗碗或洗菜时让你的双腿稍稍用力,踮起脚尖,吸气,抬起,呼气,放下。做5组,每组10次。这样既可以拉长小腿肌肉,又可以减轻长期站立的疲劳。

### 2. 单腿站立

锻炼部位:腿部

在厨房中单腿站立,劳动时也可以做这个动作,如切菜时,将全身重心放在一条腿上,另一条腿侧迈出一步,脚尖着地,腿用力打直,向侧面提起,保持20秒,换另一侧。

### 3. 前后下腰

锻炼部位:腰部

在洗碗池边,由于站立时行过长,会使你的腰部肌肉感到疲劳,所以在结束洗碗池边的工作时,两脚分开与肩同宽,距池边有一大步距离,双手扶着水池边,缓缓下腰,拉伸背部与腰部的肌肉,下压5次。

### 4. 下蹲

锻炼部位:腰部、大腿

可以将厨房设计成必须蹲下才能拿到炊具,在下蹲时两腿并拢,腰部以上部位用力挺直,这样可以锻炼腰部及大腿的力量。

### 5. 俯卧撑

锻炼部位:手臂

煮的汤还没好,向后退一步,双手支在冰箱或者桌子上,手臂弯曲、双腿绷直,让上身慢慢向冰箱或者桌子靠近。一般每次做饭都能做上15次这种厨房里的“俯卧撑”。

### 6. 转腰

锻炼部位:腰部

让自己在洗碗或洗菜时顺便多运动一下腰,不要把洗好的东西就近放在手旁,而是双脚原地不动,利用腰部力量转腰,将洗净的物品放在身后的位置。

### 7. 转颈

锻炼部位:颈部

利用炒菜等待的间隙,站在锅边活动一下颈部及肩部,头部向左向右交替绕环。在忘我地操作时,肌肉难免会在不知不觉中紧张,所以要随时活动一下。

### 8. 侧弯腰

锻炼部位:腰部

在煮咖啡、煲汤或烤糕点等需长时间等待的空隙中,在厨房中做一下侧弯腰。这样的动作虽然幅度不大,但却能很有效地舒展全身。

### 9. 臂部伸展

锻炼部位:臂部

在拿取较高位置的调料或炊具时,不要随意地一拿了事,其实这是你锻炼的一个好机会,用力伸展手臂一直传递到指尖,同时双腿用力,踮脚尖。

**健康提醒**

据有关人员的检测数据表明,攀登楼梯消耗的热量要比静坐多10倍,比跑步多3倍,比中速行走多4倍。女人在攀登楼梯时,除了下肢韧带、关节的活动能力增加外,腰、背、颈部、上肢的关节、肌肉也都在不停地活动,这不仅可以增强肢体肌肉的力量,而且还能加大肺活量,加速血液循环,促进能量代谢,进而改善和提高心肺功能,对于防止动脉粥状硬化、高血压等心血管疾病也有较好的效果。

# 户外运动"三层着装"不可少

春季是进行户外运动的好时节,登山、攀岩、徒步探险 …… 如今的年轻女性早已厌倦观光游览式的单纯旅游,她们更喜欢置身于大自然当中,将运动健身与休闲结合起来,获得精神和体质上的双重收获。

然而需要注意的是,大自然的气候变化万千,刚刚还是阳光明媚,转眼就可能风雨交加,因此进行户外运动,一定要有必要的装备,特别是在服装方面。

那么户外运动应如何着装才能更有效地保护自己呢?简而言之要满足两个条件:一是应付大自然的多变天气,二是及时排出因户外活动所产生的大量汗水。为此,户外活动者发展出一套"三层衣服"的户外着装概念。其实,"三层衣服"的着装概念不仅仅对从事户外活动,甚至对一般日常生活都是适用的。

### 1. 排汗层

即内衣,最好选速干型衣物,其主要用途是保持维护皮肤表层的干爽。人在运动后，衣服内层会积聚大量的汗液，很容易着凉而引发感冒，在登山或极地探险活动中还会造成冻伤，而速干型衣物能够迅速将潮气及汗水排到内层衣服的表面，使得汗水不会直接在皮肤表面蒸发，从而避免了皮肤表面温度因水汽蒸发吸收热量而降低。速干型衣物多是由一些导水性极强的材料制成的，有些速干型衣物在洗后 10~15 分钟即可变干。

### 2. 保暖层

也叫中间层，目前最为流行的是抓绒衣。其主要作用是形成聚集在衣服内的空气层，以达到隔绝外界冷空气与保持体温的效果。好的抓绒衣应具有保暖性佳、触感轻柔、微湿的情况下仍具有保温效果、快干等特点。使用者可以根据自身的使用需求选择适合的衣服。不过它最大的缺点就是不抗风，必须配合具有抗风性能的衣服使用才能发挥出优异的保暖性。

### 3. 阻绝防护层

这是最外层，俗称冲锋衣。其最重要的功能是防水、防风、保暖与透气，除了能够将外界恶劣气候对身体的影响降到最低之外，还要能够将身体产生的水汽排出体外，避免让水蒸气（汗水）凝聚于中间层，从而降低隔热效果而无法抵抗外在环境的低温或冷风。最好的外层服饰莫过于同时具有防水与透气功能的衣服。

**健康提醒**

莺飞草长的春天，正是领略湖光山色的佳期。去异地他域旅游重要的是领略别处的美趣，当然要具详尽的计划，服饰行囊是其中的一个重要部分。一个娴熟的旅行者，她的行李一定是简洁又完备的。

旅行衣服宜简去繁，棉质内衣、袜子等物可以根据旅行时间来决定所带的数量，衬衣要有替换的，常用外套备一件，牛仔或运动装备一套即可。

在尽量轻装上阵的同时，也要考虑在有限的衣饰中搭配出亮丽的效果，比如在腰上系条绚丽的丝巾，亦可系在颈间与丝质背心、男裤相配，衣袂飘飘，不知会引来多少惊美的目光。其他的小物件诸如挂件、胸针、腰带等，巧妙施用就可天天出新。

对于女性朋友，化妆品亦不可少，但也以简单为佳，常备眼影、蜜粉各一盒，两色系口红各一支，最重要的是带上一小瓶香水。每天只需用一支眉笔吊眼线，亮色唇膏提色彩，使人看上去爽洁利落即可。再洒上两滴香水，既为你平添几份妩媚，亦可除去旅途劳顿的体味。

鞋一定要舒适轻巧，并且得兼顾衣着色调的和谐统一，使你在旅行中倍感轻松与怡然。

旅行是快意和收获的过程，美丽健康的心情、清新爽洁的形象一定会为此过程增光添色。

# 运动损伤巧处理

运动损伤多见于热爱运动的年轻女性,她们对参与各项体育活动非常积极,但常常因缺乏一定的运动训练卫生知识和出现运动损伤后的应急措施,而对伤者造成不必要的痛苦,严重者甚至导致终身遗憾。

## 1. 擦伤

擦伤即运动时不慎擦伤皮肤的表皮。若擦伤部位较浅,只需涂红药水即可。如果擦伤创面较脏或有渗血时,应该用生理盐水清洗创面后再涂上红药水或紫药水。

## 2. 肌肉拉伤

肌肉拉伤指由于肌纤维撕裂而导致的损伤,主要原因是运动过度或热身不足。可根据疼痛程度推断受伤的轻重,一旦出现痛感应立即停止运动,并在痛点敷上能使小血管收缩以减少局部充血、水肿的冰块或冷毛巾,并保持 30 分钟。

受伤后切忌立即搓揉或者热敷。

## 3. 挫伤

挫伤是身体局部受到钝器打击而导致的组织损伤。轻度挫伤不需要特殊处理,经冷敷处理 24 小时后可用活血化瘀酊剂,局部可用伤湿止痛膏贴上。在伤后第一天予以冷敷,第二天热敷。约 1 周后症状就可消失。

情况比较严重的挫伤可用云南白药加白酒调敷伤处并包扎,每日 2~3 次,隔日换药 1 次。

## 4. 扭伤

扭伤多发生在踝关节、膝关节、腕关节及腰部,是由于关节部位突然过猛扭转,拧扭了附在关节外面的韧带及肌腱所致。对于不同部位的扭伤,其治疗方法也不同。

(1)急性腰扭伤:可让患者仰卧在垫得较厚的木床上,腰下垫一个枕头,先冷敷,后热敷。

(2)关节扭伤:踝关节、膝关节、腕关节扭伤时,要将扭伤部位垫高,先应冷敷 2~3 天后再热敷。如果扭伤部位肿胀、皮肤青紫和疼痛,可用陈醋 250 克温热后用毛巾蘸敷伤处,每天 2~3 次,每次 10 分钟。

### 5. 脱臼

脱臼就是常说的关节脱位。一旦发生脱臼,应该让病人保持安静、不要活动、更不要揉搓脱臼部位。如果脱臼部位在肩部,可把患者肘部弯成直角,再用三角巾把前臂和肘部托起,挂在颈上,再用一条宽带缠过脑部,在对侧脑作结。如果脱臼部位在髋部,则应立即让病人躺在软卧上送往医院。

### 6. 骨折

骨折一般分为 2 种:一种是骨头的尖端穿过皮肤,有伤口与外界相通,称为开放性骨折;另一种是皮肤不破,没有伤口,断骨不与外界相通,称为闭合性骨折。

骨折后,肢体不稳定会加重损伤和剧烈疼痛。这时候,可找木板、塑料板等将肢体骨折部位的上下两个关节固定起来。若一时找不到外固定的材料,骨折在上肢者,可屈曲肘关节固定于躯干上,骨折在下肢者,可伸直腿足,固定于对侧的肢体上。

尤其需要注意的是,处理开放性骨折时,不可用手回纳,以免引起骨髓炎,应用消毒纱布对伤口做初步包扎,止血后,再用平木板固定送医院处理。

另外,怀疑脊柱有骨折者,要卧在门板或担架上,躯干四周用衣服、被单等垫好,不致移动。抬伤者时,不能抬其头部,因为这样会引起伤者脊髓损伤或发生截瘫。昏迷者应俯卧,头转向一侧,以免呕吐时将呕吐物吸入肺内。怀疑颈椎骨折时,需在头颈两侧置一枕头或扶持患者头颈部,以使其在运输途中不发生晃动。

**健康提醒**

休息、冰敷、压迫和抬高是处理现代急性运动损伤的四大原则。休息可以避免伤势的加重,减少由于继续运动所引起的疼痛、出血或肿胀。冰敷可以使局部血管收缩,能有效地减少出血和水肿,同时,还有局部麻醉和止痛的作用。压迫有局部止血的作用。抬高肢体的作用就如同水往低处流,可以减轻受伤部位的水肿。

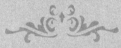

第五章

生活习惯：细微之处保健康

　　健康"藏"在习惯之中。好习惯是"健康银行"，可从"健康储蓄"中提取"健康利息"，享受终生；坏习惯则是"健康赌博场"，对健康损害于不知不觉、日积月累之中。这是因为习惯一旦形成，便有"累积、叠加效应"。现代女性的不良习惯主要有抽烟、喝酒、熬夜、饮食失调等。这些习惯看似平常，却在潜移默化之中蛀蚀着女性的身体，甚至导致最后的崩溃。而日常生活中的好习惯，比如爱运动、兴趣广泛等等，既能陶冶情操，缓解压力，又能让身体得到休息，从而调整到最佳状态。

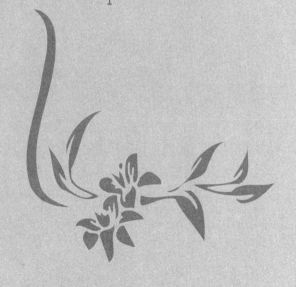

# 健康生活六个"不能等"

有些女人虽注意保养，但收效甚微。究其原因，主要是认识观念过于陈旧，仍在沿用于过去的不良习惯，在自我保健过程中存在许多误解。归纳起来，主要有以下几个方面：

### 1. 不能等累了才歇

你知道过劳死吗？"过劳死"是一种未老先衰、猝然死亡的生命现象。这个生命也许就在你无休止的加班熬夜、在你无法摆脱的压力负担中受着侵蚀，你那不堪重负的心脏正走入"生"的终结。

许多人对过劳死不以为然，误以为累了是应该休息的信号，只有累了才证明身体需要大休了。其实"累"的感觉出现时，证明身体已进入相当疲劳的"自我感觉"，这时才休息已为时过晚。过度疲劳容易积劳成疾，降低人体免疫力，使疾病乘虚而入。不论是脑力还是体力劳动者，在连续工作一段时间后，都要适当地休息或调整。

### 2. 不能等饿了才吃

快速的工作节拍，拥挤的城市交通，让你我的生活都乱了套。原本丰富的早餐也换了多睡 10 分钟的快感，应该好好吃一顿的午餐也变成了应对客户的工作"简饭"，久而久之，吃饭成了负担，"不饿"也变成了不吃的理由。当然，还有的人为了苗条，故意跟自己的胃说："我不饿，你别闹呀。"其实，食物在胃内早已排空，我们伟大的"胃先生"正在被胃液"消化"，引起胃炎或消化性溃疡。饮食规律、营养均衡是养生保健必不可少的物质基础。

### 3. 不能等渴了才喝

平时不喝水，口渴时才饮水的人相当多，尤其是青少年和"大忙人"。他们不了解口渴是体内缺水的反应，这时再补充水分为时已晚。水对人体代谢比食物还重要，生理学家告诉我们，每个成年人每天需饮水 1500 毫升左右。晨间或餐前一小时喝一杯水大有益处，既可洗胃肠，又有助于消化，促进食欲。据调查研究，有经常饮水习惯的人，便秘、尿路结石的患病率明显低于不常饮水的人。

水对于爱美的人来说更是非常重要，我们总听人说"水美人"，试想应该是皮肤水嫩光滑的意思吧。如果不补水怎么会水嫩呢？

### 4. 不能等急了才排

很多人只在便意明显才去厕所,甚至有便不解,宁愿憋着,这样对健康极为不利。大小便在体内停留过久,容易引起便秘或膀胱过度充盈。粪便和尿液内的有毒物质被人体吸收,可导致"自身中毒"。因此,应养成按时排便的习惯,尤以晨间为好,以减少痔疮、便秘、大肠癌的发病机会。

### 5. 不能等困了才睡

由于工作忙碌、家务繁琐等原因,失眠成了不少人常年的困扰之一。其实,酿成"想睡睡不着"的原因,往往是"等到困了才睡觉"。

专家指出,困倦是大脑已经相当疲劳的表现,人们不该熬到十分困倦才睡觉。长期熬夜,会使人因神经系统过度紧张,而导致神经衰弱、溃疡病、高血压和冠心病等一系列疾病。长期睡眠不足,还会使大脑受损,导致脑力早衰。而养成按时就寝的好习惯,不仅能保护大脑,使人容易入睡,还能提高睡眠质量,减少失眠的发生。

### 6. 不能等病了才体检

一心投身于忙碌的工作,当出现头晕、乏力、胸闷、心悸、胃痛、失眠、气短、食欲差时,却不以为然地熬着、拖着,有意无意地忽视身体发出的疾病信号,导致小病熬成大病,轻症拖成重症,直至失去治疗良机或疾病突发,酿成严重后果。这样的例子并不少见。

专家提醒,每年定期到医院做一次全面体检,是保证身体健康必需的"功课"。特别是忙于工作的年轻女性,尤其不能忽视定期体检。不少在日常生活中容易被忽略的疾病,如肺结核、肝炎、高血压、心脏病、癌症等,在早期阶段一般都能通过体检被发现。而只有及早发现,及时治疗,才能取得理想的疗效。

**健康提醒**

女性,是坚强的亦是脆弱的。从健康的角度来说,面对工作家庭两头忙的局面,女性朋友更不能忽视自身特有的保健。在日常生活中,女性保持健康至少要做到"四少"。一起来看看到底是哪"四少"吧。

(1)少喝咖啡:咖啡具有升高雌激素的强烈作用。雌激素水平过高,意味着患上乳腺癌和子宫内膜癌的风险随之增大,子宫内膜异位和乳房疼痛也会因此而加剧。

(2)少熬夜:经常处于熬夜、疲劳、精神不振的状况,人体的免疫力会跟着下降，感冒、胃肠感染、过敏等自律神经失调症状也会不期而至。

（3）少吃甜食：研究发现，50岁左右的女性吃甜食过多，易导致胆结石，多吃甜食还可促发乳腺癌。

（4）少坐车：女性长期活动量太小，导致便秘。长期便秘，体内毒素不能及时排出，可诱发炎症、肿瘤等疾病；如果患有心脑血管等慢性疾病，便秘还会导致并发症的发生和加剧。

# 养成好习惯，衰老会减慢

岁月悄悄地流逝，不知不觉中，皱纹蹑手蹑脚地爬上了你的面庞，这令人多么苦恼。纵然是岁月无情，但请仔细想一想，自己平时有没有什么坏习惯，才使这些皱纹有可乘之机？其实，抗击衰老的最好方法就是做好预防衰老的工作。以下健康专家为我们介绍了几种简单的方法，帮你放慢衰老的速度。

## 1. 慢吸快呼

慢吸快呼不仅指控制吸烟和预防哮喘，任何影响呼吸的因素都会对健康和寿命造成负面影响。你的呼吸也会影响到身体的其他生理功能，比如血压、心率、血液循环、体温等。

学会呼吸的第一步就是放松腹部的肌肉。当腹部肌肉放松之后，最重要的就是给自己足够的时间，以恰当的方式把气体呼出来。例如，做到吸气的长度是呼气长度的2倍。

## 2. 学会加餐

研究显示，不吃大餐对身体健康是很重要的。所以，你应该学会加餐。

首先，要了解自己的饥饿状态，每2~3个小时，吃一小顿饭。如果是外出吃晚餐，那么就吃一半，把剩下的带回家，作为稍后的夜宵。

其次，多食用鱼类，且要选择较小的鱼类，比如野生或有机的鲑鱼、新鲜的沙丁鱼等。

再次，不要忘记富含纤维素的食物。里伯尼斯推荐，每天摄入25克纤维素食物，如全小麦食物、全燕麦食物、糙米饭等。其他富含纤维素的还包括豆类、坚果、水果等。

最后，每天补充复合维生素，尤其要重视维生素 D 的补充。此外，葡萄汁和红酒中的白藜芦醇，以及鱼油都对身体健康十分有益。

### 3. 该睡就睡

许多人已经有了根深蒂固的观点，那就是每天 8 小时睡眠才是对身体最好的。但专家说，事情并不完全是这样，因为睡眠质量也有好坏之分。

如果你需要闹钟才能起床；每天白天都需要打个盹；看书或看电影时会睡着或打瞌睡，都可能表明你没有高质量的睡眠。

此时，专家建议你可以选择沉思、瑜伽等呼吸运动帮助入睡。同时，保持睡眠环境黑暗而安静。要记住，认真感觉自己的身体状况，当身体发出需要休息的信号时，一定要上床睡觉。

### 4. 随音乐起舞

有节奏的运动比随意的运动对身体更有益处。当我们的身体按照音乐节奏运动时，我们的心跳、呼吸也都能在优美的韵律中得到统一。

不过，你不需要为了达到这个目的特意去报个舞蹈班。把跳舞自然地融入生活中是件很容易的事，比如你可以随着音乐锻炼身体，或者配合着音乐在卧室中扭动身体。像这样的"跳舞"每周至少需要两次。

### 5. 及时排除体内毒素

体内毒素沉积，肌肤自然容易出问题，人也容易变老。要年轻，就要及时排除体内毒素。

（1）清除肺内毒素：天天清晨及晚上睡觉前，到室外空气清新处，做深呼吸运动。

（2）清除血液内毒素：人体内自由基如不能及时排出就会对正常细胞产生破坏导致衰老，多食含抗氧化剂的食物可及时清除血液内自由基；血液中天天都会产生各种垃圾，如不及时清除，不仅会加快机体衰老，还会导致高血脂、高血压。海带、黑木耳、猪血、蘑菇、燕麦、绿豆、木瓜等都是有效清除血液毒素的食材。

（3）清除肠道内毒素：粪便中毒素较多，部分是我们日常吃进去的垃圾食品，部分是肠道内产生的垃圾，保持大便通畅既可排毒也能养颜。

**健康提醒**

　　关于丝巾的戴法，这里不再多说，相信每个时尚的女人都有自己独到的一套，或简单系于颈上，或缠绕于腰间，也能放在包包上，无论怎样都能展露自己独特的女人风情。不过，美丽的同时，有两件事情是女性朋友们万万不能忽视的。

　　扎丝巾的时候一定要注意系扣的松紧，不能因为固定或是丝巾长短的问题便将丝巾紧紧缠在脖子上。过紧的缠绕会压迫我们的呼吸道，容易让人喘不过气来，时间长了会导致大脑供氧不足，头晕、头痛就找上你了。

　　另外，我国大部分地区春季风沙偏大，气候比较干燥，很多女性喜欢在出门的时候用丝巾包住脑袋。请你一定要选择透气、透光性能良好的丝巾，否则同样会影响你的呼吸，甚至阻碍视线，发生危险。

# "时髦"着装 —— 女性健康的杀手

　　现代社会，一些体态苗条、举止大方的女性大多喜欢让自己的身材保持窈窕多姿、富有魅力，常不顾及穿着是否对身体有害，一味地去追求美丽。

### 1. 一年四季以裙装为主

　　有人喜欢穿着裙装出现在一定的场合，不论春夏秋冬。的确，裙装打扮能够显示出一个人的端庄、美丽。但她们却不知，这副美丽"冻"人的时髦打扮，却给她们的健康带来了隐患。俗话说"寒从脚起"，人的双脚距心脏最远，血液循环较差，供血不足会引起局部组织坏死。人体双脚一旦受寒，会反射性地使鼻黏膜的供血量大大减少，引起上呼吸道黏膜的毛细血管收缩，黏膜得不到营养，抵抗力很快减弱。于是，原来潜伏在鼻咽部的病菌、病毒便乘虚而入，从而引起旧病复发和上呼吸道疾病频繁发生。此外，由于受到寒冷的侵袭，还会引起冻疮，诱发关节炎，严重者还会导致病毒性心肌炎。

　　据一项调查发现，冬春季节的关节炎患者比其他季节明显增多，90%以上的患者为女性，其中多数在冬天穿裙子。

### 2. 以低腰裤、露脐装成至爱

　　近来女性服饰的流行焦点已经从胸部转为臀部，过去代表女性性感指标的是"乳沟"，现在则转为"股沟"。因为穿着低腰牛仔裤，很难不现出点股沟，所以，从 T 形台上的模特儿到普通的少女，无不在享受这股时尚风潮。但医学专家告诫少女们，在追求时尚的同时，却不能以牺牲自己的健康为代价。

年轻女性爱穿的低腰裤、露脐装正好将腰部、肚脐暴露在外，特别是冬天更有损身体健康。

用中医的理论讲，肾脏在腰部，肾气有温煦全身阳气的作用，而全身的正常工作是靠阳气。一旦腰部受寒，肾气受损，人就会感到怕冷、无力，出现倦怠、食少、大便稀薄等症状。而脐部受寒会影响人体的胃肠功能，易发生腹泻、痛经等。关节炎、风湿病等也都与穿着和气候变化有关，也就是"感受风、寒、湿之邪气，会造成气血经络闭阻不通"，而感到酸软、疼痛、麻木等。

另外，寒冷的空气会刺激皮肤引起血管收缩，致使表皮血流不畅，使脆弱的脂肪细胞发生变性，引起"寒冷性脂肪组织炎"。

专家认为，低腰裤、露脐装对健康的影响不一定当即就显现，根据个人体质不同表现形式也不同，一般人不会穿两三天就发病，但当抵抗力下降时，有些人就会出现不适症状。此外，在年轻时若腰脐腿膝经常受风、寒、湿侵袭，年龄渐渐大了以后，慢性腰痛、膝关节炎或一些妇科疾病也会缠身。

因此，建议年轻女性在展示曼妙身材的同时一定要遵循气候变化规律，珍惜自己的健康，注意保暖，千万别忘了给小肚脐、小蛮腰一点点关爱，要不等难受后就悔已晚矣。

如果要长时间在空调环境里工作，或外出旅行在风大的地方活动，最好备一件外套以便适时加穿；穿低腰裤、露脐装引起肚子痛时可用热水袋装上热水在肚子上热敷，或吃一些驱寒暖胃药；寒冷季节更要防止冻伤裸露部位等。

总之，我们不能因为赶时髦，而把"美丽"建立在牺牲健康的前提之上。

### 3. 以细腰为美

妙龄少女或风韵少妇，为了身材苗条，喜欢穿紧身衣裤，并紧束腰部；开始发胖的女性，为了让身体重新苗条起来，也喜欢用束腰和腹带来紧束腰腹部。殊不知，这种健美方法带来的很可能是对健康的损害。

从医学角度来说，腰勒得太紧或经常束腰，势必影响胸腹的呼吸，使呼吸不能正常进行；同时还会妨碍腹腔脏器的血液循环，影响胃肠蠕动，容易引起腹胀、消化不良、便秘及慢性胃炎等疾病；过分束腰对排尿功能也有影响，在大笑、打喷嚏、咳嗽、行走、跳跃时，尿液会不由自主地流出，令人十分难堪。束腰使尿液自行流出的原因是：正常女子尿道与膀胱连接处的后角为90~100度，上尿道轴与站立位垂直线之间的尿道倾斜度约为30度，这样的角度不利于尿液轻易地从膀胱溢出。束紧腰部后，会使腹内血压升高，把膀胱压向前下方，致使上述两个角度都会增大，在大笑、打喷嚏、咳嗽、行走、跳跃等情况时腹压进一步升高，致使尿液自行向外流出，而经常如此还会使肾功能受到损害。

**健康提醒**

　　时下，款式新颖多样的靴子大受女士青睐，可如果选购和穿着不当，会给健康带来不良影响。长期穿着高筒皮靴会导致腓浅神经压迫症，久穿皮靴还有可能引发跟腱周围炎、腱鞘炎、脂肪垫炎和足癣等病症，这些病症统称为"靴子病"。引发"靴子病"的主要因素大致可以归为三类：靴型偏小、靴筒过紧和靴跟过高。近年来，"靴子病"患者增多，尤以二三十岁的时尚女性居多。

　　一些女性为了使自己的双脚看起来小巧玲珑，选购靴子时往往小一号，双脚勉强能塞进去。这样因足部受到挤压，就可能会造成足部血液循环不良，长时间步行后容易起泡、生茧子，甚至把脚踝骨磨肿，容易引发交叉感染，严重危害足部健康。还有很多爱美女性为了让自己看起来比较苗条，而选购收紧效果好的高筒皮靴，勉强将双腿包裹在紧窄的靴筒里，这就会使脚部和腿部的血液循环受到影响，造成腿部疼痛、肿胀。因此，选购靴子时，靴尖部分应稍宽松一些，给脚趾及脚掌以更多空间，靴筒也不要过紧。

# 珍爱健康，远离烟草

　　当前，吸烟的女性多起来了。特别是在大中城市里，有些女性以吸烟为时髦，常常在一些公开场合，跷着二郎腿，嘴里叼着烟卷，好像颇有"派头"。也有些女性以吸烟来排遣烦恼或消除疲劳。岂不知，吸烟对女性的危害多，是威胁健康的天敌。吸烟给女性造成的危害比给男性造成的危害更大。

### 1. 癌症

　　吸烟可引起呼吸系统癌症，包括气管、支气管恶性肿瘤和肺癌。对欧洲发达国家的一项调查表明，女性因呼吸系统癌症引起的死亡率在20世纪80年代为50年代初期的3.1倍；而男性则为2.6倍。这与这些国家的女性吸烟活动有关，因为有人把女性吸烟与女性解放运动、争取女性权力联系起来，使得女性吸烟率上升，而使女性患呼吸系统癌症的人数一直呈直线上升。

### 2.生育能力降低

吸烟可降低生育能力已有大量的研究表明,停止避孕后的五年中,不吸烟的女性的不孕率只有5%,而吸烟女性的不孕率为11%。吸烟女性患痛经、宫颈癌的危险性较高,患宫外孕的危险性比不吸烟女性成倍提高。吸烟女性比不吸烟女性的绝经期要早一两年。

### 3.胎儿的危险

怀孕的女性在吸烟时,她腹中的胎儿也相当于随着吸烟,烟中的一氧化碳和尼古丁经母体进入胎儿血液中,其结果,减少了对胎儿供氧,使胎儿心跳加快,这是很危险的。吸烟女性所产的新生儿体重很可能不足3000克。在美国,新生儿体重不足者的14%和早产儿的11%应归咎于他们的母亲在怀孕期间吸烟;吸烟母亲产期婴儿死亡率比不吸烟妇女增加28%。

### 4.对幼儿的危害

母亲奶液中的尼古丁也会传输给她的婴儿。这样的孩子比母亲不吸烟的孩子患病要频繁。吸烟母亲所生的孩子在出生后的第一年患支气管炎和肺炎的危险性要比别的孩子大一倍。

### 5.心血管病、骨质疏松

烟草中尼古丁有雌性激素作用,会使女性在选择避孕方法时受到限制。口服含有雌性激素的避孕药片,如果同时又吸烟,则在患心血管病方面较男性有更大的危险。这种综合的危险比仅仅服药或仅仅吸烟所引起的危险要大得多。而40岁后,这种危险性更大,那些血压和胆固醇比正常水平高的女性尤为如此。

骨质疏松是绝经后女性骨折的一个重要原因,而吸烟女性绝经后骨质更易疏松、变脆。

### 6.过早衰老

吸烟可影响皮肤。尼古丁诱发血管收缩,使血液循环速度减慢,供氧量减少,因而,促使皮肤起皱变老。烟尘的微粒黏着在皮肤上,产生异味并阻塞皮肤的毛孔。烟尘沉淀在头皮上,会使头发变脆。烟雾刺激眼睛,易引起结膜炎。尼古丁和焦油沉积于牙齿上,会使其变色。吸烟还可引起牙龈萎缩,并迅速影响呼吸机能,影响声音,使声音沙哑。

总之,吸烟对女性有百害而无一利,因此,敬告各位女性:珍爱自己和后代的健康,放弃吸烟吧。

随着社会的发展，现代女性吸烟的人数增多。对此，美国伯明翰大学女子医院妇产科副教授克拉默与同事对波士顿郊区年龄在45~54岁的10000名女性进行调查，在47岁前自然停经的344名女性中，发现吸烟的女性存在更年期提前的情况。更重要的是，吸烟的确对生殖功能有不利影响，包括乳癌、子宫颈癌等，吸烟女性的患病率高于不吸烟女性。美国医学界指出，吸烟不仅会使女性皮肤老化，还会使身体器官老化，如更年期提前等。

# 女性必知的六个健康常识

对每一个女性来说，健康是人生的第一要素，只有拥有健康的身体，才能创造属于女性的亮丽天空。以下是近年来全球科学家关于女性健康的最新研究成果。

### 1. 每天吃鸡蛋女性短命

在许多人的日常生活中，鸡蛋是不可或缺的食品。但日本专家十多年的研究发现，对于不少女性来说，每天吃鸡蛋却有损健康，甚至可能带来致命的隐患。由于蛋黄中胆固醇含量很高，对健康不利，每天吃一个以上鸡蛋的女性可能比每周吃一两个鸡蛋的女性短命。

### 2. 女性晚育更长寿

英国科学家的最新研究发现，年纪比较大才生育子女的女性，肌肉、骨骼或神经系统都将因此而获益。这些女性不仅更年期延后到来，罹患老年痴呆症的几率降低，而且较长寿。当然，也有不少医师认为，高龄产妇生产事实上存有不少风险。

### 3. 女性更容易头痛

2006年2月，英国医学家最新公布的一项研究成果显示，女性比男性更容易患上头痛病。

在过去的9年里，来自伦敦国王学院的一个研究小组对253例普通病例进行调查后发现，6.4%的病例为女性头痛，而男性头痛的病例为2.5%，这意味着女性患头痛病的几率约是男性的3倍。通常，头痛的原因包括精神压力、不正确的姿势、耀眼的阳光以及干酪和红酒等饮食。

### 4.吃太多奶制品可能诱发卵巢癌

2006年,《国际癌症杂志》刊登了瑞典一项最新研究。该研究认为,女性吃太多奶制品可能会诱发卵巢癌。研究人员发现女性罹患卵巢癌与全脂奶制品、低脂牛奶和乳糖高摄入量之间存在明显联系。他们认为,研究结果"在一定程度上"支持了过多摄入奶制品可诱发卵巢癌的观点。

### 5.怀孕期间每天运动30分钟

多数女性怀孕后因为害怕动了胎气,就不太爱活动。但欧美国家的最新研究显示,怀孕期间每天适当地运动30分钟可以帮助女性产后保持身材。另外,怀孕期间进行一定的锻炼还可以帮助女性避免一些疾病。

### 6.女性喝牛奶可能催生粉刺

不少年轻的女孩都为自己脸上长出的青春痘发愁,一项新研究发现,长粉刺的几率与每天喝牛奶的多少有关。

研究人员称,每天喝两杯以上脱脂牛奶的女性,面部长粉刺的几率要高出常人44%。如果不局限于脱脂牛奶,只要每天喝三杯以上,患粉刺的可能性就会提高22%。

**健康提醒**

时下,国内掀起喝牛奶热潮,"一杯牛奶强壮一个民族"的说法正深入人心。但是,由于男性与女性的生理状况对牛奶的吸收有所不同,也就有了"男奶女浆"的说法。

研究者发现,喝牛奶时间长的男性身材比较苗条,精力比较充沛,高血压患病率比较低。研究者由此得出结论:男性在进入中老年以后常饮牛奶利于健康。如果再加上平衡的膳食结构、适当的体力活动,肯定能减少脑血管病的发生。

喝牛奶对于女性也有好处,但好处不如男性那么明显。相反,研究者发现,女性常饮豆浆对身体健康有明显的作用。

豆浆中含有抗氧化剂、矿物质和维生素,还含有一种牛奶中没有的植物雌激素,此种物质可调节女性内分泌系统的功能,并抑制雌激素依赖性癌细胞和女性生殖系统其他癌细胞的生长繁殖。另外,它还能降低女性血液中的胆固醇含量,防止动脉硬化。女性如果每天喝500克豆浆,对内分泌系统有良好的调节作用,可以明显改善生理状态,避免乳腺癌、子宫癌的发生,并有延缓衰老和预防心脑血管病的作用。

# 女人，请穿好你的内衣

现在市场上流行着各种各样的内衣,尤其是内裤,打破了传统的设计模式,各种新款式层出不穷,性感的、妩媚的、可爱的内裤吸引了无数女人的眼球。但是,有的内裤看上去很漂亮,却并不一定有利于身体健康。

### 1. 三种内裤不宜穿

（1）太紧的内裤:如果经常穿太紧的内裤,就易与外阴、肛门、尿道口产生频繁的摩擦,使这一区域污垢中的病菌进入阴道或尿道,引起泌尿系统或生殖系统的感染。

（2）深色内裤:如果穿深色的或图案太花的内裤,病变的白带不能及时被发现,就可能延缓病情。

（3）化纤内裤:化纤内裤的通透性和吸湿性均较差,不利于会阴部的组织代谢。

### 2. 瘦身内衣危害多

瘦身内衣深受减肥女性的喜爱,但是,瘦身内衣虽然可以起到收缩赘肉的效果,同时也会给女性带来一系列危害。

（1）引发妇科疾病:一部分妇科病与穿瘦身衣有关,因为,紧身内裤会使阴部的分泌物聚积,在湿闷环境中无法散发,刺激外阴引起外阴炎。而且瘦身衣太紧,会使大腿部皮肤磨损引起皮炎及细菌繁殖,逆行感染又会诱发阴道炎、盆腔炎、尿道感染等。此外,穿瘦身衣还会直接影响血液循环系统,对于未生育过的女性,盆腔血液循环不好,会造成盆腔淤血和子宫发育不良等疾病,严重者会造成不孕。

（2）直接压迫内脏:由于瘦身内衣将腹部紧紧包裹,腹腔内的肾、脾、肝、胃、肠等器官受到压迫,使内脏及其神经系统长期处于紧张状态。这种状态会影响肠蠕动,使胃肠功能降低,消化系统减弱,从而造成便秘。

（3）有碍皮肤呼吸:由于瘦身内衣紧贴在身上,使皮肤不能正常地呼吸,尤其是在出汗后,汗液不能及时挥发造成毛孔阻塞,局部皮肤会出现红肿,引起毛囊炎,还易引发微循环障碍,使皮肤失去弹性,失去应有的润泽。

（4）产生缺氧反应：不合体的束胸会影响人的呼吸，束缚胸部不能充分扩张，肺组织也不能充分舒展，吸入空气量减少，从而妨碍人体全身的氧气供应，易产生脑缺氧，头部会发木。

（5）不利于乳房发育：穿瘦身衣直接影响血液循环系统，使乳房的血液循环不充分，压迫乳房，使乳房下部血液淤滞引起乳房肿胀、疼痛。尤其对青春期发育阶段的少女影响更大，会直接影响乳房发育。

因此，如果选择瘦身衣，一定要合体，透气性要好，且不要长时间穿在身上。如果感到不适，一定要尽快停用。

### 3.经期穿内衣有讲究

不少女性在月经期会选择穿紧身内衣，她们认为这样不但可以免除侧漏的尴尬，还能在一定程度上缓解腹痛，其实这样是不科学的，女性在经期最好选择稍宽松的内衣。

如果女性在月经期常穿紧身内衣，易使经血流出不畅，而且在脱穿时还会使盆腹腔压力突变，很容易造成经血逆流，最终出现经期腰疼、腹痛症状，甚至导致不孕症。

这是由于女性在月经期时，会有大量经血流出，如果此时会阴部的透气性不好，潮湿的环境可能会造成一些微生物的滋生，一些霉菌性阴道炎症就是这样产生的，如果治疗不及时，还可能上行感染到盆腔。而且，女性会阴部有大量毛囊腺分布，紧身内衣容易使汗腺分泌受阻，这在月经期尤为明显。如果清洁不够，细菌大量繁殖，就会出现毛囊腺炎症，少数还可能导致阴部疏松结缔组织炎、前庭大腺脓肿等疾病。

所以，千万别为了苗条而误了健康，穿内衣绝不可以马虎或者敷衍。

**健康提醒**

有些女人因天冷怕寒，冬天睡觉时总爱多穿些衣服，这样做很不利于健康。一般来说脱衣而眠，可很快消除疲劳，使身体的各个器官都得到很好的休息。由于人体皮肤能分泌和散发出一些化学物质，若和衣而眠，无疑会妨碍皮肤的正常"呼吸"和汗液的蒸发，衣服对肌肉的压迫和摩擦还会影响血液循环，造成体表热量减少，即使盖上较厚的被子，也会感到冷。因此，在寒冷的冬天也不宜穿厚衣服睡觉，以保证身体的舒适、健康。

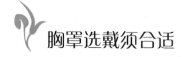

# 胸罩选戴须合适

现代女性从十几岁便开始戴上胸罩,但是,很多女性只是认为戴胸罩是为了体现妇女特有的体形美,对于如何科学佩戴胸罩,还没有真正的理解。从保健的角度讲,戴合适的胸罩具有衬托身材、保护乳房、防止乳房下垂的生理功效。但是,选戴不合适的胸罩,情况轻者,产生不适感;情况严重者,会造成乳罩综合征。

我国各地医院门诊的临床病历研究报告称,近年来一些妇女常感到肩胸背不适、酸痛、上肢麻木,头部转动时还带有一些针刺感。此外,还会伴有头晕、恶心、胸闷等症状。医生检查时,在肩背部肌肉处有压痛感。如果做 X 线颈椎摄片,可发现有颈椎轻度骨质增生,常被诊断为"颈椎病"。但是,在临床上颈椎病是一种老年退行性疾病,而这些妇女往往年纪较轻。经过长时间研究分析发现,主要原因与女性胸罩佩戴不当有关,比如胸罩过小、带子过窄等。在临床医学上,将这些病症统称为胸罩综合征。因此,为了健康,女性在日常生活中戴胸罩谨防胸罩综合征。

这是因为:一方面,长期使用窄带子式的胸罩,或胸罩尺寸过小、过紧,会压迫胸部,影响呼吸,压迫乳房,使乳腺血流不畅,时间长了可引起臂部肌肉紧张以致劳损,从而造成背部肌肉不适、酸痛;另一方面,胸罩过紧还会压迫颈部肌肉、血管、神经,累及颈椎,造成颈椎劳损、骨质增生,进而还会影响椎神经、椎动脉,使人产生上肢麻木、颈部及上肢酸痛、头晕、恶心、胸闷等不适症状。相反,如果胸罩太松太大,则起不到支撑乳房的作用,使乳房下垂。只有佩戴合适的胸罩,既不过紧也不过松,才有利于乳房的发育,防止乳房疾病。此外,还要经常活动上肢,移动吊带在肩部的佩戴位置,睡觉时不要佩戴胸罩,在家不出门或不迎客时可以考虑少佩戴胸罩,以解除其对胸部的束缚,这样才有利于身体健康。

健美的乳房是展示女性魅力与身体健康的重要标志。根据自己的胸型来选择适合自己的胸罩,适合的文胸既可以很好地防止乳房下垂,也可以保持乳房不变形,让自己的胸部变得更加丰满、挺拔。那么,怎样选择合适的乳罩呢? 以下向各位姐妹简单介绍一下。

### 1. 乳房平坦扩散

这种胸型的女性可以选择带内衬 1/2 或 3/4 罩杯型的文胸,也可以选择钢圈型文胸,可以收紧两肋,从而使自己的胸部看起来比较挺拔。

### 2. 乳房娇小集中

此种胸型的女性可以选择全罩杯无缝线设计的文胸,可以弥补胸部高度的不足;也可以选择 3/4 罩杯加衬文胸,向内集中,可以呈现出性感的乳沟,使胸部显得高挺。

### 3. 乳房高耸娇小

这种胸型需要扩充,也即需要罩杯内加衬垫钢圈型文胸,可以提高挤压功能,呈现美丽的乳沟曲线,也可让胸部看起来丰满一些。

### 4. 扩散

扩散的胸型需要通过适合的文胸来改善外观的不足,可以选择有钢圈及肋边加软条的文胸,或松紧伸缩布料的文胸,都可以加强双乳的集中效果,看起来丰满、圆润一些。

### 5. 丰满扩散

这种胸型也需要恰当的文胸加以纠正,否则看起来会像是一大堆赘肉,最好别戴角接型文胸,可以选用包容性较佳的全松紧,面料为棉质的全罩杯文胸,最好为前扣式,这样将扩散的胸部包围起来,不至于影响身体曲线。

### 6. 丰满集中

这种胸型应选择罩杯大而深,且不紧勒而又能完全包容整个胸部的罩杯,伸缩性优秀的无钢圈全罩杯文胸,既能呈现若隐若现的效果,也使胸部更加丰满。

### 7. 丰满下垂

丰满下垂的乳房需要承托,抬高,因此避免用 1/2、3/4 罩杯,最好选用包容性强,有适度硬度的钢圈型文胸。也可选择罩杯下部有胸挡线设计的,起向上支撑效果;两侧的肩带要选宽一些的以便更好地支撑乳房。

### 8. 乳房高耸丰满

这种胸型最为理想,可以选用无钢圈全伸缩款式文胸,把乳房周围的肌肉集中在罩杯里,使乳房外观更好看。

总之,合适的胸罩,应以穿戴舒服、不过松或过紧、罩杯遮盖整个乳房、保持乳房血液循环通畅为标准。

**健康提醒**

研究表明，每天戴乳罩的时间最好不要超过12小时。否则，乳腺癌诱发率为75%；而戴乳罩不超过12小时的女性，乳腺癌诱发率仅为0.5%。

长时间戴乳罩容易诱发乳腺癌，其原因在于：乳罩压迫胸部，往往会造成淋巴液流通不畅。由于淋巴系统可以辅助人体的血液循环系统，排出人体代谢产生的有毒物质。当胸部的淋巴液循环受阻后，使这些有毒物质蓄积，从而容易诱发乳腺癌。

年轻的女性，特别是那些平常连睡觉都不将乳罩取下来的女性，一定要牢牢记住12小时这个极限。平常只要不是在公众场合，就应尽量使胸部放松，以保证淋巴液的正常流通。

# 谁破坏了你的睡眠？

现代女性由于生活节奏加快，往往忙于交际应酬，忽视了睡眠健康和细节，往往对睡眠犯了错，自己还不知道。以下这些错，你犯过吗？

**1. 带妆睡觉**

带着残妆睡觉，会堵塞肌肤毛孔，造成汗液分泌障碍，妨碍细胞呼吸。经常如此还会诱发粉刺，损伤皮肤，使皮肤衰老速度加快。

**2. 戴乳罩睡觉**

乳罩对乳房是起保护作用的，但晚上戴乳罩入睡则会招致疾病，特别是诱发乳腺癌。有研究发现，每天戴乳罩超过 12 小时的女性，患乳腺癌的危险比短时间戴乳罩或不戴乳罩者高 20 倍以上。对此，专家的解释是，这是乳房长久受压，淋巴回流受阻，有害物滞留乳房的结果，应该引起女性们的高度重视。

**3. 戴饰物睡觉**

一些女子在睡觉时没有摘卸饰物的习惯，其实这很危险的。其一，一些饰品是金属的，长期对皮肤磨损，不知不觉中会引起中毒反应；其二，一些有夜光作用的饰品会产生放射性辐射，量虽微弱但长时间的积累可导致不良后果；其三，戴饰物入眠不利于新陈代谢，这也是戴饰品的局部皮肤容易老化的原因。

**4. 担心睡不好**

其实睡眠是正常的生理需求，越担心只会越睡不着。

### 5. 蒙头睡觉

有些人爱蒙头睡觉，尤其是在冬天。如果把头蒙在被窝里，几乎不能与被窝外的空气交换，随着呼吸，被窝里空气中的氧气越来越少，二氧化碳却越积越多，再加上被窝里还有其他污浊的气体，会影响呼吸的正常进行。平时空气中含氧21%，含二氧化碳0.04%。如果吸入的空气中二氧化碳的浓度达到2%时，就会出现无力、头昏、头重、头痛、胸闷等不适。

### 6. 床头摆放的位置不对

睡眠质量好不好，床头摆放的位置很重要。以下是床头摆放的禁忌。

（1）床头不应放在窗下：主要因为床头在窗下，人睡眠时有不安全感。如果遇大风、雷雨天，这种不安全感更是强烈。再说，窗子是通风的地方，人们在睡眠时稍有不慎就会感冒。

（2）床头不宜设在通风处：客厅里的人一眼就能看见卧室的床，会使卧室缺乏宁静感，影响睡眠。另外，人们在客厅里穿着睡衣来回走动，看上去也不雅观。

（3）不宜正对梳妆镜子：这主要是因夜晚人起来时，特别是睡眠中的人朦胧醒来时或噩梦惊醒时，在光线较暗的地方，会在猛一抬眼的刹那间看到镜中的自己或他人活动，容易受到惊吓。

（4）床忌高低不平：现代人多使用弹簧垫，如果床垫质量不好，弹簧发生变形，就会影响健康。所以床垫的选择也十分重要，睡变形的床垫会使人的脊柱弯曲，睡久了就会影响血液循环，使人疲劳，容易生病。

（5）床下不宜堆放杂物：床下往往是不太透气的阴暗处，放上杂物，容易受潮发霉或滋生细菌，另外平时也难清理，造成卫生死角，感觉上很不舒服。

**健康提醒**

有不少职业女性白天紧张地工作了一天之后，善于晚上躺在床上回想当天所做的工作和作出明天的工作打算，尤其是从事领导工作和经营管理人员有这种习惯的更多。已作好了睡觉准备以后再动脑考虑问题，这是一种不良的习惯，往往会因为考虑问题使大脑过度兴奋而引起失眠。倘若真的因此而影响了正常的睡眠，就应改变一下上床后继续动脑筋考虑问题的习惯，在上床睡觉以前就把当天的工作总结好，并作好翌日的工作计划，或者在上床前先把明天要做的事记在本子上或记事牌上，然后坦然地上床睡觉。这样做就不会因上床后动脑筋思虑引起大脑皮层过度兴奋而影响睡眠了。

# 别犯！清晨起床四禁忌

寒冷的冬季,睡懒觉是最舒服的事了。总是想再多睡会儿,起床后宁愿把时间花费在化妆上也不愿分一分钟到吃早餐上。你也是这样的吗？专家提醒,这些习惯都会影响身体健康,都是不可取的。女性清晨起来有"四忌",姐妹们要警惕。

## 1.忌恋床不起

诚然,充足的睡眠可解除疲劳、恢复精力。但有的人错误地认为,多睡有益健康,尤其是有利于青少年生长发育,所以有的人早上一有机会就赖在床上不起来,使睡眠时间大大超过需要。这是一种不良习惯,长此以往,会有损身体健康。

清晨卧室内空气比较混浊,有关测定表明,空气中含有大量细菌、二氧化碳气体以及灰尘等,容易损害呼吸系统,诱发感冒、咽喉炎,还可以引起咳嗽、头昏脑涨等,时间长了,还损害记忆力和听力。而且经过一个晚上,腹中空空,已出现明显的饥饿感,这时如恋床不起,势必打乱肠胃活动规律,时间一长,胃肠黏膜将遭到损害,容易诱发胃炎、胃溃疡及消化不良等疾病。所以,必须注意睡眠时间的合理性,保持良好的生活习惯。

## 2.忌不吃早餐

据营养专家分析,早餐是一日中最重要的一餐。身体在经过睡眠的休息后已作好充分准备迎接一天的工作、学习,这时实在需要摄取丰富的营养,来应付整日的消耗。如果不吃早餐将会带来什么危害呢？

第一,不吃早餐会造成低血糖,使人精神不振。经过一夜的睡眠,人体内的营养已消耗殆尽,此时血糖浓度处于偏低状态,如不吃早餐,就会使血糖浓度继续下降,出现面色苍白、四肢无力、精神不振的现象,有时甚至出现低血糖休克。

第二,会严重影响记忆力。据专家解释,大脑的能量来源于葡萄糖,这种糖只能聚集在肝脏和肾脏中,而且只能贮存8小时。早晨如不进餐,会使大脑出现因能量不足而引起的记忆力衰退。

第三,不吃早餐易患胃炎、溃疡病等慢性疾病。

第四,诱发胆结石。人在早晨空腹时,体内胆汁中胆固醇的饱和度较高,吃早餐有利于胆囊中胆汁的排出;反之,容易使胆汁中的胆固醇析出而产生结石。英国学者对患胆结石的妇女的调查,发现患胆结石者与长期不食早餐有关。

所以不仅要吃早餐,而且还要高度重视早餐的质量。有人认为,"早餐是金,午餐是银,晚餐是铜"。每天坚持用早餐,则是延年益寿的要素之一。

### 3.忌晨练太早

现代都市汽车尾气排泄多,再加上人与植物呼出的二氧化碳沉积在城市地表,黎明前还没有完全散发,城市地表空气是一日中较差的时段。所以,过早锻炼于健康无益。

早晨最佳锻炼时间是日出后,大地复苏,植物光合作用开始,地表污气随着日光加温,开始散发,空气新鲜,有益身心健康。

### 4.忌起床后立即叠被

很多女性认为起床后叠被子是件天经地义的事情,因此起床后第一件事便是把被子叠好,再去做洗脸刷牙等其他事情。其实,这是种不符合卫生要求的习惯。

人在睡眠中,人体的皮肤会排出大量的水蒸气,被子会不同程度地受潮。人的呼吸作用与分布全身的毛孔,也会排出多种气体和汗液。起床后,如果立即把被叠好,被子中吸收或吸附的水分和气体,便无法散发,这样很容易使被子成为一个污染源,对人的身体健康有害。

研究结果显示,不叠被能够抑制尘螨的生长,从而减少人们患上哮喘和其他过敏症的几率;不叠被也利于驱走臭虫,减少它传播疾病的机会。

据统计,每张床上平均生长有约150万只尘螨,它们长不过一毫米,以人体皮肤碎屑为食。人们在晚间睡眠中很容易吸入它们产生的过敏原,并因此患上哮喘和过敏症。螨虫通过体表的微型腺体从外界空气中吸收水分。睡过的被子里有着温暖而湿润的环境,最适合螨虫生长;一旦湿气减少,它们就无法存活。

正确的方法是:起床后先将被子翻个面平摊在床上,打开门窗通气,以利被子中的水分和气体自然排出,然后先去洗脸刷牙做其他事情,过10分到20分钟后再来将被子叠好。另外平时注意常在阳光下晒晒被子,并适时拆洗,这才符合卫生要求。

**健康提醒**

早晨睡醒后，往往很多女性朋友会感觉到尿急，就急着想上厕所，而且您的动作越是紧迫，尿意也会越急，这个时候您可要小心了，特别是对老年女性！

（1）膀胱尿液一下子排完了，就会很容易出现头晕，还有可能出现晕倒的可能。

（2）人由躺着或坐着的状态一下子就立起身时，脑部的血压会突然下降，就会造成脑的缺血，进而加大晕倒的可能性。而老年人的心脏提供血的能力又不好，一旦倒下，就会很容易引起脑部血管的破裂，生命就会有危险。

因此起床时，动作要缓慢些，等意识清醒后再起身，那时您就可以放心地去做该做的事了。

# 女人，请不要"太干净"

爱清洁，本是一种良好的品格，因此名人们有"清洁仅次于圣洁"之说。但是，爱清洁爱得太过分，就是一种心理疾患了。心理医生们将爱清洁爱得太过分称之为"洁癖"，女人中患洁癖的尤其多见。

之所以产生洁癖，首先，洁癖可能是由生活经历，即出身和家庭环境而产生的癖，有些洁癖者的父母特别是母亲，往往就是一个洁癖者，他们对子女的洁净有一种超乎寻常的要求。

其次，洁癖可能反映了一种自卑心理。有些洁癖者由于某种原因感到很自卑，因而他们很担心自己因不整洁而被人看不起。

最后，洁癖可能是一种代偿行为。所谓代偿行为，就是人在某种心理欲望得不到满足时，通过它来获得替代满足的一种方式。有一点宽容心态，这样才能保证自己心态与生活的稳定与正常。

中国历史上最著名的洁癖之士要首推明初大画家倪云林。他爱洁成癖，连自己的文房四宝——笔、墨、纸、砚都有两个佣人专门负责经营，随时擦洗。院里的梧桐树，也要命人每日早晚挑水揩洗干净。一日，他的一个好朋友来访，夜宿家中。因怕朋友不干净，一夜之间，竟起来视察三四次。忽听朋友咳嗽一声，于是担心得一宿未眠。及至天亮，便命佣人寻找朋友吐的痰在哪里。佣人找遍每个角落也没见痰的痕迹，又怕挨骂，只好找了一片看上去脏脏的树叶递到他面前，说就在这里。他斜睨了一眼，便厌恶地闭上眼睛，捂住鼻子，叫佣人送到三里外丢掉。

此君堪称洁癖之登峰造极者。洁癖的做法好像是很卫生，但却感受不到幸福，只感到紧张和痛苦，觉得活得特别累，没有时间去享受生活。其实过分的洁癖会导致人的免疫功能的减退，影响健康。人适度地接触病菌，反而会产生抵抗力。假如，有两个人去一个有病菌的场所，一个是洁癖，特别爱干净，一个是正常人，谁更容易感染病菌？是"洁癖"。因为后者身上的一些病菌使他体内产生抗体，会和外来病菌进行战斗，而"洁癖"没有任何防备，病菌可以长驱直入。进入成年以后，接触的社会面很广，如果还把自己搞得过分干净，反而容易生病。

洁癖导致的还不只是健康方面的问题。有一对夫妇结婚三年不孕，去医院检查，一切正常。不孕的原因竟是因为妻子一直固执地认为性是污秽的，把洁癖带到了性生活中了。

以上还只是一些显性的洁癖，还有更多隐性的洁癖，即心理性洁癖。如中国男人根深蒂固的"处女情结"，就是一种自私而霸道的贞操洁癖。唯美主义的爱情也是一种洁癖，容不得一丝一毫的杂质。殊不知，纯而又纯的爱情恰是最没有免疫力、是短命的。

社会关系中也存在洁癖。如某些所谓出身名门的贵族瞧不起普通平民；城里人看不起乡下人；某些大城市的人看不起外地人；白人看不起黑人；基督徒看不起异教徒……以为自己很高贵，其实是非常浅薄而可笑的。

那些从小到大在父母过分的呵护下长大的孩子，以及那些在人际交往中自命清高的人，对社会的免疫能力是最差的。

洁癖所带来的危害超过益处。细菌是人类生活环境的必要组成部分，日常接触到的众多细菌对我们的生活与健康是有益的。如果不加选择地灭菌，就可能给那些抵抗力、适应性、侵袭力强的有害病菌开绿灯，破坏人体内及自然环境的微生物平衡，以致有害的超级细菌大量生存和繁殖。在心理咨询门诊，就有许多有洁癖的人同时还易患口腔溃疡、腹泻、感冒、咽炎等疾病。

性洁癖是一种异常性心理导致的异常性行为，是一种性心理障碍，其具体表现是多种多样的，多发生于女性。概括起来，性洁癖主要包括三个方面：肉体洁癖、行为洁癖和精神洁癖。性洁癖既不符合科学，又不利于男女之间的理解与沟通。一般说来，精神洁癖最容易使人在恋爱中误解或错怪恋爱对象；肉体和行为洁癖则最容易造成配偶的性欲低下和极度被动。性洁癖会严重影响性生活的质量，也可能因此而使夫妻感情失去和谐或破裂。有的人即使对其性伴侣的性洁癖能容忍与迁就，久而久之往往会出现压抑等心理。更为严重的是，女性性洁癖者在性生活后立即起床去里外大清洗，会使精子因失去了与卵子结合的机会而不孕。

# 你会正确使用卫生巾吗？

卫生巾是女人生活的必需品，一用就是几十年。有人统计，一个女人一生中大约需要 1.5 万个卫生巾，由此可见，卫生巾对于女人的重要程度。然而，任何用具的使用都应讲究一定的方式方法，才能达到最有利于使用者的要求，卫生巾的使用同样如此，只有正确使用才能达到健康舒服的效果。那么，生活中你会不会正确使用卫生巾呢？

## 1. 不要长期将卫生巾放在卫生间里

一般卫生巾为纤维材料，受潮后材料变质，细菌易侵入繁殖，而多数卫生间终日不见阳光，又多潮湿，很容易繁衍霉菌，污染卫生巾。因此，拆包后的卫生巾应放在干燥、洁净的环境里，受潮后不应再使用。

## 2. 注意卫生巾的有效期

卫生巾的卫生要求非常严格，离生产日期越近质量越有保证。卫生巾是使用高温消毒的方法达到无菌的，一次性消毒灭菌的有效期毕竟有限，超过期限也就没有无菌的保障了，如果卫生巾贮藏过久，即使不拆封也会变质、污染。

## 3. 最好两小时换一次卫生巾

经血中含有丰富的营养物质，易成为细菌大肆滋生的"培养基"，所以，卫生巾一定要勤更换。而一些女性认为，只要使用了吸收力强、保护功能好的卫生巾，即使长时间使用同一片卫生巾也没有关系；还有的女性认为，在经血量少的时候，无需勤快地更换。如果你存在这样的想法，应立即改变。

### 4.慎用药物卫生巾

正规厂家生产的药物卫生巾，原材料是经过专门的安全检测的，而且已使用多年。如果发生了过敏，通常是由于我们的体质问题所致。而阻止过敏的唯一办法就是回避过敏原，所以一旦感觉刺激、痒，马上停用这种卫生巾，最好还能找出引起过敏的成分。平时属过敏体质的女性要慎用或不用药物卫生巾。

### 5.慎用香味卫生巾

常见的容易引起皮肤过敏的卫生巾中含有香精或者相同的成分，因此，还是少用为妙。

### 6.尽量少用网面卫生巾

皮肤敏感的女性最好少用干爽网面卫生巾，要多用棉质网面卫生巾。虽然干爽网面吸收快，但棉质网更柔软舒服，对皮肤的刺激小。尤其是在夏天，由于炎热出汗，湿气在局部聚集，更容易发生过敏。

娇嫩的皮肤需要一个非常透气的环境，如果封闭得太严实，湿气聚集，就容易滋生病菌，造成各种健康问题。

### 7.与卫生护垫保持距离

在月经前后两天，旅行、出差时会出现洗浴不便的情况，卫生护垫不失为一种方便、实用、清洁的选择，但卫生护垫不宜经常使用。因为，阴部的皮肤很敏感，这种皮肤的理想环境是不可以太干燥，也不可以太湿润。如果必须要使用卫生护垫的话，应选择透气性好的产品。

**健康提醒**

小巧的卫生护垫使用方便，很受女性的青睐，但是如果天天使用，也会引起疾病。因为健康女性阴道具有自净作用，而长期使用卫生护垫会使局部湿度和温度都大大增加，尤其是在潮热的气候中更加明显。这样不仅给细菌和真菌的生长创造了适宜的条件，而且破坏了阴道的酸碱度，降低了局部的保护屏障作用，会造成阴道炎。加之卫生护垫的摩擦易引起局部皮肤或毛囊的损伤，发生外阴毛囊炎等疾病。

# 女人洗澡千万要注意这些

洗澡不仅可以清洁皮肤、促进血液循环、新陈代谢,还有利于消除乳酸等导致疲劳的废物,还能改善睡眠。可以说洗澡属于一种文明习惯。但是,洗澡也有一些讲究。

## 1. 女性洗澡注意事项

(1)洗澡水的温度:洗澡水的温度应与体温接近为宜,即 35~37℃,若水温过高,会使全身表皮血管扩张,心脑血流量减少,发生缺氧。孕妇洗澡时的水温更要注意不要太高,以防胎儿缺氧,影响胎儿发育。

(2)洗澡的时间:无论春夏秋冬,洗澡时间均不宜过长,每次洗澡时间以 20 分钟左右为宜,以防心脑缺氧、缺血。

(3)不宜洗澡的情况:①饱餐后和饥饿时不应洗澡。饱餐后洗澡,全身表皮血管被热水刺激扩张,较多的血液流向体表,腹腔血液供应相对减少,会影响消化吸收,引起低血糖,甚至虚脱、昏倒。②发烧时不应洗澡。当人的体温上升到 38℃时,身体的热量消耗可增加 20%,身体比较虚弱。此时洗澡,容易发生意外。③酒后不应洗澡。酒精会抑制肝脏活动,阻碍体内葡萄糖的恢复。而洗澡时,人体内的葡萄糖消耗增多,会使血糖得不到及时补充,容易头晕、眼花、全身无力,严重时还可能发生低血糖昏迷。④运动后不应立即洗澡。无论是体力劳动还是脑力劳动后,均应休息片刻再洗澡,否则容易引起心脏、脑部供血不足,甚至发生晕厥。⑤血压过低时不宜洗澡。因为洗澡时水温较高,可使人的血管扩张,低血压的人容易出现脑供血不足,发生虚脱。

## 2. 敏感部位的清洁方法

女人的皮肤比较细嫩,洗澡时,有些敏感部位要采用正确的清洁方法。

(1)颈部:颈部、耳后是污垢容易堆积的部位,要注意颈部容易生长小的丝状疣,一旦搓破,会引起感染,洗澡时,应用手指指腹轻轻地向上来回搓揉。

(2)腋下:由于人体的腋下汗腺丰富,洗澡时不可用热水刺激,也不宜用澡巾大力搓。可抬起胳膊用温水冲洗,因腋下皮肤组织较松弛,可以把沐浴液揉出丰富泡沫后清洗,再以指腹按揉,促进血液循环。

(3)乳头:女人要懂得呵护自己的乳头,经常用温水清洗乳头,但不可用力牵拉、搓揉乳房及乳头,应以一手往上轻托乳房,另一手指腹顺时针方向轻揉。

（4）会阴:会阴部位的清洁十分重要,应每天都用清水冲洗,及时去除排泄物、分泌物,也可用性质柔和的洗护用品清洗。在洗浴时应分开大小阴唇,由前往后清洗分泌物。

（5）腹股沟:淋浴时应该用温水冲洗腹股沟,并用两个手指指腹从上向下抚摩轻搓腹股沟。肥胖者则要拨开褶皱仔细搓洗。这些部位比较脆弱,最好不要用搓澡巾搓洗,可用柔软的浴绵代替。

### 健康提醒

洗冷水澡时因水温过低,人体会感到寒冷,产生一系列应激反应,如心跳加快、血压升高、肌肉收缩、神经紧张等,不但不能消除疲劳,还易引起感冒,应尽量避免。女性因其特殊的生理原因,特别是在经期、哺乳期、怀孕期间的女性朋友,遇到冷水的刺激会引起女性内分泌失调,闭经,腹痛,而且许多细菌也会进入阴道引发阴道炎等妇科疾病,严重的对女性以后怀孕、生理健康都有一定的影响。但是,可以长期坚持用冷水洗脸,促进血液循环,起到预防感冒、鼻炎的作用,还可使皮肤变得更有光泽更有弹性。

# 清洁私处有方法

妇女的外阴上皮细胞中存在糖元,正常生理情况下,寄生有乳酸杆菌。糖元在乳酸杆菌作用下,可产生乳酸,乳酸使阴部呈现弱酸性环境。乳酸杆菌可以起到防御病原微生物入侵的作用,成为一道抵御细菌的天然屏障。阴道有"自洁"作用,可在一定程度上保护妇女的生殖系统。如没有用药指征,而自行用消毒剂冲洗阴道,就有可能破坏阴道的防御功能。

女性"特殊地带"的清洁有它的特殊性,一般来说,女性清洁私处,应注意以下几点。

### 1. 使用恰当的洁阴用品

肥皂、香皂为碱性,对皮肤有刺激性,去皮脂后,皮肤容易干燥,会引起皮肤刺痒。有的女性喜欢用沐浴露清洁私处,认为沐浴露的清洗作用温和。其实,沐浴露是化学制剂,刺激皮肤黏膜后,容易引起过敏性或接触性皮炎。还有些女性经常使用中药制剂清洗阴部,认为中药最安全,但中药制剂也应该在医生的指导下使用。

### 2. 不要随便使用妇科洗液

妇科洗液并不是适合每一位女性,私处健康的女性,一般不可随便使用妇科洗液。如果将妇科洗液用于日常护理,强杀菌成分会将阴道内的有益菌和有害菌一同杀灭,弱酸环境就会发生变化,从而破坏了私处的自洁功能,伤害私处的娇嫩肌肤,使私处出现干燥瘙痒等不适感觉。

### 3. 洁阴方法要适当

有的女性习惯性地将洁阴范围扩大到阴道,经常用药液冲洗阴道,认为这样做可以减少白带,预防感染。其实,白带是女性的正常生理现象,是阴道渗出液、子宫颈和子宫体内膜腺体分泌物的混合液。如果经常冲洗阴道,必然会改变阴道的酸性环境,破坏阴道的自净作用,扰乱正常菌群的相互制约。还有的女性用小毛巾或纱布裹住手指伸进阴道,擦洗阴道内壁,认为这样洁阴更彻底。实际上,擦洗阴道会损伤局部黏膜组织,使正常菌群入侵阴道黏膜成为致病菌,引起炎症,甚至为外界病原体进入阴道打开方便之门。

### 4. 避免过分卫生

过分清洗阴道,不仅会导致阴道干燥,还会破坏阴道内的"天然环境"。尤其是患有阴道炎、宫颈炎、附件炎等的女性,如果整日反复冲洗阴部,会造成阴道环境失调,加速细菌的扩散与传播,从而使病情恶化,容易引起其他疾病。

### 5. 备好专用清洗用品

清洗盆在使用前要洗净,毛巾使用后晒干或在通风处晾干,因毛巾日久不见阳光,容易滋生细菌和真菌。洗澡时,私处要与足部分开洗。清洗私处时,用专用的毛巾清洗,千万不要同擦脚布混用。

### 6. 并非清水最安心

清水根本不能彻底清洁私处特有污垢。清水没有去污成分,不能彻底清除私处特有污垢,这些残留的污垢会成为有害菌寄生、繁殖的温床,一旦身体不舒服、免疫力下降,有害菌便会大量繁殖,极易造成私处不适及疾病。越来越差的水质,使得清水也不清了。

### 7. 注意水温

女性私处最为敏感,不可用凉水清洗,以免受到不良刺激。每天晚上,要轻轻用温水清洗外阴部。

### 8.大便之后也要清洁

大便后养成用手纸由前向后揩拭干净,并用温水清洗或冲洗肛门的习惯。若不揩净,肛门口留有粪渍,污染了内裤,粪渍内含有的肠道细菌会趁机拐入阴道,引起炎症。所以,每天至少洁阴两次,一次是晚上的常规清洗,一次是大便之后。

**健康提醒**

　　女性绝经后,体内性激素水平显著降低,引起阴道内pH值上升,阴道黏膜萎缩变薄,皱襞消失,出现阴道内的弹性组织减少,使阴道口豁开,阴道壁膨出,这些都会使阴道黏膜对病原体的抵抗力减弱,容易造成细菌感染,引起阴道炎症。

　　对于已经患有老年性阴道炎的患者来说,不要因外阴瘙痒即用热水烫洗外阴。虽然这样做能暂时缓解外阴瘙痒,但会使外阴皮肤更加干燥粗糙,反而使瘙痒症状更明显。科学的保健方法是,最好使用温水清洗阴道。

# 女人,小心厨房里的毒

厨房,是一个生产美味佳肴的地方,但它也是一个有害物质的生产“基地”。而最深受其害的是要在里面经常忙碌的女主人。

### 1.烹调时产生的油烟

烹调时产生的油烟,含多种有害物质,它会刺激呼吸道,引起呛咳、咽痒发痛,还可刺激眼结膜、鼻黏膜,引起流泪、流涕、喷嚏,并影响消化道系统与神经系统,引起食欲减退、困顿、精神萎靡。

很多女性朋友在炒菜时习惯把油温烧得很高,认为这样炒出来的菜才会味鲜而有香气。其实烧菜时油温过高对健康的危害更大:烧菜时油温过高,油脂中的甘油成分会迅速热解失水生成“丙烯醛”,这种物质使人感到喉干眼涩产生“醉意”,而且还会导致人体内脂肪代谢失常,致使大量的脂肪堆积在皮下组织中;当油温超过200℃时,还会聚生成黑色沉淀物,这种黑色沉淀物被证实有一定的致癌性,近年来,医学家通过对中国女性肺癌发病率高的原因研究后得出了初步的结论,认为中国女性特殊的烹饪习惯,如长年累月用大火炒菜,是引起肺癌的一个重要原因。此外,油温过高使油脂分解成的有害物还会令人渐渐发福,日后易患心血管病。

### 2. 燃料燃烧时产生的有害气体

各种燃料燃烧时,可产生二氧化硫、氢氧化物、一氧化碳等多种对人体有害的气体。在不通风的情况下,厨房里的一氧化碳的日平均浓度值为国家卫生标准的14倍。煤气、煤油、液化气、煤球等在燃烧时都可产生有害气体。

煤球与煤燃烧时产生的污染最严重,可产生二氧化硫、二氧化氮及粉尘。液化气还容易发生泄漏,使用液化气的厨房里,仅二氧化氮浓度就比室外高5倍。二氧化氮是一种对呼吸道有害的气体,可以降低免疫功能,增加呼吸感染机会。

### 3. 氡对人体的辐射

氡从土壤、水进到厨房里,也与天然气一同进来。氡对人体的辐射伤害,占人一生中所受到的全部辐射伤害的75%。专家认为,氡是引起肺癌的第二大因素,仅次于抽烟。

### 4. 过高的湿度

厨房里几乎什么时候都湿度偏高:水烧开了,水龙头的水溅出来以及煤气灶的燃烧……空气最理想的湿度应该在40%~60%之间,多余的水分会使人疲倦、犯困。过多的水分加上偏高的温度,是滋生微生物的理想场所。所以,偏高的湿度往往是上呼吸道疾病的诱因。

此外,在对食品进行热处理过程中分离出来的如乙醛、甲醛、丙烯酰胺、胺和多环芳香等各种化学物质,大多都不易挥发,而是沉淀在炉灶四周,其大部分负面影响都让在灶前煎炒烹炸的家庭主妇们摊上了。厨房里的空气从地板到天花板的温度递升率还特别大。如果说一个人的脑袋比较暖和,可两腿冰凉,热平衡就会遭到破坏,势必会导致新陈代谢机能失调,从而对人的健康造成不利影响。

那么,女性朋友们应该采取什么措施来预防这些有害物质的侵害呢?

(1)炒菜时油温不要太高。女性朋友们在炒菜时不要把油锅烧得太热,应将油熬到开始冒烟时的一刹那就迅速将菜肴倒入锅中,这样便可避免油烟对人体的过大侵害。油温辨别:当油温达到三四成热时,油面就会产生很小的波动,不会出现油烟;达到五六成热时,油面波动频繁,开始有少量油烟出现;当油温到达七八成热时,就会出现油烟大量上升的情况;油温到达九成热时油烟开始密集上升。

（2）厨房要有良好的通风换气措施，如在炉灶上安装抽油烟机和排风扇，经常开窗通风换气，以便将炒菜时产生的油烟及时排走。

（3）少烧煤，或不烧煤，代之以电或煤气。如果一时办不到，可以烧含硫量低的煤。

（4）要选购合乎卫生的烹调油、精炼油，不要使用含杂质的劣质油。

（5）厨房内可养一些能吸收有害气体的绿色植物，如月季、石竹等。

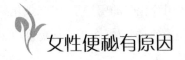

# 女性便秘有原因

便秘会导致毒素在体内堆积，造成皮肤暗淡无光、引发痤疮粉刺、产生色斑，还会形成小肚子，是损害女性健康美丽的元凶之一。造成便秘的原因主要有6个方面。

### 1. 该排便的时候不排，总是忍着

早饭后过了30多分钟，隐隐约约感到有了便意，本来想坐在马桶上从容大便的，可是看看表，快迟到了。是拉还是不拉呢？正在犹豫的时候，脑海中已经浮现出一张生气的面孔，谁的？当然是上司的。最后只得放弃大便，匆忙奔向单位。有过这样经历的职场人应该不在少数吧。还有，坐地铁或者开车的途中，感到有了便意，可是没办法呀，只能忍着。心里想着等到了单位马上就去洗手间，可是一到单位，又要开例会，又要小组讨论，三下五除二，一上午就这么忙忙叨叨地过去了。最终，便意就在这样的忙碌中，一次又一次地被错过。

应对策略：经常这样忍着不便，最终酿成了便秘。在一次又一次地放弃中，大肠对发出的便意信号反应越来越迟钝，渐渐地，就没了便意了。严重的甚至没有排便欲望了。所以说，如果感到便意，就要立刻去解决。

### 2. 总是拿着书或报纸如厕

总有这样的一些人，去厕所的时候肯定要拿本书或报纸。这其实是个非常不好的习惯。大便的时候，坐在马桶上，看着书、报纸，似乎很享受，不过，很多人可能不知道，10分钟以后，如果您还坐在马桶上，就会给肛门造成不必要的压迫，肛门的健康就是这样悄悄被破坏的。

应对策略：排便时间最好在3分钟以内，从坐到马桶上，到排泄完毕。超过

这个时间,如果用力,就很容易患上痔疮。所以说,我们一定要抛弃这样的想法:既然坐在马桶上了,就一定要排泄,而且要排得彻底。不,不,不,我们应该这样,超过一定时间,就果断地站起来,离开马桶。哪怕是过后有残便感,还要去洗手间,也不要在马桶上坐得太久。

### 3.经常穿束腰腰带或塑身衣

在日本的奈良女子大学,一位教授做过这样一个研究调查,对象是穿束腰腰带的女学生和不穿束腰腰带的女学生,让她们吃同样的食物,同样的量,然后观察其排便量,研究结果表明,穿束腰腰带戴胸罩的女生的排便量比不穿戴此类衣物的女生少很多。这位教授指出,原因在于紧身衣钝化了副交感神经。

应对策略:紧身衣抑制了调节排便活动的副交感神经,使大肠内分泌的消化液减少,在小肠中,将食物分解向前推的力量变弱,于是食物残渣在经过大肠的时候,要比正常的时候费时。这位教授指出,就是在这个过程中,很容易产生便秘。所以说,便秘严重的女性,尽量不要穿紧身衣,特别是睡觉的时候,更不要给身体太多的束缚。

### 4. 平时很少喝水

便秘患者一天最好喝 8~10 杯水。特别是早晨起来,空腹喝一杯温水,可以唤醒大肠,刺激胃肠的反应。再说,大便的 70% 都是水分,从这一点看,充足的水分摄取,在改善便秘方面是非常有必要的。因为如果我们的身体缺水,大便中的水分就会被大肠吸收出去,结果大便就会变得干燥。硬结的大便很难润滑地通过直肠和肛门,这就造成排便的痛苦,给肛门造成伤害,引起肛裂等不良症状。

应对策略:关于水分的摄取,让我们从多喝温开水或绿茶开始吧。那些会产生气的可乐、汽水等碳酸饮料,以及有着强烈利尿作用的咖啡、红茶等因为会吸收身体内的水分,起到反作用,所以尽量少喝为妙。

### 5.认为每天不大便是不行的

便秘是大便在肠道内非正常停留的状态。医学上认为一周排便次数少于 3 次,每天排便量少于 30 克的话,就是便秘。不过,3~4 天都没有大便的人,如果没有什么特殊异常的话,也不是大问题。

应对策略:如果每天都排便,但每次都要用很大的劲儿,排便时间过长,便后仍有残便感或不畅快的话,就应该怀疑是否得了便秘。当然,排便量也是因人而异,如果没有特别不舒服的感觉,也没有必要非得坚持一天一次。排便也要怡然舒畅,抛弃那些不必要的强迫观念吧,特别是某些注重身材的年轻女孩儿们,很容易被一些错误的观念误导,比如吃多少就要排多少。其实,保持良好的心情、尊重自然的规律才是最重要的。

### 6. 习惯性地服用便秘药

等上一两天,如果没有便意,就开始服用便秘药,这样的习惯简直就是健康的大敌。一开始总是有效果的,可是随着时间的推移,一旦产生了耐药性,为了有效,必然要加大用药量,这种对便秘药的依赖,最终会导致肠道蠕动的无力,以至于离开药物,肠道几乎都不能自己蠕动了。

应对策略:不是非不得以,不要吃便秘药,如果要吃也一定要在医生的指导下服用,切勿自己给自己当医生。

**健康提醒**

便秘是一种很常见的临床症状,便秘是指便次太少,或排便不畅、费力、困难、粪便干结且量少。正常时,每日便次1~2次或2~3日排便一次,但粪便的量和便次常受食物种类以及环境的影响。以下是几种简便易行的治疗便秘的方法:

(1)早上空腹喝水法:每日起床后空腹喝下加盐的500毫升冷开水。

(2)优酪乳加绿茶粉:大罐优酪乳加上2茶匙绿茶粉,空腹时喝下。

(3)苹果牛蒡汁:一颗苹果加上一根牛蒡打成汁,空腹喝。

(4)芦荟汁:空腹时喝下一大杯现打芦荟汁。

(5)辣椒:在菜肴中加入大量的辣椒或辣椒酱,可以让肚子痛,并有"一泻千里"的效果。

(6)有机醋:市面贩售的有机醋、水果醋,加水稀释后空腹喝。

(7)断食疗法:7天断食,只喝水及枫叶糖浆,第5天就会开始大量排便。

(8)玫瑰花茶:一把玫瑰花加7颗加州蜜枣,用1000毫升的水煮开,当水喝。

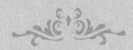

第六章　女性疾病：护好女人的禁区

　　妇科疾病是女性常见病、多发病。但由于许多女性对妇科疾病缺乏应有的认识，缺乏对身体的保健，加之各种不良生活习惯等，使生理健康每况愈下，导致一些女性疾病缠身，且久治不愈。给正常的生活、工作带来极大的不便。如果不想被它们"骚扰"，那么从今天开始，就从生活的每一个细节着手去预防妇科病，让妇科病的阴云彻底从我们的生活中散去，用我们的健康去拥抱生活的美好。

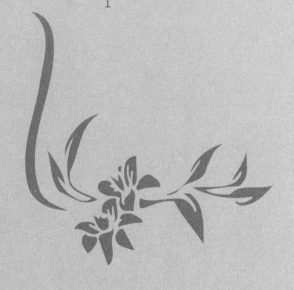

# 老朋友不听话 —— 月经异常

月经失调也叫月经不调,月经失调是指月经的周期、经期、经量异常的一类疾病。包括月经先期、月经后期、月经先后无定期、经期延长、月经过多、月经过少等。月经失调的病因可能是器质性病变或是功能失常。许多全身性疾病如白血病、高血压病、肝病、内分泌病、流产、宫外孕、葡萄胎、生殖道感染、肿瘤等均可引起月经失调。

月经失调是多数女性的一大烦心事,据中国母婴保健中心做的关于"社区已婚妇女常见病患病状况及影响因素调查"显示,月经失调占已婚女性妇科常见病的首位,比例为34.5%。有研究表明,便秘也可能会引起女性月经失调。直肠内大便过度充盈后,子宫颈会被向前推移,子宫体则向后倾斜。如果长时间受压而不畅通,子宫壁会发生充血,并失去弹性。若子宫长久保持在后倾位置,就会发生腰痛、月经紊乱。

## 1. 预警信号

月经来潮是下丘脑、垂体、卵巢、子宫等器官结构和功能完善的生理表现,因此,生殖内分泌系统的任何一个环节发生病变,都可引起月经不调。月经不调的表现多种多样,主要包括:

(1)月经提前:月经周期提前1周以上,甚至半个多月一次,而且连续3个月以上。具体有:①血热内扰。月经量多,色红质黏,夹有小血块,舌质红,烦热口渴,苔黄,脉滑数。②气不摄血。月经质稀色淡,气短懒言,小腹空坠,纳少便溏,舌质淡,脉弱。

(2)月经推迟:月经周期超过35天,连续3个月以上。具体表现是:①血寒凝滞。月经量少,颜色暗且有血块,小腹冷痛,畏寒肢冷,苔白,脉沉紧。②肝血亏虚。月经量少,色淡无块,头晕眼花,心悸少寐,面色苍白,脉细弱。③肝气郁滞。月经量少,色暗红或有小血块,小腹胀痛或胸腹,乳房胀痛,脉弦。

(3)月经无规则:月经周期提前或推迟,均超过1周以上,并连续3个月以上。具体表现为:①肝气郁滞。月经量或多或少,色紫红有块,经行不畅,胸胁、乳房及小腹胀痛,舌苔薄白或薄黄,脉弦。②肾气不足。月经量少,颜色淡暗,神疲乏力,头晕耳鸣,舌淡苔少,脉细弱。

（4）月经量多：每次月经量较正常有明显增多，而周期还基本正常。症状有：①气不摄血。经来量多，色淡红，或面色苍白，气短懒言，肢软无力，舌淡，脉细。②血热内扰。经来量多，质稠黏，或有小血块，常伴有心烦口渴，尿黄便秘。

（5）月经量少：经期虽准，但月经量较正常明显减少，或经期不足2天，经量少。具体表现是：①肝血亏虚。月经量少或点滴即净，色淡无块，心悸怔忡，面色萎黄，小腹空坠，舌质淡红，脉细。②肾阳亏虚。月经量少，色淡红，质稀，腰脊酸软，头晕耳鸣，或小腹冷，夜尿多，舌质淡，脉弱或沉迟。

### 2. 预防保健

每个月的那几天，都是女性颇为烦恼的日子。如果碰到不按规律"办事"的时候，更够女性朋友们烦的了。许多女性发生月经失调后，只是从妇科疾病去考虑，而忽视了生活因素。殊不知，许多往往没意识到的不良习惯，都可能是导致月经失调的罪魁祸首。在此，为女性朋友介绍几个好方法。

（1）缓解精神压力：可从事一些全身运动，如游泳、跑步，每周进行1~2次，每次30分钟。多食用一些有减压作用的菜肴，如香蕉、卷心菜、土豆、虾、巧克力、火腿、玉米、西红柿等。

（2）经期要防寒避湿：避免淋雨、涉水、游泳、喝冷饮等，尤其要防止下半身受凉，注意保暖。不妨多吃以下一些调经食物：①鸡肉。含丰富蛋白质、维生素A、B群及菸碱酸等物质，行经期间补充食用，有益气补血的作用。②柠檬。富含维生素C、柠檬油精、生物类黄酮素等，而丰富的维生素C有助于促进血液循环，帮助铁质吸收，还能消除疲劳，提振精神。为了避免其中养分流失，切开后应尽快食用。③大豆。含多种营养素，其维生素B_6能稳定情绪，帮助睡眠，还能减轻腹部疼痛，大豆还含有高量的必需脂肪酸，具有改善皮肤粗糙的美容作用，因此适合经期的女性食用。

（3）提高自身免疫力：良好的自身免疫力会帮助你抵抗轻微的小病。不要随便给抗生素"升级"。一旦用了高级的抗生素，再用低级的就不起作用了，因为病菌对其已产生了耐受力。因此，用药应询问医生，"升级"要慎重。

（4）科学使用家用电器：日常操作电脑时，要做好防护。在手机上装个免持听筒对话器是比较安全的选择。当然，最好不要长时间使用手机。少用微波炉，冰箱不宜放在卧室里。讲究电器的科学使用，尽量避免多种电器同时开启使用，持续使用时间不可过长，次数不宜过频。

**健康提醒**

有关专家研究表明，少女的脂肪至少占体重的17%，方可发生月经初潮，体内脂肪至少达到体重22%，才能维持正常的月经周期。过度节食，由于机体能量摄入不足，造成体内大量脂肪和蛋白质被耗用，致使雌激素合成障碍而明显缺乏，影响月经来潮，甚至经量稀少或闭经。因此，追求身材苗条的女性，切不可盲目节食。

# 痛"不可忍"——痛经

痛经是指经期前后或行经期间，出现下腹部痉挛性疼痛，并有全身不适，严重影响日常生活的症状。痛经分为原发性痛经和继发性痛经。原发性痛经是指无任何器质性病变，多见于25岁以下未婚未产的女性，一般在初潮后6~12月发病，大多到婚后、育龄有所缓解或消失。继发性痛经是指生殖器官发生器质性病变，多见于育龄女性，尤其是30岁以后的已婚女性。

痛经的发生率非常高，以原发性痛经为主，大约占到50%，这是一个生理性的痛经过程，是正常的生理现象，每个人来月经的时候都可感觉到一些不舒服，只是程度不同而已。通常情况下，原发性痛经在月经来临前1~2天就可出现疼痛和不适，月经开始之后2~3天后自行消失，如果疼痛剧烈、持续不退，影响正常的生活、工作和学习的时候才是一种疾病，需要去医院检查，进行治疗。

### 1. 预警信号

痛经是妇科常见病和多发病，病因多，病机复杂，反复性大，治疗棘手，因此痛经问题不可小看，其症状主要有：

（1）患者在月经来潮前后一两天内出现下腹部疼痛，一两小时经血外流通畅后，疼痛减轻，继而出现阵发性中度疼痛，通常在一天内逐渐消失。

（2）患者常有恶心、呕吐、腹泻、尿急、尿频、头痛、头晕、腰部酸软无力等不适。

（3）严重的患者会出现面色苍白、四肢厥冷，甚至晕厥虚脱。

根据痛经程度，通常可分为轻度、中度、重度。

（1）轻度：月经前后或经期期间，出现小腹疼痛，腰部酸软无力，但能继续工作，无全身症状。

（2）中度：月经前后或经期期间，出现剧烈的小腹疼痛，腰部酸软无力，并伴有恶心、呕吐，四肢冰凉。

（3）重度：月经前后或经期期间，出现小腹疼痛难忍，无法正常工作、学习以及日常生活，腰部酸软无力，脸色苍白，出冷汗，四肢发冷，呕吐、腹泻。

### 2. 预防保健

痛经可能是一些疾病的症状，所以，严重的患者应到医院做检查，查出病因，对症治疗，另外，还应注意以下事项：

（1）生活调理

①注意保暖，防止受寒，月经期间，要尽量少接触冷水，更不要淋雨或露宿，经痛时，在腹部放置热水袋，能缓解疼痛。

②注意外阴卫生，月经期间，要穿柔软棉质的内裤，卫生巾应勤换，以免细菌滋生。

③月经期间，禁止游泳、冲洗阴道，禁止性生活，洗澡时，水温要适宜，应选用淋浴。

④月经期间，注意多休息，避免劳累，但可选择适当的运动，如散步、瑜伽操。

⑤保持心情舒畅，避免过度紧张，合理宣泄不良情绪。

（2）饮食调理

①羊肾馄饨

配料：羊肾50克、肉桂3克、川椒2克、川芎5克、面粉200克、酱油与精盐适量。

制法：将肉桂、川椒、川芎研末备用。将羊肾去皮漂洗，使腥臊除净，剁成肉茸，加入药末及适量的酱油、精盐拌匀成馅。以常法做成馄饨。

用法：温热食用。

功效：温阳散寒，活血止痛。

②桂浆粥

配料：肉桂3克、粳米90克、红糖适量。

制法：将肉桂煎取浓汁去渣；粳米加水适量，煮沸后，调入桂汁及红糖，同煮为粥。或用肉桂末调入粥内同煮。

用法：每天2次。一般以3~5天为一个疗程。

功效：温中补阳，散寒止痛。

**健康提醒**

　　痛经忍一忍就过去了，这是不少女性的错误想法。她们甚至认为，痛经不是一种病，而是一种正常现象。千万不可以小看痛经，妇科专家指出，痛经可能是许多疾病的预警信号，如果不及时找到病因并及时加以治疗，就可能会酿成大患，正所谓小病不治，大病吃苦。应该及时发现病因并且对症治疗。

# 女人难言的隐痛 —— 阴道炎

　　阴道炎是许多女性的难言隐痛，在女性的一生中，在不同的时期都可能因不同的原因遭受阴道炎的袭击，这是典型的防不胜防的顽疾。

　　阴道炎是阴道黏膜及黏膜下结缔组织的炎症，是妇科常见疾病之一。健康的女性，阴道对病原体的侵入有自然防御功能，当自然防御功能遭到破坏，病原体就容易侵入，引发阴道炎。幼女及绝经后女性为高发人群，这是因雌激素缺乏，阴道上皮变薄，细胞内糖原含量减少，阴道 pH 值增高，阴道抵抗力降低造成的，而青春期及育龄女性感染则较少。

　　阴道炎通常分为细菌性阴道炎、念珠菌性阴道炎、滴虫性阴道炎、老年性阴道炎。据研究发现，在阴道炎的患者中有 41％为细菌性阴道炎，27％为真菌性阴道炎，24％为滴虫性阴道炎。老年性阴道炎多发生于绝经后、卵巢切除者，其发病率高达 98.5％。本病以白带的性状改变、外阴瘙痒灼痛为主要特征。

　　**1. 预警信号**

　　阴道炎通常分为细菌性阴道炎、念珠菌性阴道炎、滴虫性阴道炎、老年性阴道炎，其症状表现也各不相同，具体如下：

　　（1）细菌性阴道炎：约 10％~50％的患者可无症状，有的患者会有阴道灼热、痛痒感，白带为灰白色，有腥臭味，阴道壁上出现的分泌物容易擦掉。

　　（2）念珠菌性阴道炎：最常见的症状为白带增多，呈凝乳状或片块状，外阴及阴道灼热发痒，并可有尿频、尿急、尿痛的症状，严重的患者会出现阴道水肿，甚至小阴唇肿胀粘连。

　　（3）滴虫性阴道炎：白带增多，颜色呈灰黄色或黄绿色，为稀薄浆液状，可混有血性、泡沫。患者会感觉外阴瘙痒、灼热，并可出现尿痛、尿急，性交疼痛等。

（4）老年性阴道炎：主要症状为白带增多，为黄水样，或脓性，有臭味，有时也可为淡血性，甚至有少量阴道出血。患者常感到下腹、阴道坠胀以及轻度瘙痒。

## 2. 预防保健

阴道炎在预防和保健方面与其他妇科疾病的做法基本相同。

（1）保持阴部的清洁干燥，保持良好的个人卫生习惯，每天坚持清洗阴部，但避免使用碱性肥皂。勿胡乱使用消毒药水清洗阴道，以免刺激幼嫩皮肤导致局部受损甚至发炎。

（2）少穿紧身或贴身的裤子如牛仔裤等，夏日宜多穿裙子或松身裤；要避免穿着紧身尼龙内裤，应选择棉质内裤。这是因为女性下体阴暗潮湿，过紧的裤子令下体不通爽，患阴道炎机会亦会增加。

（3）如果阴部散发的异味较重，应使用有治疗阴道炎作用的药物护垫，但也要勤换。

（4）在任何场所都不要与人共用浴巾。浴巾和内裤应勤洗，内裤与袜子不同盆清洗，用手洗后在阳光下晾晒杀菌。

（5）注意下体清洁。内裤当然一定要经常清洗干净，如厕之后用厕纸清洁下体时，应按由前至后的方向抹，避免把肛门的细菌带进阴道，引致发炎。

（6）勿用有香味的厕纸。为了减低刺激或敏感，还是用无香味的卫生用品，避免使用添加了香剂的卫生巾或厕纸。

（7）使用公共厕所时尽量避免坐式马桶。

（8）提倡淋浴，不洗盆浴，浴后不直接坐在浴室坐椅上。

（9）不在消毒不严的泳池内游泳。

（10）不滥用抗生素，长期大量应用抗生素会破坏阴道细菌间的制约关系，过多生长的念珠菌会致病。

## 3. 饮食调养

（1）宜多食用含维生素 B 族丰富的食物：例如小麦、高粱、芡实、蜂蜜、豆腐、鸡肉、韭菜、牛奶等；宜多食水果和新鲜蔬菜。

（2）喝酸奶可以预防阴道炎：酸奶一直是防治阴道炎的民间偏方之一，且经过临床实验证实，喝酸奶确实可以预防阴道念珠菌的感染。酸奶含有大量活乳酸菌，可抑制人体内包括白色念珠菌在内的其他杂菌的过度繁殖，故有抗菌防病的作用。酸奶不仅物美价廉，且营养丰富，是防病保健的佳品。但是，不要选用果味酸奶,它所含的高糖分会给念珠菌提供滋养。

（3）多吃大蒜和必需的脂肪酸:它们具有抗真菌的特性。必需的脂肪酸在坚果、种子和多脂的鱼类中可以找到。在治疗念珠菌阴道炎期间,每天嚼一瓣生蒜对治疗会很有帮助。

（4）忌辛辣食品:辛辣食品多食易生燥热,使内脏热毒蕴结,出现前后阴痒痛等症状,从而使症状加重。

（5）忌海鲜发物:带鱼、虾、蟹等腥膻之品会助长湿热,食后能使外阴瘙痒加重,不利于炎症的消退,故应忌食。

（6）忌甜腻食物:油腻食物如猪油、奶油、牛油等,高糖食物如巧克力、甜点心等,这些食物有助湿增热的作用,会增加白带的分泌量,并影响治疗效果。

**健康提醒**

　　阴道内的霉菌、滴虫等也可以传染给男性,当它们寄生在男性生殖道时,由于男性生殖道比较干燥,也没有酸性环境,因此不会产生明显的症状,但男性体内的细菌孢子可以再次传染给女性,这是女性阴道炎反复发作的一个重要原因。因此,当妻子感染上了阴道炎,需要夫妇双方同时治疗才有良好的效果。

## "十女九带"——白带异常

　　每个女人都希望自己芳香如花,并清洁如天使,但很多时候女人都不得不面对这样或那样的问题,比如说正常的白带本来是女性成熟的标志,但它却容易发生一些病变,让你备受煎熬,成为一名惹来别人异样眼光的"味道女人"。俗话说"十女九带","十男九痔"。女性的白带可分为两种情况:生理性的白带和病理性的白带。当白带发生了异常,增多或者形态、气味、颜色较平时都发生了改变时,应想到可能是病理性的白带了。

### 1. 预警信号

　　白带也和月经一样,是女性一种正常的生理表现,它反映了女性生理健康的素质,又是某些妇科病变的征兆。一般来说,病理性的白带多为炎症性白带、肿瘤引起的白带和异物引起的白带。白带异常主要有以下几种症状。

（1）透明黏性白带：这种白带呈蛋清状或清鼻涕状，分泌量增加，不随月经周期的变化而减少，需使用卫生护垫，其性质与排卵期宫颈腺体分泌的黏液相似。这种情况常见于阴道腺病、子宫颈高分化腺癌等疾病。此外，当体内雌激素水平增高时，如排卵期、妊娠期或服用雌激素药物后，均可产生白色透明状的黏性白带。

（2）脓性白带：黄色或黄绿色，有时呈泡沫状，有臭味，大多为阴道炎症引起。以滴虫性阴道炎最为常见，同时伴有外阴部瘙痒。也可见于宫颈炎、老年性阴道炎、子宫内膜炎、生殖道淋菌感染。幼女阴道流脓性白带应注意有无阴道异物存在。老年妇女患有宫腔积脓、宫颈癌、阴道癌时，也可出现脓性白带。

（3）乳酪状或豆渣状白带：这种白带为霉菌性阴道炎的典型特征，常伴有严重的外阴瘙痒。

（4）灰色白带：这种白带同时伴有鱼腥味，常见于细菌性阴道病。

（5）血性白带：在白带中混有血液，有如高粱米汤样白带。此时应检查是否有子宫颈癌、子宫内膜癌等恶性肿瘤存在。常见发生血性白带的良性疾病有宫颈息肉、黏膜下子宫肌瘤以及由宫内节育器引起的少量血性白带。

（6）水状白带：持续流出淘米水状白带，伴有臭味。一般见于晚期宫颈癌、阴道癌或黏膜下子宫肌瘤感染。如果一阵阵排出黄水状或血水状白带，应详细检查是否有输卵管癌的可能。

### 2.预防保健

白带异常的预防措施一般应做到以下几点。

（1）定期检查：即使没任何不适也该定期检查，最好每年至少一次全面妇检。

（2）注意内裤的挑选：有的女性喜欢穿紧身尼龙内裤。对于白带异常者，尽量避免穿这样的内裤，应选择棉质内裤。

（3）少用卫生护垫：有的女性担心白带会弄脏内裤或懒得洗内裤，平时总是用卫生护垫，这种做法是不可取的。不是月经期，尽量不要用卫生护垫。

（4）勤换内裤：保持卫生，勤换洗内裤，不要穿紧身内裤。应每天更换内裤。

（5）不要乱用洗液：不要用各种药液清洗阴道，这样做反而会破坏阴道的内环境，以致发生阴道炎。

（6）增强免疫力：平时坚持锻炼，还要保证充足的睡眠、健康合理的饮食，尤其要注意多进食富含维生素的食品。

（7）做好避孕措施：做好避孕措施，不要做人流；性生活时，不要伤害阴道，健康第一。

（8）避免感染：尤其是在穿裙子时，尽量不要接触容易感染的地方，例如，公交车座位，公共厕所的坐便垫等。游泳时，注意卫生，泳衣要消毒，避免交叉感染。

（9）心理调节：保持恬静的心理状态，避免过于激动，发怒急躁，远离抑郁与消极，尽量保持良好的心态，让自己每天开开心心。

**健康提醒**

发现白带有异味时，首先需注意其是否为生理改变，如果量和性状的变化，已超过生理范围，特别是处于更年期或绝经期好发肿瘤的年龄，应尽早就医，追根寻源，以便及时发现疾病和给予适当处理。切不可自己摸索用药，延误病情。处理白带异味的关键，还在于治疗其原始的疾病。

# 女人私处的尴尬——外阴瘙痒

女性外阴部瘙痒不但影响日常生活和工作，有的还可导致夫妻不和，日久不愈还可导致多种疾病的同时发生。因此，女性外阴部瘙痒是妇女常见而又不可忽视的症状，应当及时查明原因，及时治疗。

## 1. 外阴瘙痒的原因

一般情况下，造成女性私处痒痒的原因主要有以下几种，应该引起注意。

（1）真菌性阴道炎：外阴、阴道瘙痒，外阴潮红伴豆渣样白带，有异味，搔抓后，还可能会引起外阴皮炎湿疹性改变。

（2）阴道毛滴虫病：外阴、阴道瘙痒，有泡沫样白带，常伴有特殊异味，搔抓后外阴部皮炎湿疹性改变。做阴道分泌物涂片检查可与上面的病样区别开。

（3）阴虱病：阴虱常贴伏于皮肤表面或附于阴毛根部，阴虱卵呈灰白色、针头大小。阴虱的叮咬及其毒汁、排泄物可导致皮肤发痒，产生脱屑，并继发湿疹样改变和毛囊炎。

（4）蛲虫感染：成年女性也可感染此病，当夜间肛门松弛时，蛲虫从直肠内爬出游动到外阴部交配产卵，并刺激外阴部皮肤黏膜，会引起局部瘙痒。

（5）疥虫感染：如果私处引起疥疮，外部皮损最严重，故局部瘙痒也最明显。

（6）私处周围不洁：有些女性使用卫生纸方法不当，外阴部皮肤受经血、阴道分泌物，甚至尿液、粪便和汗液的浸渍而使局部皮肤发生慢性炎症，从而引起外阴部瘙痒。

（7）外阴部皮肤疾病：股癣的皮肤损害，常会扩大到外阴部，引起局部剧烈瘙痒。外阴部湿疹和神经性皮炎引起的局部瘙痒更为剧烈，前者表现为局部皮肤边界不清的丘疹水疱及糜烂渗液，后者因搔抓常出现皮肤增厚伴苔藓化。外阴部白斑除引起局部瘙痒外，常伴发外阴营养不良，皮肤萎缩。

（8）病毒感染：尖锐湿疣大多发生在女性阴道壁、宫颈口及外阴部，还出现带有恶臭的白带。发生在外阴部的传染性软疣多表现为中央有脐窝样凹陷的圆形丘疹，也可引起外阴部瘙痒。生殖器疱疹多表现为尿道口及阴道壁出现米粒大小且明亮的水疱。

（9）性生活过敏：有时两性生活也会导致女性私处瘙痒，这是一种过敏反应。两性性生活过敏主要有对精液过敏、避孕套过敏和摩擦过敏。

（10）药物过敏：过敏体质的女性服用磺胺类或其他药物引起的"固定型药疹"，常发生在外阴部皮黏膜交界处，除了局部瘙痒外，可并发糜烂、渗液。使用药物做阴道冲洗或阴道内置入，如发生过敏反应及接触性皮炎也可发生外阴瘙痒。

### 2. 应对外阴瘙痒8项注意

（1）注意经期卫生，行经期间勤换月经垫，勤清洗。

（2）保持外阴清洁干燥，不用热水烫洗，不用肥皂擦洗。

（3）忌乱用、滥用药物，忌搔抓及局部摩擦。

（4）忌酒及辛辣食物，不吃海鲜等易引起过敏的药物。

（5）不穿紧身兜裆裤，内裤更须宽松、透气，并以棉制品为宜。

（6）局部如有破损、感染，可用1∶5000高锰酸钾液（在温开水内加入微量高锰酸钾粉末，使呈淡红色即可，不可过浓）浸洗，每日2次，每次20~30分钟。

（7）就医检查是否有霉菌或滴虫，如有应及时治疗，而不要自己应用"止痒水"治疗。

（8）久治不愈者应做血糖检查。

**健康提醒**

　　女性患糖尿病时，由于尿糖对外阴皮肤的刺激，容易并发霉菌性外阴及阴道炎，引起外阴瘙痒。患肝胆及其他疾病出现黄疸时，因血液内胆红质增高，皮肤受胆盐的刺激也可发生外阴瘙痒。此外，有些女性在精神紧张时还会因心理方面的因素引起外阴瘙痒。

# 莫让"附件"成负担 —— 附件炎

　　附件，在医学上指女性内生殖器子宫以外的部分，包括卵巢和输卵管。附件炎是指输卵管和卵巢的炎症，以输卵管炎最为多见。由于输卵管和卵巢是"近邻"，所以输卵管发生炎症时，常常累及卵巢，通常把两者称为"附件"，所以附件炎就是输卵管卵巢炎。

　　附件炎分为慢性附件炎和急性附件炎，其中以慢性附件炎最为多见，发病的原因主要有产后、流产后感染；手术用具消毒不严格；性生活过度，过早、过频或经期性交等因素。发生输卵管炎后，管腔内炎症分泌物就会经输卵管伞端溢出，累及卵巢，引发卵巢周围炎。输卵管发生炎症后，其黏膜、浆膜层多处发生粘连，导致输卵管口阻塞，或管腔闭塞不通，引起不孕。

### 1. 预警信号

　　附件炎是一种常见病，由于发病初期症状不明显，致使许多人错过了最佳治疗时间。因此，及时发现疾病信号，对早期治疗非常重要。附件炎分为急性附件炎和慢性附件炎，其表现症状不尽相同。

　　（1）急性附件炎：患者常感到下腹部疼痛，并伴有发热，发热前多有寒战、头痛、食欲减退等症状。有的患者还会出现白带增多，尿频、尿急等。

　　（2）慢性附件炎：患者会感到下腹疼痛、腰骶酸、下坠感、性交痛，月经量增多，痛经严重，并伴有低热，症状在劳累、性交、月经后更加明显。此病可反复发作，病程长，致使有的患者出现精神萎靡、疲乏无力、周身不适、失眠等，多数患者可引发不孕症。

### 2. 预防保健

　　预防附件炎的发生，女性朋友应注意以下保健策略：

（1）注意经期、产后、流产后的调养和护理，以免体质下降，降低抗病能力。性生活前后要及时清洗阴道，预防慢性感染。

（2）阴道出现不明原因的出血，应严禁性生活，游泳，洗盆浴，及时到正规医院做检查，尽早确定病因，早期治疗。

（3）做妇科检查或手术时，到正规医院，以免消毒不合格，造成感染，导致疾病发生。

（4）一旦患病，患者要多注意休息，饮食中应多吃高营养、易消化，富含维生素的食物，增强抵抗能力。若患有急性附件炎，可选用下列食疗方：

·马齿苋公英粥

配料：马齿苋 15 克、蒲公英 15 克、大米适量。

制法：先将前两味放入水中煎煮，去渣取汁放入大米煮粥，熟后放入冰糖服食。

用法：适量食用。

功效：清热解毒。

·败酱紫草煎

配料：败酱草 45 克、紫草根 15 克。

制法：将上两味放入水中煎煮。

用法：加入红糖服用。

功效：清热解毒利湿。

**健康提醒**

因为附件炎病情顽固，病程长，易反复发作，所以患者在治疗时应配合医生，要有持之以恒的耐心和信心，消除过重的精神负担，保持心情舒畅，积极锻炼，增强体质，以提高抗病能力，并对治疗充满信心，不轻言放弃。

# 困扰女性的妇科常见病 —— 盆腔炎

盆腔炎是指女性盆腔生殖器官炎症及周围结缔组织和盆腔腹膜发生炎症反应的统称，包括输卵管卵巢炎、子宫体炎、盆腔结缔组织炎及盆腔腹膜炎等，是妇科的常见疾病之一。厌氧链球菌、溶血性链球菌、大肠杆菌及金黄色葡萄球菌等都是引起盆腔炎的主要病原体,其发病多是由分娩及流产后的感染,性生活不卫生以及经期性交等都导致病原体侵入而引发炎症。

大多数病原体是通过经期子宫内膜剥脱面、生殖道以及生殖器手术的创面侵入生殖器引起。致病菌可通过血液播散到生殖器官;经淋巴系统蔓延到盆腔;邻近器官的感染,如阑尾炎、结肠憩室炎等可直接播散到输卵管与子宫;肛门、外阴进入阴道,沿黏膜上行,经过宫颈、宫内膜,沿输卵管蔓延到卵巢、腹腔。

### 1.预警信号

盆腔炎常分为急性盆腔炎和慢性盆腔炎,其症状表现多种多样,具体如下:

（1）急性盆腔炎：①发病期间,患者可出现下腹部疼痛,发热,严重的患者高热可达40℃,并伴有头痛、寒战、食欲减退等症状。②患者可有排尿困难、尿频、尿痛等,有时可触摸到下腹的包块,这是因为有脓肿形成。③患者若出现恶心、呕吐、腹胀、腹泻等消化系统症状,则是由腹膜炎导致的。④有的患者还会出现阴道分泌物增多、呈脓状、有臭味的症状。

（2）慢性盆腔炎：①此类患者病程长,常感到疲倦乏力、精神萎靡、失眠、周身不适等。②患者会出现下腹部疼痛、坠胀、腰骶部酸痛等症状,尤在劳累、性交后及月经前后疼痛加剧。③患者还会出现月经和白带增多的症状,如不及时治疗,会导致不孕症,即使怀孕,也多为宫外孕。

### 2.预防保健

盆腔炎患者应进行积极彻底的治疗,否则就可能转为慢性盆腔炎,病程长,容易复发,给患者带来更大的痛苦。所以,患者在治疗的同时,要配合生活调护以预防复发。

（1）注意阴部卫生,不为病菌创造可乘之机。应坚持每晚用清水清洗外阴,做到专人专盆,注意不可用手掏洗阴道,也不可用热水、肥皂清洗外阴。另外,还要勤换内裤,内裤应宽松、柔软、舒适。

（2）月经期一定要禁止性生活,禁止游泳、盆浴、洗桑拿,要勤换卫生巾,以免因抵抗力下降,导致病菌侵入,引发疾病。

（3）在发病期间,患者一定要卧床休息,最好取半卧位,并要节制性生活,避免过度劳累,做到劳逸结合。若患者在退烧时出汗较多,要注意保暖,勤换衣服,防止着凉。

（4）留意白带变化,及时掌握病情,若白带量多、有臭味、呈脓状,则表示病情严重,若白带颜色变浅,量逐渐减少,味趋于正常,则表示病情有所好转。

（5）患者要注意增加营养,饮食应清淡,避免生冷、辛辣刺激性食品,多饮水。在发热期患者可食用梨汁、苹果汁、西瓜汁等,但不可过凉。腰酸软疼痛者可食用姜汤、桂圆肉等温热性食物。

**健康提醒**

盆腔炎症可局限于一个部位,也可几个部位同时发病,对女性的身心影响都是很大的,尤其是慢性炎症由于久治不愈,反复发作,而严重影响女性朋友们正常的工作和生活以及身心健康。所以女性朋友,尤其是育龄女性一定要引起重视,一旦发现症状要及时地去医院治疗,千万不要自以为是地乱治疗,以免加重病情,造成盆腔性不孕。

# 健康乳房拒绝增生 —— 乳腺增生

乳腺增生是一种以乳腺泡导管的上皮细胞和结缔组织增生为基本病理变化,既非炎症又非肿瘤的一类病的总称,是女性最常见的乳房疾病,其发病率为乳腺疾病的首位。近年来发病率呈逐年上升的趋势,年龄也越来越低龄化,本病多见于25~50岁,性情急躁、易怒,或内向性格的女性,我国30岁以上女性患病率为38.6%~49.3%,其中40~49岁是高发年龄组,内分泌激素失调是导致本病的主要原因。

乳腺增生的癌变率为20%左右,被称为癌前病变,据国际抗癌联盟介绍,美国患有乳腺增生症的女性,日后患乳腺癌的几率是正常人的2倍,也有报道为4.5倍或更高。不过也有一部分人认为,乳腺增生与乳腺癌无直接联系,最多只是乳腺癌多种危险因素之一。不管怎样,当疾病发生时,及时去医院治疗都是十分必要的。

### 1. 预警信号

乳腺增生是女性的常见病,如不及时治疗就有可能导致严重的后果,因此当下列信号出现时,应及时去医院做检查。

（1）乳房肿块:①发病初期,患者在单侧或双侧乳房,多见于乳房的外上方,可摸到单个或多个大小不一、软硬不一的肿块,肿块界限不太清楚,与皮肤、筋膜无粘连。②通常,乳房肿块在月经前会增大,月经后缩小变软。

（2）乳房胀痛：①乳房胀痛、刺痛或酸痛，严重的患者在行走时也能感觉到疼痛，并且疼痛可向腋下及上肢放射，个别患者可出现乳房瘙痒。②疼痛与月经周期有一定关系，月经前后疼痛加重，月经来潮期间症状减轻或消失。③疼痛与情绪、天气变化也有一定的关系，如出现情绪激动，阴雨、暑热天气时疼痛就会加重。

（3）其他症状：少数患者会出现乳头溢出棕色或淡黄色液体的情况。

### 2. 预防保健

近年来，随着生存环境的变化，乳腺增生发病率上升很快，此症已成为城市女性主要杀手。一旦患乳腺增生症，除了疼痛、肿块外，患者在情绪上必有烦躁、易怒、恐惧等表现，生理上有功能下降，如性欲淡漠，月经紊乱，体力下降，尿频等症状，在病理上多伴有妇科病，如子宫内膜异位症等。对此未能全身综合标本兼治，久治未果就有转为乳腺癌的危险。

怎样防止患乳腺增生，而患者怎样治愈防止癌变呢？这里提醒广大女性：

改变饮食，防止肥胖，少吃油炸食品、动物脂肪、甜食及进补食品，要多吃蔬菜和水果类，多吃粗粮。最好，多吃核桃，黑芝麻、蘑菇。

医学研究发现，乳腺增生与摄入过多脂肪有一定的关系，脂肪可改变内分泌，强化雌激素对乳腺上皮细胞的刺激。因此我们在平时的饮食中要多加注意，具体如下：

（1）尽量减少脂肪的摄入，在饮食中要少吃蛋黄、动物油、肥肉、甜食等。

（2）多吃富含微量元素的食物，这些食物有保护乳房、抑制肿瘤生长的功能，如新鲜蔬果、泥鳅、黄鱼、海参、海带以及奶制品。

（3）多吃富含维生素 E 和维生素 $B_6$ 的食物，这些食物可阻止乳腺恶性增生，促使患者的康复，如花生、芝麻、黑豆、核桃等。

（4）多吃菌类食物，这些食物能防止乳腺恶性增生，增强免疫功能，如茶树菇、黑木耳、银耳、香菇、猴头菇等。

**健康提醒**

乳腺增生好发于性情急躁，易怒，或性格内向的女性，这是因为不良的心理因素，如过度紧张刺激、忧虑悲伤，容易造成神经衰弱，加重内分泌失调，促使病情加重。所以应解除各种不良的心理刺激，少生气，保持情绪稳定，活泼开朗的心情有利于患者早康复。

# 女性健康"杀手"——乳腺癌

乳腺癌是一种体表恶性肿瘤,潜伏期也较长,发展较缓慢,多发生于女性乳腺的外上象限。30~40岁的女性是发病的主要群体,其中以未生育的女性居多。乳腺癌的发病率在我国呈上升的趋势发展,上世纪80年代乳腺癌在我国女性中的发病率仅次于宫颈癌,占女性恶性肿瘤发病率的第二位,进入90年代后上升到第一位。

乳腺癌发生在体表,较容易发现。如果能够进行早期治疗,治愈率都比较理想。其发病原因主要有:雌激素分泌紊乱;生育和哺乳以及遗传。根据大量调查证明,没有生育或有了生育而很少哺乳的女性发生乳腺癌要比多次哺乳、哺乳时间长的女性多。另外,调查也显示,10%的乳腺癌发病与遗传因素有关。

## 1. 预警信号

乳腺癌发生在体表,较容易发现,所以女性朋友平时要多留意一下乳房,如出现下列现象,就有可能是乳腺癌的早期信号。

（1）肿块:乳房上长出较小的、无痛性肿块,是乳腺癌的最早信号,肿块可用手推动。随着病情的发展,肿块不断长大,与皮肤发生粘连,造成皮肤内陷,这也是最容易被发现的乳腺癌的常有征兆。到最后,肿块完全固定,乳房皮肤会出现破溃,出血,并分泌恶臭分泌物,伤口久不愈合。

（2）疼痛:大多数患者在发病初期无疼痛感,只有少数患者会出现钝痛、隐痛、牵拉痛或针刺样痛,多为间歇性,到了晚期会出现持续性疼痛。

（3）皮肤变化:皮肤局部出现下陷,形成"酒窝"状,随后可产生皮下小结节,最后皮肤破溃,形成溃疡。

（4）乳房变化:乳房皮肤某处隆起或凹陷,乳头回缩,固定不动或略有抬高,乳头上可溢出浆液血性、纯血性、乳样或水样液体。

## 2. 预防保健

以下是预防乳腺癌的过程中应该遵循的几项"守则",希望各位女性多加注意。

（1）不乱吃保健品:现在市场上的很多女性保健品,包括不少耳熟能详的知名品牌,都含有一定量的雌激素,会导致乳腺导管上皮细胞增生,甚至出现癌变。

所以，大家千万不要轻信广告，能不吃的，尽量别吃。而且，在选择保健品时，也要弄清楚其中的成分，可以在医生的指导下服用。

（2）生育别太晚：怀孕、分娩、哺乳虽然辛苦，但可以大大增强女性抵抗疾病的能力，这种能力越早获得，对于防止乳腺癌的发生就越有利。有癌症研究中心做过一次调查，发现未生育的女性患乳腺癌的危险比生育过的女性大得多，这种危险，随着年龄的增长而上升，30岁以后才生育的女性患乳腺癌的危险性比30岁以前生育第一胎的女性高出2~5倍。

（3）别大量饮酒：饮酒对于女性来说，其危害要比男性大得多。酒精可刺激脑垂体前叶催乳素的分泌，而催乳素又与乳腺癌发生有关。饮酒妇女患乳腺癌的危险性较很少饮酒者高。因此，女性应戒酒或少饮酒。

（4）少喝咖啡：咖啡、可可、巧克力这些食物中含有大量的咖啡因，黄嘌呤可促使乳腺增生，而乳腺增生又与乳腺癌发生有关。女性特别是绝经前妇女，如果过多地摄取这类食物，乳腺癌发生的危险性就会大大地增加。

（5）多吃豆制品：豆制品中含有一种雌性激素的物质，其中的异黄酮，能有效抑制乳腺癌的发生。因此，女性可经常吃一些豆制品，例如豆腐、大豆、青豆、扁豆等。

（6）多吃鱼类食品：鱼类中含有一种脂肪酸，具有抑制癌细胞增殖的作用，经常适当地多吃些鱼，对预防乳腺癌十分有益。

（7）多吃食物纤维：高纤维食物富含维生素、锌和其他营养元素，可以平衡女性身体内胰岛素的分泌，并调节雌性激素，而胰岛素与雌性激素都影响着乳腺癌的发病几率。因此，女性经常吃高纤维食物，可以降低乳腺癌的患病风险。

（8）经常按摩：久坐办公室女性，白天没有时间做胸部按摩，晚上回到家里，上床休息时，可以做一些简单的胸部按摩，既可以放松胸部，也能促进睡眠，对于抑制乳房疾病也有一定的效果。

（9）保持微笑：微笑使人健康，更容易使人长寿，微笑也可以提高人体免疫力，从而提高抵抗疾病的能力，抑制乳房癌细胞的产生。尤其是白领女性，面对工作的压力以及挑战，要调整自己的心态，保持乐观、豁达的心境，笑对困难，笑对生活，快乐就会多一些，疾病就会少一些。

**健康提醒**

预防乳腺癌，首先要定期进行乳房自我检查。月经正常的女性，月经来潮后第9~11天是检查的最佳时间，方法可分为望诊和触摸。望诊时，正直坐在椅子上，面对镜子，裸露上身，双臂下垂。先看乳房是否对称，其次看双乳的大小、位置高低、颜色是否两侧相同，再看表面情况。触摸主要是用双手检查乳房内有无肿块。检查时取卧位，由内到外，由下到上，轻轻触摸，看有无肿块或硬结。

# 难缠的隐形杀手 —— 宫颈炎

宫颈炎是常见的妇科疾病，多数是由于分娩、流产或手术失败后，细菌侵入引发感染所致。另外，在妊娠期和妊娠后，或是口服避孕药，都容易发生此病。

宫颈炎分为急性宫颈炎和慢性宫颈炎，而以慢性宫颈炎最为多见。引发宫颈炎的主要原因是长期慢性机械性刺激，如性生活频繁、习惯性流产、人工流产术等可损伤宫颈，致使细菌侵入发生炎症，或是因化脓菌感染、阴道内放置或遗留异物、高浓度的酸性或碱性溶液冲洗阴道感染导致。

通常情况下，单纯的宫颈炎不会对健康有太大影响，但因宫颈炎所引起的白带增多、腰痛、下腹胀痛等都会影响人的心情。并且宫颈炎也与宫颈癌有一定的关系，经调查显示，宫颈无糜烂的患者约有 0.39％患宫颈癌，而宫颈糜烂的患者却有 2.05％患宫颈癌。所以说，积极防治宫颈炎，对保障女性健康及防治宫颈癌有重大意义。

## 1. 预警信号

宫颈炎分为急性宫颈炎和慢性宫颈炎，其症状表现也略有不同，具体如下：

（1）急性宫颈炎：有些患者可无症状，大多数患者以白带增多为主要症状，甚至是唯一的症状，白带常呈脓性，并常伴有腰痛及下腹坠痛，有的会出现外阴瘙痒、灼热感、尿频、尿急，少数患者有性交疼痛、出血，体温升高等症状。

（2）慢性宫颈炎：患者会发现白带增多，白带呈黏液状，浮白色或带有血丝，或性交出血，并多伴有外阴瘙痒，腰骶部疼痛，盆腔下部坠痛，经期症状更为明显。

### 2. 预防保健

（1）讲究性生活卫生，杜绝经期性交。先天性糜烂者更要注意。

（2）清洁要适度。目前市场上有很多女性清洁用品，如果选择不当，使用较高浓度的消毒药液冲洗阴道，不仅会影响阴道正常菌群的生长，使其抑制病菌的作用下降，而且会造成不同程度的宫颈上皮损伤，最终出现糜烂。

（3）适当控制性生活。性活动过早、性伴侣过多以及性生活强度过大（每周4次以上），是造成宫颈糜烂不可忽视的原因。

（4）及时有效地采取避孕措施，降低人工流产、引产的发生率，以减少人为的创伤和细菌感染的机会。

（5）防止分娩时器械损伤宫颈。产后发现宫颈裂伤应及时缝合。

（6）凡月经周期过短、月经期持续较长者，应予积极治疗。

（7）定期进行妇科检查，便于尽早发现宫颈炎症，及时治疗，以免造成不可挽回的后果。

**健康提醒**

　　宫颈炎患者多会出现宫颈糜烂，而宫颈糜烂就会增加宫颈癌的患病几率，因此患有宫颈炎的患者应积极治疗。以下给大家介绍3种家庭自疗法，可供患者参考。

　　（1）敷贴法：睡前冲洗阴道，将一枚重1.6克的妇宁栓送入阴道深部，然后将无菌棉球送入阴道口，防止药液外流。

　　（2）熏洗法：将30克蛇床子、10克黄柏、30克苦参、15克枯矾，用水煎，先熏洗后，坐浴阴部。

　　（3）按摩法：首先搓热手掌，然后用手掌向下推摩小腹数次，再用手掌按摩大腿内侧数次，痛点部位应多按摩几次，以有热感为宜，最后用手掌按揉腰骶部数次后，改用搓法3分钟，使热感传到小腹部即可。

## 伸向妇女们的魔爪 —— 宫颈癌

　　宫颈癌是指发生在子宫阴道部及宫颈管的恶性肿瘤。宫颈癌的转移，可向邻近组织与器官直接蔓延，向上可侵犯子宫体，向下至阴道穹窿及阴道壁，向前可侵犯膀胱，向后可侵犯直肠，向两侧可侵犯盆腔组织。也可通过淋巴管转移至宫颈旁、髂内、髂外、腹股沟淋巴结,晚期甚至可转移到锁骨上及全身其他淋巴结。常见的转移部位是肺、肝及骨。

宫颈癌是危害女性健康的三大恶性肿瘤之一,是一种严重危害女性健康的常见病、多发病,我国宫颈癌发病率占妇科肿瘤的第 2 位,每年有 13 万左右的女性发病。在整个子宫的癌症中,宫颈癌就占 75% ~85%。宫颈癌的发病年龄大多在 35~55 岁,20 岁以前发病者极少,60 岁以后发病有下降趋势。有 95% 的宫颈癌发生于已婚女性,而且多是鳞癌,还有 5% 的宫颈癌发生在未婚女性,多属腺癌。近年来,由于人类乳头瘤病毒感染增多,宫颈癌在某些地区发病率有明显上升趋势,而且患病年龄越来越年轻化。

### 1. 预警信号

宫颈癌是女性最常见的恶性肿瘤。作为一个现代女性,你对宫颈癌了解吗?是否更应该引起自己对生殖健康的重视呢? 好吧,请一起来看看宫颈癌的早期三大信号,也许这些文字会对你的健康很有帮助。

(1)接触性出血:表现为性交后或便秘用力后,阴道分泌物中混有滴状鲜血,有时呈条丝状,有时呈暗红色。这些情况大都由本人首先发现。由于一次性交的出血,会让人觉得是性交中的偶然现象,所以很容易被忽略而延误病情。年龄在 30 岁以上,已生育过且夫妻生活在一起的女性,突然出现性交后阴道点状出血,应当加以重视。

(2)分泌物异常:大多表现为白带增多,并伴有颜色与气味的变化。白带增多症状一般晚于接触性出血出现,起初是正常色味,渐渐变为浆液性分泌物,晚期呈"屋漏水"样,恶臭味或米汤样、血样白带。

(3)不规则出血:表现为两次月经期之间的非经期性少量阴道出血与绝经后的阴道出血。前者容易被认为是月经不调,后者易被看做是更年期的表现。但这种不规则的阴道出血的确是宫颈癌的早期信号,一定要多加注意。

### 2. 预防保健

宫颈癌是女性健康的重大威胁,预防宫颈癌应从平时的生活习惯做起,最基本的预防措施应该做到以下几点。

(1)保证性生活卫生,适当控制性生活,坚决杜绝婚外性行为和避免经期性生活。

(2)及时有效地采取避孕措施,降低人工流产、引产的发生率,以减少人为的创伤和细菌感染的机会。

（3）凡月经周期过短、月经期持续较长，或者白带增多，应予积极治疗。

（4）防止分娩时器械损伤宫颈。

（5）产后发现宫颈裂伤应及时缝合。因为，产后如果不注意休息，经常下蹲劳动或干重活，使腹压增加，子宫就会从正常位置沿着阴道向下移位。

（6）定期妇科检查，以便及时发现宫颈炎症，及时治疗。

**健康提醒**

　　在性生活中，男性私处的污垢也会诱发宫颈癌，而且有很多研究提示，男性包皮污垢是造成不洁性生活的主要原因，也是引起宫颈癌的重要原因。不洁性生活在发病诱因上要占到50%以上，因为污垢可以引起女性宫颈炎症以及病毒的繁衍。宫颈癌发生的表面原因有很多，但归结起来主要是与频繁、过度的性生活有关。早婚、早育、性生活过频、多产、宫颈糜烂、性激素失调、精神刺激等都可以诱发宫颈癌。

# 无声的健康隐患 —— 卵巢肿瘤

卵巢肿瘤是目前威胁女性生命健康最严重的恶性肿瘤之一。由于在患病初期很少有症状，致使许多患者错过了最佳治疗期，就诊时70%已属晚期，5年生存率始终徘徊在20%~30%。本病各个年龄段均有发生，但以20~50岁最多见。

卵巢肿瘤通常可分为九大类，分别为：普通"上皮性"肿瘤；脂质肿瘤；生殖细胞肿瘤；性腺母细胞瘤；性索间质肿瘤；非卵巢特异性软组织肿瘤；继发性肿瘤；未分类肿瘤；瘤样病变。

## 1.预警信号

卵巢肿瘤早期多无症状，患者不容易发现，或待肿瘤长大后有并发症时才被患者觉察，如发现下列信号，患者要及时就医。

（1）腹部出现可以触摸到的包块，或患者自觉下腹肿块逐渐增大。

（2）卵巢肿瘤患者一般不会出现腹痛，当突然出现腹痛时，可能是因肿瘤破裂、出血或感染引起的。

（3）肿瘤增大时,会产生压迫感,如出现心悸、呼吸困难、下肢水肿、尿频、排尿困难、上腹不适或食欲减退等。

### 2.饮食调养

卵巢肿瘤患者的饮食调养非常重要,患者饮食宜清淡,少食高剂量乳糖,动物脂肪,霉变、烟熏、含有亚硝酸盐食物,辛辣、油炸、腌制的食物;而应多食用富含纤维素、微量元素食品,如香菇、新鲜的蔬菜、甲鱼、海带、紫菜、牡蛎等。

另外,患者可选用下列药膳方作为辅助治疗,但不可代替常规治疗方法。

（1）商陆粳米大枣粥

配料:商陆10克、粳米100克、大枣5枚、清水适量。

制法:先将商陆用水煎汁,去渣,然后加入粳米、大枣煮粥。

用法:空腹食之,微泻为度,不可过量。

功效:通利二便,利水消肿,适用于卵巢肿瘤排尿困难所致腹水。

（2）参芪健脾汤

配料:高丽参10克、黄芪10克、党参18克、山药18克、枸杞子15克、当归10克、陈皮5克、桂圆肉14克、猪排骨300克、清水适量。

制法:高丽参、黄芪等中药洗净后放入布袋中,扎紧袋口,和排骨一起加水煮。先大火后小火,煮2小时。捞出布袋,将袋内主料和汤一起倒入碗中,再加入盐、胡椒等调味品即可。

用法:吃肉喝汤,每次1小碗,每天1次。以上物料可做出5小碗。多余的放入冰箱保存。

功效:补气益肺,健脾开胃,适用于术后调理。

（3）桑寄生鸡蛋

配料:桑寄生30克、鸡蛋2个。

制法:将桑寄生洗净后切成薄片,与鸡蛋加水一起放入锅中煮熟。取蛋去蛋壳后再文火煮4分钟即可食用。

用法:每天2个,常服。

功效:疏肝理气,健脾益气。

（4）排骨扁豆苡仁汤

配料:扁豆30克、苡仁30克、猪排骨250克。

制法:加水熬汤,盐油调味服用。

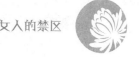

用法：每天1剂，常服。

功效：行气散结、消积化瘀。

**健康提醒**

卵巢深居在盆腔，初期腹部外摸无法摸到肿块，随着肿瘤渐渐增大能见到腰围增大，或感觉似有轻度的腹胀。由于恶性肿瘤生长迅速，一旦出现明显的病情症状时，往往其病变多属晚期。因此，医生提示：要警惕此种妇科常见病，加强自我监督。

建议在清晨醒来时，空腹并排空大小便，在床上取仰卧位，屈髋屈膝，腹部放松，用手指尖压下腹各部，尤其是两侧，仔细触摸有无包块。这样，有可能早期自我发现肿物。对于体瘦、肤软的女性易自摸自检。

另外值得注意的是，女性的发胖，特别是中老年发胖的妇女，在不少人看来，身体发胖是正常的事，然而，当你身体突然"发福"时切莫大意，或许此时妇科肿瘤正在悄悄向你走来。

# 子宫的不速之客——子宫肌瘤

子宫肌瘤是最常见的女性生殖器良性肿瘤，是由子宫平滑肌细胞增生形成的，故又称为子宫平滑肌瘤。本病多见于30~50岁女性，以40~50岁发生率最高，约占51.2%~60.9%。有关资料显示，子宫肌瘤女性终身发病率在20%~25%，而30~50岁的女性发病率为30%~50%。

子宫肌瘤被称为"妇科第一瘤"，生长在子宫壁内，或是由一根纤维茎附着在子宫壁上。发病原因可能与卵巢激素有关，绝经期肌瘤会逐渐萎缩，若出现增大的情况，要警惕有肌瘤变性。子宫肌瘤可引起月经不调、腹部肿块、疼痛、白带增多、不育等症状，严重影响了女性的身心健康，国内外均有调查显示，患有子宫疾病和子宫切除的女性，其离婚率较正常女性高20%以上。因此，广大女性朋友一定要爱护子宫，重视子宫病，别让子宫疾病扰乱夫妻生活，危害身心健康。

**1. 预警信号**

子宫肌瘤大多数可以早期发现，如女性出现下列5种情况，要引起警惕，应到医院进一步检查确诊。

（1）月经改变：正常的月经周期发生异常变化，经血量增多，经期过长。

（2）下腹部肿块：在下腹部可摸到一肿块，如梨子大小，特别是在膀胱尿液充盈的情况下，肿块更容易触摸到。

（3）疼痛：大多数子宫肌瘤的患者无疼痛感觉，但少部分患者可出现痛经或下腹疼痛。

（4）压迫症状：有的患者会出现排尿困难，腰酸腰痛的症状。这是由肌瘤生长在子宫下端，压迫膀胱引起的。

（5）不孕：肌瘤可导致子宫变形，使受精卵着床不利，从而引起不孕现象。

### 2. 预防保健

（1）保持外阴清洁、干燥，内裤宜宽大。若白带过多，应注意随时冲洗外阴。

（2）对于盆腔的良性病变，应避免不加选择地采用放射治疗，过多接触放射线，有可能导致肌瘤的发生，不要忽视。

（3）由于肌瘤的早期发现与诊断较为困难，故对绝经期前后的女性，最好每半年作一次盆腔检查及其他辅助检查。任何年龄的女性，如有阴道异常分泌物或下腹不适，宜及时诊查。

（4）女性在经期及产后要特别注意个人保健，严禁房事，保持心情舒畅，情绪稳定，尽量减轻来自工作、学习、生活中的各种竞争压力，切忌忧思烦怒，学会自我调整。注意保暖，避免受寒和淋雨，保持气血顺畅，机体健康。

### 3. 饮食调养

（1）饮食宜清淡，不吃羊肉、虾、蟹、鳗鱼、咸鱼、黑鱼等发物。

（2）忌食辣椒、麻椒、生葱、生蒜、白酒等刺激性食物及冰冻食品。

（3）禁食桂圆、红枣、阿胶、蜂王浆等热性、凝血性和含激素成分的食品。

（4）常吃富有营养的干果类食物，如花生、芝麻、瓜子等。

（5）多食瘦肉、鸡肉、鸡蛋、鹌鹑蛋、鲫鱼、甲鱼、白鱼、白菜、芦笋、芹菜、菠菜、黄瓜、冬瓜、香菇、豆腐、海带、紫菜、水果等。

**健康提醒**

确诊为子宫肌瘤后，应每月到医院检查一次。如肌瘤增大缓慢或未曾增大，可半年复查1次；如增大明显，则应考虑手术治疗，以免严重出血或压迫腹腔脏器。患子宫肌瘤的女性在做人工流产后，子宫恢复差，常会引起长时间出血或慢性生殖器炎症，在康复之前要避免再次怀孕。

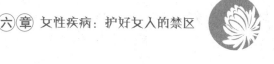

# 健康晚年的绊脚石 —— 更年期综合征

更年期是卵巢功能由旺盛到逐渐衰退，最后完全消失的一个过渡时期。在更年期内，由于生理功能变化而出现一系列植物神经功能失调和内分泌功能减退的表现，统称为更年期综合征。其主要表现为面部潮红、心悸、头晕，伴有耳鸣、眼花、记忆力减退、失眠、焦虑、抑郁等症状。

女性的更年期通常出现在45~55岁，约15%~25%的女性没有异常感觉，75%~85%的女性出现程度不等的症状，15%的女性因症状严重，需要进行治疗。据我国有关数据显示，我国更年期女性人群约1.2亿，约占全球的23%。有90%以上的更年期女性会出现绝经症状，约一半女性认为绝经影响了生活。

## 1. 预警信号

女性更年期综合征表现各异，轻重程度不同，主要有以下几个方面。

（1）月经紊乱是更年期女性身体最先出现的症状，主要表现为月经提前，持续时间缩短，经量减少，然后出现停经。有的患者会在停经以后出现子宫出血，持续2~4周甚至更长时间，也有极少数患者会出现突然停经。

（2）潮红、出汗是大多数更年期患者的症状，发作时，患者会感觉有一股热气从胸部向颈部、脸部上冲，然后出现局部发红、出汗现象，也有少数患者表现为怕冷、面色苍白，持续时间从几秒到几分钟不等。

（3）更年期的患者常感到浑身不适，如头痛、头昏、胸闷、心慌、胸前区不适，但检查又没有身体异常的情况。

（4）精神状态与心理变化也是更年期的主要症状，表现为精神抑郁、失眠多梦、情绪低落、注意力不集中，常有孤独、空虚、寂寞感，也有的患者会变得易烦躁激动，敏感多疑，喜怒无常，甚至神志错乱，损人毁物。

## 2. 预防保健

更年期是女性生命中的一个特殊时期，更年期的到来，在影响女性生理的同时，对其心理的影响更大。许多进入更年期的女性整日为自己的衰老而忧心忡忡，再加上繁重的家务、工作的压力，常会胡思乱想，忧郁烦躁，甚至悲观厌世，给自己和家人带来很多困扰。所以，更年期的健康保健显得尤其重要。

（1）了解更年期相关知识：通过阅读相关资料，认识到更年期只是一个自然的生理过程,这很重要,它能帮助你正确对待更年期出现的症状,而不是战战兢兢地把它当成什么大病。

(2)讲究更年期个人卫生:进入更年期,牙齿开始松动,咀嚼功能下降,应养成良好的口腔卫生习惯。更年期皮肤的保护作用减弱,应经常洗澡,勤换内衣,不用肥皂洗澡,以防皮肤油脂过多洗去,引起感染。另外,应每天冲洗外阴部,以保持清洁与舒适。

(3)保持心理平衡:对于更年期的女性来说,心态显得尤为重要。保持乐观、自信的心态,对于消除恐惧和焦虑有很大帮助。

(4)合理的膳食:由于更年期女性的胃肠功能吸收减退,所以对于动物脂肪、糖类胆固醇和盐的摄入应加以限制,应该补充维生素、微量元素、钙和纤维素,以及奶类、鱼类、海产品、瘦肉、豆类、香菇、黑木耳等富含优质蛋白的食品,以维持人体的正常代谢。

(5)注意劳逸结合:工作后要注意休息,生活要有规律,睡前不饮酒,不喝茶,不看惊险和悲惨的影片,以保持良好的睡眠。

(6)坚持适宜的运动:进行适当的体育运动能够增强体质,延缓衰老,使自己有充沛的体力和精力投入到工作和生活中。

(7)适度的性生活:合理适度地安排性生活,有益于身心健康。

(8)定期做妇科检查:与其他年龄层的女性相比,更年期女性发生肿瘤的几率增高,所以应定期做妇科和乳腺检查,以达到早预防、早知道、早治疗的效果。

(9)防治异常出血:对于更年期后的出血,千万不能置之不理,而应该谨慎对待。一旦有异常情况出现,要及时诊治。

(10)营造健康和睦的家庭氛围:健康和睦的家庭氛围,不但可使更年期女性心情舒畅,解除烦恼,而且可以化解来自工作和生活中的不良刺激,建立信心。

**健康提醒**

保持心理平衡是健康度过更年期的重点。临近或进入更年期后,许多女性会由于身体的不适导致性格发生大的变化,精神压力过于沉重,而精神压力大又反过来加重更年期时的各种症状,这样就会形成一种恶性循环。如果有一天,这种压力大到一定的限度,就可能导致精神崩溃。因此,对于处在更年期的女性来说,保持心态的稳定最重要。

# "性福"背后的隐患 —— 女性淋病

女性淋病是一种由尿道、子宫颈、直肠、咽或眼的上皮被奈瑟淋球菌感染所致的传染性疾病。本病传染性强，潜伏期短，发病率高，是一种在世界上广泛流行的性病。据统计，全世界每年约有 100 万人感染上淋病，在传染病中仅次于流行性感冒而位居第二。

在我国，淋病的流行也十分严重，高居性病发病率的首位。基因诊断中心性病专家门诊每年接诊性病患者 2 万多人，而淋病约占到 60%，男性患者多于女性患者。淋病通常在每年的 7~10 月份发病率最高，而 12 月份至来年 3 月份发病率最低，具有明显的季节性。其主要传染源是淋病患者，性接触传播是主要的传染方式，成人患者绝大多数是通过性交感染导致的，男性和患病的女性一次性交后可有 25% 的感染几率，性交次数越多，感染机会越大，也有很罕见的患者通过污染物感染的。

## 1. 预警信号

由于淋球菌最容易侵犯泌尿生殖器官柱状上皮与移行上皮形成的黏膜，所以淋菌性尿道炎、前庭腺炎、子宫颈内膜炎以及盆腔炎，其在发病时，会出现相应的疾病信号，具体如下：

（1）淋菌性尿道炎：通常在性行为发生后 2~5 日发病，出现尿痛、尿急、尿道口红肿、脓性分泌物，患者在排尿时，会有烧灼感等。

（2）淋菌性前庭腺炎：前庭腺会出现明显的红、肿、热、痛等反应，甚至出现前庭腺脓肿。

（3）淋菌性子宫颈内膜炎：患者会出现子宫颈充血、水肿，触之有疼痛感，并出现大量脓性白带。

（4）淋菌性盆腔炎：主要的症状表现为月经周期延长，经血量增多，经期后有高热、寒战、恶心、呕吐、头痛、食欲减退等，也有的患者会出现腹部疼痛，腹部触到肿块等。

## 2. 预防保健

淋病是危害性比较大的一种性传染病，在预防上可遵循性传染病的一些原则，如：提倡洁身自好，杜绝不正当的性行为；提倡洗淋浴，尽量不去公共浴池；患者要隔离治疗,防止传染给家人;淋病女性患者在没痊愈前,不得生育。

另外,淋病患者在饮食上也要多加注意,饮食宜清淡,多喝水,禁食辛辣食物,禁止饮酒,否则会使病情加重或复发。下面介绍一些食疗方供治疗参考。

（1）冬葵汤

配料:冬葵 200 克

制法:煮汤食。

用法:适量服用。

功效:适用于淋病属湿热证者。

（2）滑石粥

配料:滑石 30 克、瞿麦 10 克、粳米 50 克。

制法:先将滑石用布包扎,再与瞿麦同入水中煎煮,取汁,去渣,加入粳米煮稀粥。

用法:空腹服用。

功效:适用于淋病属湿热证者。

（3）石韦汤

配料:石韦 15 克、连线草 15 克、猪鬃草 15 克。

制法:水煎取汁。

用法:代茶频饮。

功效:适用于各型淋病患者。

（4）葵根饮

配料:冬葵根 30 克、车前子 15 克。

制法:煎汤取汁。

用法:代茶饮。

功效:适用于各型淋病患者。

**健康提醒**

淋病是危害较大的性病之一,主要通过性接触传播。所以,我们大可不必谈虎色变,危言耸听,只要做到洁身自好,就完全可避免淋病的发生。那些住旅馆、洗澡都担心传染的人是过于忧虑了,这种担心是完全没有必要的。

第七章

两性生活：和谐性爱更健康

性是生命的延续，爱是人与人之间的亲密。在这个信息奔涌不息的时代，曾经的各种性禁忌被纷纷推翻，性无处不在。但是，在欲望和不加节制的背后，人们正在陷入另一种困境：健康危机，激情丧失等等。女人的婚姻幸福需要性爱的和谐，幸福的女人在经营婚姻的同时更需懂得，并享受性爱的美好。因此，现代女性要把关注两性健康作为贯穿一生的功课，尊重自然规律，做好自我保健，这样才能拥有长久和谐的"性福"。

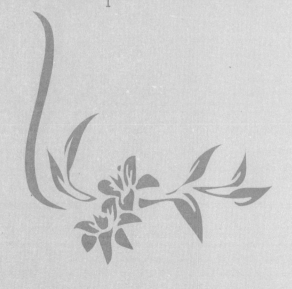

# 性爱，为女人健康加分

性爱不仅仅是为了满足欲望，它是保证人体健康的一个重要生理环节，规律的性爱，可以为你的健康加分。

### 1. 性爱可推毁压力，舒缓紧张

在进行性爱的过程之中，人体荷尔蒙的释放使我们无法感到压力。这个反应甚至可以维持数小时之久，直至荷尔蒙的水平恢复整个身体系统的正常水平之中。

### 2. 和谐性爱有助消除失眠

所有人都渴望有个深沉、甜美的睡眠，但是各种各样的原因导致的失眠，经常困扰着大家。特别是女性，更容易失眠。

而当经历一次和谐的性生活后，紧张激动的身体开始放松，肌肉也在满足之后的疲倦中得以舒展，睡意自然而然地袭来，有助于消除失眠症。而且性生活越是美满，事后也越容易入睡。

### 3. 性爱有助于女性阴道的消毒

实验证明精液中有一种抗菌物质 —— 精液胞浆素，它能杀灭葡萄球菌、链球菌、肺炎球菌等致病菌，所以可以帮助女性生殖器免遭微生物的侵袭。

长期没有性生活的女性，更容易患阴道炎、子宫内膜炎、输卵管炎等病症。

### 4. 性爱可以保持青春

专家指出，假如你不使用你的性器官，那么它会倾向于退化。性生活可提高阴道的润滑程度，并且滋润阴道。

### 5. 性可以提高自信心

你有定期的性生活，表现出你和你的伴侣已爱着对方。性爱时易于达到高潮会觉得自己更有吸引力，提高你的自信心。

### 6. 性爱能够改变你的外观

性爱时的刺激和运动会导致肾上腺素产生。这些荷尔蒙能够提高皮肤的透明度，使它看起来明亮透彻一些，人亦漂亮一些。

### 7. 性爱使你和你的伴侣更亲密，包括情绪上和肉体上

当你和你的伴侣的关系倾向好的发展时，你俩的性生活也会倾向更好。你们可以通过性来向对方作好的沟通，从而更显恩爱。

### 8. 性爱可减轻经期前综合征

女性在月经前的 5~7 天内,流入骨盆的血液增加,有可能引起肿胀和痉挛,导致腹胀或腹痛。而性生活中的肌肉收缩运动,能促使血液加速流出骨盆区,进入血液总循环,而减轻骨盆压力,从而减轻腹部不适。

### 9. 性爱可以帮助延寿

有证据显示,婚姻美满的女性较单身和离婚的女性更长寿,当中与美满婚姻与性生活有莫大的关系。不论生理上和心理上,做爱有益健康。

### 10. 性爱对心和血液循环系统有裨益

性爱可提高你的心跳率和血压。假如你有激烈的运动,可对心血管系统达到良好的运动量。专家表示,偶尔加速你的心跳率不会有任何害处,这是舒展你的心血管系统的另一种方法。

### 11. 性爱燃烧卡路里,有助保持苗条

据调查显示,一个热烈的接吻燃烧 12 卡路里,而十分钟的爱抚亦可燃烧 50 卡路里。既使最迟缓的同房每小时也可燃烧 200 卡路里。假如在这过程中你非常之热烈和兴奋的话,燃烧五六百卡路里也是完全可能的。

 **健康提醒**

　　和谐的性生活与良好的心理因素紧密结合,是达到优生的重要条件。做爱时,双方的注意力要集中,完全排除其他干扰。男女双方都有做爱的要求,并为此感到轻松愉快,而不仅仅是单方需要,或者视为负担。

　　男女双方都有正常的性冲动和性欲望,而不仅仅是一方。男女双方要在高度的愉悦、兴奋、满足、舒坦中完成性行为,而不是索然无味。

　　性交过程中,夫妻双方兴奋、欢快、激动的情绪应趋浓烈,并互相感染、激励、影响对方。如果一方的一言一行,甚至表情、呼吸、语调、姿势等方面,显出不自然、勉强或者为难的表示,就会削弱对方欢愉、欣快的情绪。

　　并不是每次性生活夫妻双方都要具备这些特点,有时因偶然因素,使性生活不尽如人意,缺乏正常性快感,只要对方体谅,就能在以后的性生活中得到补偿。

　　据夫妻性生活的心理特点,为保持性生活的和谐,提高满意度,避免心理性的性功能障碍,夫妻双方同房时应创造良好的环境,排除一切情绪干扰,全身心地投入到做爱之中,并同步进入性兴奋、性高潮期,和谐地度过消退期,正确对待和妥善处理性生活中可能出现的种种问题。这样,就能使夫妻性生活保持最佳心理状态,获得很大的精神愉悦。

# 女人性健康的八个注意点

无论如何，在性爱中，女人到底还是比男人更容易受到伤害。所以，我们应该更懂得保护自己。以下关键词，都事关女性的身体健康，或许有的与你无关，但了解多一点，给自己的呵护和提醒便多几分。

### 1. 安全套

如果你没有怀孕的打算，我们的建议是请全程使用安全套。虽然也不是100%保险，但相比其他的避孕方法来说，怀孕的风险要小许多。男人有可能不喜欢戴它，但切记承担风险的不是他们而是你。

### 2. 安全期

要算出你的安全期，需要做长达6~8个月的准备工作：把每个月来月经的第一天记录下来。把最短周期时间减去18，最长周期时间减去11，两个结果之间的日子就是你的排卵期。比如说，你最长周期是31天，最短是24天，31-11=20，24-18=6，于是月经第一天算起的第6天到第20天就是排卵期。在排卵期之外的日子、也就是所谓安全期做爱，即便没有使用避孕方法，怀孕的几率也会小许多。

### 3. 自慰

在不触犯你的宗教前提下，不用为你的自慰行为感到自责或者羞耻，自慰是世界上绝大多数的男人女人都曾经做过的事儿。除了干净的手指和专门的用具，如果没有特殊癖好的话，不建议把其他异物塞进阴道。尤其是一些色情片里出现过的蔬菜或水果，含酸性物质很可能破坏阴道内的平衡。

### 4. 清洗

不反对清洗，但不要太频繁，洗液更是要慎用。一般说来，阴道如果是健康的，就不用清洗。它的内表黏膜会不断产生分泌物，太频繁的清洗可能破坏阴道的菌群失衡，即使是月经期间也是这样。另外，不要相信体内射精后马上清洗能避孕的鬼话，因为在短短的15秒钟之内，精子已经穿过子宫颈，潮水般地涌向子宫内，怎么洗都无济于事。

### 5. 口服避孕药

据统计,现在每年全球要吃掉 19383 亿粒口服避孕药。因为把妇女从生育中解放出来,口服避孕药的发明者皮克斯医生也被认为是 20 世纪最伟大的人之一。你可以选择长期服用,也可以选择事后服用。目前医学界一般认为,超过 35 岁的女性以及有抽烟习惯的女性不适宜长期服用避孕药。

### 6. 情趣用品

作为性爱的延伸,使用它们的目的是为了丰富你的性生活,而不是取而代之,也不可以成为性生活的长期替用品。如果感兴趣,但又不好意思在商店购买,可以邮购或者在网上购买,它们会被装在不透明的深色无商标盒子里送到你的手上。情趣用品可能会帮你在性爱中获益良多,但不要和他人共享,因为那样可能传播细菌和传染病。

### 7. 交换、群交

据说有些夫妇开始尝试这样的高危险性行为。西方性泛滥时期最常见的事情,目前以俱乐部的形式在中国的暗角中潜藏。不管是从道德还是从健康的角度出发,都应该坚决拒绝这样的性邀请,更何况它是违法的。

### 8. 艾滋病

性交是艾滋病最主要的传播方式。避免体液的接触是切断这条传播途径唯一行之有效的方法。所谓体液包括血液、精液、乳汁和阴道分泌物。唾液中有时也有,但浓度可以低到不能进行传播。尿液、汗水和粪便中不含艾滋病毒。要注意的是,口交传播是性交传播中的重头:人的口腔内常常有细小的、无法感知到的伤口,当它与精液或阴道分泌物接触的时候,被感染也就难免了。

**健康提醒**

包皮包裹整个龟头,将其向根部牵引亦不能暴露龟头,医学上谓之包茎。包茎往往不为人们重视,其实危害甚大。包茎使得龟头和阴茎体交接处的包皮垢长期积聚,刺激阴茎容易引发炎症,久而久之会致癌症,包茎的男子阴茎癌的发病率高。而且包茎的男子,难以洗去包皮垢,在性生活时,往往将包皮垢送入女子的阴道,易使女性生殖道发炎。久而久之,亦会导致女子生殖道癌。如果遇到这种情况,你可以与丈夫商量,去医院做包皮环切手术,以解除隐患。

# 性事中的"红色警报"

夫妻之间和谐的性生活，可带来温馨、欢愉和满足，增进夫妻双方的"向心力"，有益于身心健康。然而应该了解，夫妻中一方或双方患有某些潜在性疾病，可能在性事过程中或事后显露出来，需要留心观察。

子宫颈癌是妇女常见的癌症之一，在女性生殖器官癌瘤中占首位，且在妇女各类恶性肿瘤中也最多见。接触性出血则常常是子宫颈癌的早期症状之一，往往在性生活之后发现阴道流血。这种阴道流血极不规则，一般先少后多，时多时少，但也有个别患者初次接触性出血即为大量流血，常是小动脉割裂所致。

房事后尿血，亦是值得警惕的病变信号。不少患有尿路结石、膀胱癌的病人，平素泌尿系统症状可能不甚明显，或是很轻微而未能予以重视。然而在性生活过程中，由于膀胱后壁受到阴茎冲击，可加剧结石机械性摩擦或触发病灶出血。性生活时，盆腔器官处于高度充血状态，会使病灶原有的轻微渗血随之加重或转变为明显出血。房事过程中，阴道、子宫、输卵管、膀胱、输尿管、尿道都处于收缩状态，甚至可能有阵发性痉挛，如果输尿管下段或尿道中有结石，就可能发生蠕动，局部黏膜极易被磨损，导致房事后尿血。

此外，性事过程中或事后发生的头痛、头晕、气短、胸闷、腹痛、腰痛等症候，都不应忽视。当然，其中有些情况可能是一时性的，经稍事休息就会好转以至消失。但是，相当一部分症状是疾病的"报警信号"，不可掉以轻心，等闲视之。夫妻双方都应在房事时及房事后，留意观察对方的面色、表情、动作等等，以求及早发现问题。

房事后发现脑血管意外、心肌梗死等严重疾患的例子也不少见，只要留心观察，及时就医，就能化险为夷。

由此可见，夫妻双方在性生活中注意发现隐性疾病，亦是健康监护的内容之一，对疾病的防治和维持家庭幸福，有着相当重要的意义。

**健康提醒**

早晨做爱不失为白天拼命族的好选择。休息了一个晚上，体力充沛、神清气爽，容易获得性高潮。可是，做爱之后，麻烦却出来了，持续一段时间的早晨性爱之后，很多女性都出现了腰部胀痛不适的感觉。原来，早晨做爱也有其弊端。

早晨性爱后的腹痛不是性生活过度所致，也不是其他疾病的表现，这时的腹痛与盆腔淤血有关，是晨爱引起了盆腔淤血。早晨做爱为什么会导致盆腔淤血呢？

应该说，无论是夜晚做爱还是清晨做爱，都没有什么不好的，关键是夫妻双方，尤其是妻子做爱后必须得到充分的休息。因为女性在达到性高潮时，盆腔及性器官都会充血，性高潮过后，充血要过一段时间才会消退。如果得不到充分休息，时间久了就会出现腰酸腹胀的感觉，有的甚至形成条件反射，只要性交达到高潮，就会有腰酸腹胀的感觉。久而久之就会导致盆腔淤血。

在此建议，因平时工作繁忙而喜欢将性生活安排在清晨的夫妻最好留出一定的时间，做爱完毕后起码要休息半个小时，这样就可避免发生盆腔淤血症了。

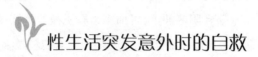

# 性生活突发意外时的自救

性活动过程中，若方式或行为不当，便会导致很多意外出现，对这些难以启齿的问题应该学会自己对症处理。

### 1. 下腹坠胀

女性在性兴奋时，大量血液涌入盆腔组织形成充血状态，如果未能达到性高潮，则盆腔充血状态消退得很缓慢，这时约 10% 的人会感到下腹坠胀、背部下方酸痛等不适感。这时应该平卧，用一只枕头把臀部垫高，每次半小时，每天 3~4 次，可帮助血液反流，必要时可服阿司匹林等药物。当然，最根本的预防方法是提高性生活质量，达到性高潮时肌肉和性器官强有力地收缩，便可以使充血状态迅速消散。

### 2. 性生活过敏

性生活过敏的发生，大多是由于对双乳胶（制造安全套的基本原材料）和对其他避孕用具或药物不适应，女性常会感到阴道刺痛、烧灼。一旦有过敏反应，可用水、湿毛巾或纸巾擦去或灌洗除去残留的液体、霜剂之类，然后洗个温水浴。

外阴部可冷敷以减轻肿胀,必要时可以服用一些属于非处方药类的抗组胺药物。如果感到气短、心慌、关节疼痛、肿胀,或身上任何部位出现红疹、荨麻疹时,必须立即去医院就诊。

### 3. 背部扭伤

无论什么原因或姿势造成的背部疼痛,都应立即停止性活动。正常的性生活是不应该疼痛的。性生活中背痛多见于背部肌群相对较薄弱的女性,处理的方法是立即屈膝侧卧,两膝之间放一个枕头,并局部冷敷。

### 4. 安全套脱落

很多的已婚者都经历过安全套脱落、破裂的意外。发生这样的事完全不必紧张,72小时内口服两次紧急避孕药即可。假如安全套脱落在阴道内,只需轻轻捏住其根部拽出即可。而不要灌洗阴道,那样反而会把精子推向深处。

### 5. 房事"两感症"

房事两感症系男女房事之后体力消耗太大,尤其是房事时没有注意避风寒,周身大汗后又没有注意保暖和休息,身体受到风邪、寒邪的侵袭而发病。此时应该注意保暖,腹痛程度轻微的可自行好转、消失,难以忍受时则须去医院治疗。

**健康提醒**

　　不少夫妇暂时因工作、学习等情况不能长期在一起生活,对此,更应重视其避孕。因为分居时间较长,一旦分居,探亲时性欲就比较强,同房的次数就更多一些。一般说来,两地生活的夫妇最好不用避孕环避孕,因为一年当中在一起的机会不多,而避孕环长期在子宫腔内,有个别人会出现月经量多或月经淋漓不净等现象。服长效避孕药也没有必要,只要在探亲时采取临时避孕即可。可选用安全套或子宫帽加避孕药膏,这种避孕方法既简单又可靠,可随时应用。探亲结束时,即可停用,不受月经周期限制。除此之外,还可选用探亲避孕药。团聚时间超过半个月者应改用短效口服避孕药。

## 婚前自慰,当心不孕

　　某医院曾收治一位不孕的少妇,经身体检查发现是输卵管梗阻,经问诊她没有过婚前性行为,也没有发生过生殖系统严重的炎症或病变,再了解才知道她在少女时期曾染上了顽固性手淫的习惯,据此医生分析其不孕症应与她少女时期过度手淫有关。

手淫对身心健康的影响在性别上有着显著的差异。一般来说,适度手淫对男人而言没有什么损害,对缓解性紧张还较有益处;但未婚女性手淫,即使不经常也可能造成程度不同的危害,而频繁又强烈的手淫则会引起多种不良后果,最突出的后患就是导致不育。据有关调查表明,近年来少女手淫的发生率呈明显上升的趋势,这与一些手淫无害的宣传有一定关系,也与社会风气趋于开放且许多媒体中性镜头表现过多有关,结果使女性不孕症的发生率也同时增高。

生殖系统感染是不育的重要根源,也是女性手淫的苦果之一。未婚女性阴道防卫功能尚不十分健全,阴道黏膜比较脆弱,在异物的刺激下容易发生充血水肿及黏膜损伤,从而为病菌侵入大开方便之门。如果手淫工具不卫生,那就更易发生感染。如有的女性喜欢用果蔬进行手淫,其上的农药或病菌对阴道黏膜会造成严重损伤,甚至导致农药中毒。有些女性喜欢用圆滑的玻璃制品当做手淫工具,结果玻璃破裂嵌入阴道,引起阴道外伤乃至大出血。更多的女性用手指进行手淫,手指因接触多种物品难免带有许多病菌,尤其是指甲缝中藏垢带菌,后患无穷。上述的种种不洁手淫,往往容易导致发生阴道炎、宫颈炎、子宫内膜炎以及输卵管炎。严重者还可以导致腹膜炎、败血症等。反复的炎性破坏,输卵管内膜及肌层均可导致创伤如瘢痕形成、黏膜纤毛坏死最终会导致输卵管的梗阻及蠕动功能障碍,婚后可严重影响卵子、精子的运行及受精卵着床,导致不孕或宫外孕。经常手淫的未婚女性,盆腔淤血综合征、痛经等病症的发生率也相当高。手淫造成的心理障碍,也可造成不育。有些女性由于频繁手淫,身体罹患疾病,加上婚后性生活难以获得理想的效果,结果思想负担重,有的人还可发生性冷淡,给生育增添了许多困难。

另外,有些女性对生殖器官的位置不清楚,手淫活动中常将尿道误认为阴道同样能得到舒服和满足感。据研究,尿道具有一定的"吞咽"能力,加上女性尿道比较短和直,当用较短的异物作为手淫工具时,尿道很容易将异物吸入膀胱内,如果害怕遭到他人嘲笑,不敢暴露真相,不愿去医院诊治,很容易发生急性尿潴留及泌尿系统反复感染与生殖系统感染,它们可互相影响并可能形成恶性循环。

婚前手淫是很多女性不可回避的问题,适度的手淫能缓解性紧张,偶尔为之未尝不可，但一定要注意卫生，尤其是阴道出现不适时应及时就医。未婚女性最好还是将主要精力放在学习、工作和有益的爱好上，并学习和正确理解性知识，坦然对待性问题，尽量避免手淫，以保证婚后有正常的性生活和生育能力。

**健康提醒**

性医学专家分析认为，少女在青春期如偶尔手淫数次，对平衡性情感是有益的，但是若失去理智而沉溺于长期手淫，则可导致婚后性冷淡。因为手淫刺激性很强，会使阴部的性敏感降低。结婚后，女性达到性高潮的时间本来就较男方要慢，正常的性交一般没有手淫来得强烈且来得快，男方不能适应女方的快感高潮，进而造成女性性高潮的缺乏。女子在正常性交过程中，一旦没有获得性快感与性满足，就会产生抵触情绪，厌恶性生活，甚至有可能仍然在婚后继续用手淫来自慰，造成婚后性生活不和谐，影响婚姻关系，导致性冷淡。

为此，性医学专家指出，为了防止婚后性冷淡而影响夫妻感情，未婚少女应戒除手淫的不良习惯，这是求得婚后家庭幸福的一个值得注意的问题。另外，对于离婚或丧偶的妇女来说，也同样存在这一需要注意的问题。

## 在两性相处中女人也要知书达理

如果你想吸引优雅、迷人、有风度的绅士，你自己就要努力成为优雅、迷人、有风度的淑女。像其他方面一样，性也应该有它的礼节。

### 1. 不要追问对方的情史

"你有过几个女朋友？和她们发生过关系吗？"这样的问题实在没必要，除非你自认为就算知道了也不追究。最怕就是明知自己承受不了，还一个劲儿地追问。如果他坦诚地告诉你一切，你要用平常心对待。小小的妒忌无伤大雅，还能证明你很在乎他，不过"醋坛子"能够彻底毁掉你的淑女形象。过去有过几个女朋友并不重要，过去的已经过去了，重要的是现在他是不是对你好。

### 2. 不要坦白自己的情史

约会的时候，你不要告诉对方我有过几个男朋友，他们都是谁。如果对方问起，你就说"无可奉告"，若他真想知道，也能从其他渠道了解。你和多少男士交往过并不重要,重要的是此时此刻。还有一点,真正的淑女不会到处炫耀自己曾经俘虏过多少男人的心。对于情史的问题,你的态度是"莫问,莫讲"。

### 3.把现男友和前男友进行比较是淑女的大忌

任何情况下、任何形式的比较都不应该,要相信此时的他就是他,而不是比王某老一点、比林某胖一点、比张某穷一点的那个人。

### 4.主动保护自己,自带避孕套

就算你的伴侣不注意,你也要为自己着想,要知道如何保护自己 —— 你一定不想意外怀孕或感染性病吧!性愚昧永远不该和淑女联系在一起。

### 5.注意自己的体味

一个淑女应该永远都是香香的,不只是香水味,还有你的衣服、头发、手脚、口腔和身体私密处的气味。所以请一定勤洗澡、勤换衣。吃过大蒜、洋葱和其他气味强烈的食物后请一定刷牙或用漱口水。如果你腋下异味很重,请一定使用止汗剂。还有一点非常重要,女人应注保持"私处"的清洁。如果你发现那里有不好的异味,就立刻清洁,要是持续这样的话,很可能是因为有了疾病,要快去看医生。没有男士会对身上有异味的女士感兴趣,"性趣"想都不要想!

### 6.耐心了解伴侣床第间的需求(当然,他也应该耐心了解你的需求)

如果你不想做就说出来,不要强迫自己。真诚的交流是高质量性爱的催化剂。当你的伴侣了解到哪些可以做,哪些不能做以后,他应该尊重你的意愿,你也一样。

### 7.做爱过程中适当的回应和鼓励必不可少

绝大多数男人被赞美以后会雄风大振,如果你不习惯说"脏话",叫床也不错。

### 8.爱情和享受性爱并没有冲突

不要受繁文缛节的拘束,享受性爱的美妙怎么做都不过分。不妨做个有冒险精神的淑女,大胆尝试新鲜事物。

### 9.做爱的时候关掉电话

无数次在电影或电视里面看到做爱被电话打断的情节,要知道其间接电话对伴侣和打电话的一方都不礼貌,所以还是关掉电话最好。淑女应该学会使用性感内衣来让自己更有魅力,特别是对于懂得欣赏这一闺房情趣的男人。

**健康提醒**

　　妇女绝经后，由于卵巢功能的衰退或消失，体内性激素水平明显降低，阴道黏膜随之萎缩、变薄，常常会出现阴道干涩现象。但中、青年妇女发生阴道干涩，一般不是由体内性激素水平明显降低所致，有可能是因为缺乏维生素 $B_2$。

　　维生素 $B_2$ 是体内进行物质氧化所必需的物质。通常情况下，缺乏维生素 $B_2$ 时人体会出现口角炎、眼睑炎、结膜炎、唇炎、舌炎、耳鼻黏膜干燥、皮肤干燥脱屑等症状。除此之外，维生素 $B_2$ 还与性生活的质量密切相关。当人体缺乏维生素 $B_2$ 时，人体腔道内的黏膜层就会出现问题，引起黏膜病变，造成黏膜细胞代谢失调。具体表现是黏膜变薄、黏膜层损伤、微血管破裂等。缺乏维生素 $B_2$ 对于女性生殖器官所造成的伤害则更为严重，最典型的症状就是阴道壁干燥、阴道黏膜充血、溃破，直接影响性欲并造成性欲减退、性冷淡和性不适，甚至由于阴道内环境的病理性改变而导致性交疼痛，畏惧同房。

　　治疗方法首先是食疗，多吃些富含维生素 $B_2$ 的食物。如果症状比较严重，可按时适量服用维生素 $B_2$ 片，每日3次，每次10毫克，至症状改善后停药。

# 摆脱孕期"性真空"

　　在孕妇当中，有些人认为"怀孕后就应该停止过性生活"，而有些人认为"完全不必停止，跟怀孕前一样也没关系"。那怀孕后的你又是怎么想的呢？究竟应该怎么做才是健康而又快乐的呢？下面的贴心提示，相信会对你有所帮助。

　　进入稳定期以后，只要孕妇身体状态良好，是可以适度进行性生活的。

　　在现实生活中，有比较多的孕妇因为怕会影响到胎儿的健康而对孕期性生活敬而远之。但是实际上，进入了怀孕 4~5 个月后的稳定期的健康孕妇，是完全可以进行适度的性生活的。当然，孕妇间还存在着个体差异，在孕期过性生活时，也有一些事项是我们必须注意的。下面我们会为您提及这些事项。

　　调查数据显示，怀孕期间大多数孕妇的性欲会大幅低落：怀孕期间的性欲变强 3%，没有变化 25%，变弱 72%。

　　怀孕的是妻子，而丈夫的身体没有任何变化，自然他的欲望也和从前一样，这个时候，沟通显得尤为重要。

　　关于孕期性生活，夫妻双方各自是怎么考虑的呢？其实无论是双方都想做爱还是都不想做爱,只要双方的意见和情绪一致就没有问题。但是如果其中的一方想而另一方不想的话,夫妻间就有必要进行事前的沟通了。怀孕后,多数女性往往避免性生活,而此时的男性却不是这样。这是因为怀孕了的是妻子而丈夫身体却没有发生任何变化,自然他们的欲望也就没有变化。所以当丈夫想要做爱时,妻子最好不要断然拒绝,可根据自己的身体状况和他交流。

没有做爱的情绪可丈夫却非想要,如果只是强硬地用否定的口吻说"不行""不可以"的话,往往会导致丈夫很不高兴。为什么不试试婉转地将自己的心情传达给丈夫呢?"亲爱的,今天不太想,你说怎么办呢?"此时,如果能边回答,边抚摩对方的身体或相互拥抱,效果会不错。总之,与直截了当相比,在适当妥协的氛围中婉转应对是拒绝时的关键技巧。

以下是孕期性生活的注意事项:

### 1.要做好个人卫生

大家都知道不注意卫生容易引发细菌感染,所以一般还是比较注意的。但同时手部的卫生却往往被大家所忽视。其实在做爱时,如果不清洁的手与性器官接触,同样会导致细菌感染。因此,做爱前要充分对手掌以及指甲等进行清洗,并且要养成勤剪指甲的习惯。

### 2.前戏不要过于激烈

有些孕妇会由于乳头过度刺激而引发腹部肿胀,因此要尽量避免过度抚摩胸部,特别是在发生乳头流出液体的现象时,最好不要再进一步刺激乳房。另外,还要尽量避免过于激烈地爱抚阴道。

### 3.选择不压迫腹部的体位,且丈夫的动作要温柔

如果一种体位让你感觉疼痛、辛苦或者腹部受压,千万不要强迫自己忍耐,而应该马上换别的体位。另外,精液中含有使子宫收缩的前列腺素,因此曾经有过剖宫产或早产的孕妇,在做爱时最好让丈夫戴上安全套。

### 4.如果感到十分疼痛,就要暂时中断一下

如果感到腹部肿胀或疼痛,应暂时中断休息一会儿。肿胀感消失后,还可以继续做爱。另外,孕妇仰卧做爱时有时会因血压下降而感觉不舒适,此时也要暂时中断休息一下,并适当地将身体左右倾斜调整,不适感就会慢慢消失。

**健康提醒**

经期如果同房，阴茎带至阴道的致病菌将会大量繁殖。这些致病的"集团"菌随即蜂拥上行，穿过子宫颈，进入子宫腔，并在子宫腔的创面上大量繁殖。这些致病菌或黏附于精子表面进入输卵管，或由于房事时造成的负压而被"吸入"输卵管。大量致病菌到达输卵管又大量繁殖，引起输卵管炎，使其肿胀、坏死、化脓，形成瘢痕粘连，只有棉线粗的输卵管腔即被堵塞。输卵管被堵塞后，精子就不能通过阻塞部位至输卵管的外侧段，等候在这里的卵子也就不能受精，不孕症就此形成。有时输卵管阻塞较轻，精子可挤过狭缝到达输卵管外侧段使卵子受精，但比精子大十几倍的受精卵却不能通过狭缝进入子宫腔，于是只能就地种植于输卵管，这就造成了宫外孕。因此，女人在经期切不可行房事。

# 将性"恐惧"消灭在婚前

新婚的欢乐主要来自性生活，年轻人对新婚的憧憬也有很多原因是出自对性接触的渴望。但是在这个问题上却有男女之分，未婚女性通常不会像男性那样跃跃欲试，反而会产生恐惧之情。

一位即将披上婚纱的女子说："我在纺织厂工作，周围几乎全是女的。我的很多女友都和我一样，最近准备结婚。看她们一个个兴高采烈的样子，我就感到困惑：为什么我一想到结婚，心里就有些害怕呢？我知道结婚是怎么回事，也知道夫妻正常的房事不会对我造成伤害，但我还是抑制不住心中的恐惧感。我想知道我这是不是反常的心态？用什么办法才能消除？"

这种情况在现实生活中并不多见。

但是，女性对新婚后的性生活产生恐惧心理，这完全是正常现象。人们在第一次面对一件有可能对自己造成伤害的事情时，本能地会感到有些害怕。动物学家讲述过这样一个有趣的现象：类人猿在交配前，雌性都要尽力躲避它们的追求者。但这种躲避却是不一样的，那些没有交媾体验的雌猿，其躲避不过是一种挑逗，为了激发雄性性欲。

这并不是想用动物来比拟人类，只是想让大家知道，恐惧完全可以来自原始的本能。对一个毫无性体验的女性来说，不管她掌握了多少性知识，都会对夫妻性生活产生畏惧心理，因为从性生活的动作上来看，女性永远处于被动，象征着被侵犯,而男性的动作却代表着进攻。正因为如此,我们只听说过女性在这方面有恐惧感,而从来没有听说过有哪位男性表达过类似的忧虑。

那么,怎样才能消除这种恐惧呢?

从理论上讲,女性的这种恐惧感是消除不了的,因为它深藏在女性的潜意识之中,可以说,这种恐惧感积淀了人类多少年以来所有性行为的历史。再说,消除它也没有好处,这种恐惧感对于未婚少女的自我保护意识起到了积极作用。但是,当一位姑娘将成为新娘时,这种恐惧感还十分强烈,那就不是一件好事了。它可以造成阴道痉挛,也可以造成女性的性冷淡或性高潮缺乏。

带着恐惧感结婚,必然会对婚后性生活起着破坏或阻碍作用,这样的结果不但新郎不愿出现,新娘也不愿意看到。

从一个医生的角度来考虑,防止这种后果出现的方法,那就是要让即将成为新娘的女性对性交过程有一个真正的透彻了解。应该让新娘明白,女性完全没有理由害怕性交,献身于自己所爱的人是一种幸福,绝不是受到侵害。从生理上来说,女性的阴道具有良好的伸展性,只要你不害怕,就完全可以获得快感而不是痛苦。事情就是这样古怪,你越害怕就越会感觉到疼痛,而越痛就越害怕。这样,就会陷入一种恶性循环之中。

### 健康提醒

　　如果一个女人对性爱不感兴趣,也许说明她对两性关系不满意、恐惧性爱——更重要的是,有一些疾患。以下4种情况是在女性身上较为常见、对其性欲有明显影响的健康问题。

　　(1)血流量减缓:糖尿病和高血压等病及治疗药物都会限制生殖器血流量,抑制女性性反应。

　　(2)激素水平改变:如绝经期、母乳喂养和甲状腺疾病等。

　　(3)药物不良反应:抗抑郁药以及他莫昔芬等药物,已经被证明对性欲有严重不良影响。

　　(4)神经受损:盆腔手术会损伤性爱神经,而多发性硬化、老年痴呆等也会"束缚"神经,让女性完全体会不到性感。其他如睡眠不足、精神压力大等,也会让女性"无欲无求"。

　　性医学专家表示,一旦女性出现性欲低下的情况,应该尽快向妇科医生或性学科医生咨询。其中,尤以性学科医生为宜。因为他们在诊断时,会兼顾生理和心理两方面的问题,还会询问其婚姻状况等。此外,有些女性可以通过坚持运动、婚姻咨询等方式,恢复性欲。

# 走出性的低谷 —— 性压抑

现代社会女人的压力不比男人小，所以在生活中，一部分女性就会因种种原因而出现性压抑。比如，工作上的压力、家庭生活中的琐碎等，都是女性性压抑的致命杀手。不过，女性朋友也不用着急，相关专家提出了一系列解决性压抑的杀手锏。

### 1. 多晒太阳

这是增强性欲的一种简单有效的方法，信不信由你。调查表明，暴露在阳光之下可以使人感到性兴奋，而那些常晒太阳的人都有着强烈的性冲动，因为阳光可以微妙地改变你的内分泌。尽量做到每天晒不少于 30 分钟的太阳，特别是在冬季的几个月中，这会带给你意想不到的效果。

### 2. 注意饮食

如果你每天都吃很多热量高而缺少营养的食物，比如汉堡包、薯条等快餐，那么，不但你自己会逐渐变得像一个汉堡包一样，你的性欲也会一蹶不振。而少吃高脂肪的食物能够帮助你找回从前的美妙感觉。

### 3. 定期锻炼

从性方面讲，定期做锻炼对于恢复性欲很有帮助。一项调查表明，每周健身三到四次的女人比只用散步来锻炼身体的女人性生活的次数和质量都高。当然，体育锻炼可以让你精神焕发，心情愉快，锻炼身体本身就是一副有力的催欲剂。

### 4. 劳逸结合

除了锻炼身体，这也是一个很有效的方法。这是很自然的，如果你每周工作 6 天或更多、每天工作 10 小时以上，那么你就不会有更多的精力来和丈夫亲热。当然，你不可能为了有一个美满的性生活而整天休息，但是你可以每工作几个小时以后拿出几分钟放松一下自己，看看报纸、听听音乐，和朋友聊聊天。"磨刀不误砍柴工"，就是这个道理。如果你能经常为自己安排 10 分钟左右的放松时间，你会惊讶于自己储存的精力，而在和丈夫亲热的时候派上大用场。

### 5. 事先计划

事先做好计划在性生活中似乎不太浪漫，但在现代的快节奏生活中，如果某事不在计划之内,很可能会被你遗忘。与其等到最后一分钟才发现由于没有计划,你们已经没有精力再享受鱼水之欢,不如制定一个"性生活日",把它像一个重要约会一样记在日历上,这样你就可以在不特别疲倦、精力充沛时享受性生活。

### 健康提醒

　　水疗可以助"性",这是经过实践检验得出的结论。水疗实际上是通过制造各种类型的水流,不断冲击人体器官,从而起到按摩、锻炼的保健作用。水流类型主要有波浪式、漩涡式和水柱三种,其力度从轻微刺激到重度刺激,可以灵活调节。

　　可以享受水疗的地方有美容保健院、游泳馆,当然,最安全方便的是在自己家里建一个"水疗室",这样就可以想什么时候做就什么时候做,不受时间的限制;再者就是干净卫生,自己的专用浴房,不怕传染疾病;此外,还能满足很多夫妇的即兴享受。如晚间临睡之前,夫妻双方共同进行,可以起到一项水中前戏的作用。夫妻共处在这样一个透明、洁净的环境中,其心境也会发生细微的改变。这些不同于卧室的环境,使夫妻之爱更加优美和谐,也会诗意顿生。此外,相对于到美容保健院、游泳馆做水疗来说,家庭"水疗"省时省力,经济实惠,简单易行。

　　现代女性在一天紧张的工作之余,最好把自己释放到一池热水里,随着体温上升,让全身的血液循环更加流畅,消除疲劳,促进身体的新陈代谢。重要的是,水疗还能强化自然治愈力(免疫力)。在水中添加玫瑰花瓣和芳香精油,非常利于女性保养子宫。

## 女性性冷淡,"复温"莫扫"性"

　　性冷淡,是以性生活接受能力和性行为水平降低为特征的病态反应。通俗地讲就是对性生活没有兴趣,但患者并不是没有性交能力。男性女性都可能发生性冷淡,但成年女性较多见。据调查统计,受过良好教育而身体健康的夫妻中,16%的男性和35%的女性有性冷淡症。在未育夫妇中,性冷淡占2%。真正毫无性欲的人几乎没有。导致女性性冷淡的原因有许多常见的原因:丈夫动作粗鲁,不善于体贴妻子;女性受男尊女卑、三从四德等封建思想的束缚;居住环境较差,与孩子同室,以及担心怀孕、过度劳累等因素。

　　性冷淡多发于女性,其症状表现主要有以下几点:轻度的性冷淡患者表现为对性交的欲望低,即使一月或数月不过性生活也无此要求;重度的性冷淡患者缺乏性欲,丝毫无性交的欲望,数月甚至数年不过性生活也无此要求,缺乏性幻想,即使勉强性交也没有快感,无法进入性高潮;如果是精神因素导致的性冷淡患者常伴有抑郁,情绪低落,多愁善感等。

性冷淡是一个非常模糊的概念,因此许多人常与性高潮障碍相混淆。性冷淡患者主要表现的是对性生活欲望的缺乏,很难出现性高潮,达到性满足。而性高潮障碍的患者表现为性生活的欲望正常,但缺少性高潮,得不到性满足。

性冷淡的防治,主要靠患者的自我保健,体现在以下几个方面:

**1. 提高对性的认识**

（1）纠正错误观念,解除负面的心理因素,多与丈夫沟通,得到丈夫的理解,必要时可进行心理治疗。

（2）了解男女双方的生理结构,丈夫应多体贴妻子,性生活中双方互相配合,以达到性爱和谐。

（3）多了解相关的性知识,提高性欲望,改善性爱技巧,让女性能够真正地享受性爱。

（4）如是因疾病引起的性冷淡,要积极治疗,提高性生活质量。

**2. 按摩治疗性冷淡**

（1）腰部按摩法:站直,两足分开和肩同宽,双手拇指按住同侧肾俞穴,小幅度快速旋转腰部,同时向左右弯腰,双手掌从上向下来回摩擦3分钟左右,以感觉微热为宜,每天3次。

（2）性敏感部位按摩法:性敏感部位包括性敏感带和敏感点。女性的性敏感带主要有耳朵、颈部、腋下、大腿内侧、乳房等部位,敏感点主要有会阳、会阴等穴位。按摩性敏感带时,男性动作要缓慢轻揉,按摩敏感点时,应用指头掌面按压,每天按摩1次即可。

**3. 性冷淡小验方**

（1）肉苁蓉、菟丝子、女贞子各20克,覆盆子、山萸肉、金樱子、枸杞子、鹿角霜各15克,韭菜子、桑螵蛸、车前子、蛇床子各10克,五味子6克。每天1剂,水煎服。适用于女性带下清稀,性欲冷淡者。

（2）党参、枸杞子、黄芪、淮山药、巴戟天、肉苁蓉各15克,阳起石、菟丝子、煅牡蛎各20克,熟附片、锁阳、山萸肉各10克。每天1剂,水煎服。适用于女性白带清稀,性欲冷淡。

（3）沉香 6 克,丁香、羌活、藿香、肉桂各 30 克,甘松 10 克,辛夷花、檀香、木香各 20 克,共研为粗末,装入布袋内即成药枕,供睡用。

**健康提醒**

分床也是抵制性冷淡、制造更浪漫性生活的法宝。因为分床可以制造神秘感,那种想要而得不到的状态,很像一种微妙的调情,双方重回恋爱时的"退进游戏"。分床后夫妻可以重新约会,甚至因为难以忍受思念而在半夜感受煎熬,也会给生活增加一些不确定性,带来非常刺激的性爱体验。不过,利用分床来助性,两个人需要刻意制造点亲密感。例如可在两个卧室之间设置电话,半夜失眠时可以通通情爱电话,或者委婉地拒绝对方性要求一次,让第二天的激情更加充分。

# 更年期女性,别和"性福"说再见

很多女性到了中年就出现明显的性欲减退,绝经后的女性不仅觉得自己精力不如以前,每逢丈夫要与自己亲热时,还会产生反感。

还有很多女性认为更年期丧失了生育能力,也就丧失了性功能,因此,对性生活十分冷漠,甚至从此拒绝性生活。而且,由于血液中激素水平降低,阴道分泌的润滑液减少,以致阴道壁干燥,性生活时会引起疼痛,导致了性生活次数减少或厌恶性生活。性生活次数减少,使阴道缺乏对性刺激的反应而更加干燥。如此恶性循环造成了性功能障碍,以致使她们怀疑自己是否已丧失了性功能。

绝经女性保持规律、健康的性生活,对身体健康、精神愉快、家庭和睦以及预防泌尿生殖道萎缩都具有重要意义。而女性出现性生活障碍是由于生殖器官退化所引起的,不仅应当,也是可以进行治疗的。

导致女性更年期性生活障碍的原因主要有生理因素和心理因素。

生理因素是导致中老年女性出现性生活障碍的首要因素。由于中老年女性雌激素水平下降,阴道壁萎缩、弹性变差和分泌物减少,由此造成性交疼痛和性交障碍。

心理因素也很重要,许多中年男性事业有成,很有社交魄力和人格魅力,容易成为一些年轻女性的崇拜目标,这无形中增加了男性的优越感。相反,女性进入更年期后雌激素水平下降,某些神经兴奋物质,如雄激素、β内啡肽等分泌减少,因而容易出现精神疲惫、情绪抑郁、性欲减退、体态改变(如肥胖),这就容易使她们产生自卑心理,以致女性在性生活过程中性激发及唤醒较慢,甚至使配偶丧失"性趣"而中断性生活。

此外,社会文化氛围对人们的性观念也具有重要的束缚作用,"性"仅属于年轻人的概念也根深蒂固地影响着许多中老年女性,以致她们会为产生性欲望而自觉难堪。

所以说,绝经后性生活障碍是多因素引起的,单纯依靠补充雌激素来治疗只能缓解生理病因而不能使她们的心理病因得到改善。只有在身心都愉快的性生活中才能体会到性爱的美妙,更年期的女性不要放弃了自己的"性福"。

### 1.更年期的"性福"生活

有些女性月经完全停止后,性生活次数反而增加,这是因为她们放下了担心怀孕的思想包袱。更年期要克服"老夫老妻性生活不必要了"的错误观点,应该重新唤起对性的渴求,对生活的希望。

更年期女性月经停止,只表示她的生殖功能停止了,并不意味着她从此丧失了性生活的能力。至于更年期出现的性交不适感,在医师指导下完全能得以解除。关于如何缓解性交痛,可用下面的这些方法:

(1)绝经前宜保持规律的性生活:有些女性的性体验和性表达在绝经后并未受到明显影响。事实证明,绝经前保持有规律的性生活的女性,绝经后仍可保持良好的性适应,甚至60岁以后仍然如此。这说明绝经期的到来不是性生活的终结,而应帮助绝经期女性设法适应由此所带来的认识问题和实际问题。

(2)在医生的指导下使用性激素:性交痛的原因是阴道的萎缩和干涩,所以,绝经后女性可以在医生指导下使用雌激素,以增加阴道上皮的厚度和弹性,增加阴道分泌物,以减轻或消除性交痛。此外,女性性欲还与体内雄激素水平有关。因此,在西方国家,医生推荐性欲低下的绝经后女性选用有雄激素活性的性激素替勃龙来改善性欲。研究表明,采用这种方法对女性性欲的改善优于单纯的雌激素治疗。

### 2.更年期别忘了避孕

虽然有一些更年期女性会出现性功能下降的现象,但是也有部分更年期女性的性活动可能会经历一个增长期。如果丈夫没有疾病,不影响性交,则大多数更年期女性不会终止性生活。女性进入更年期后,生育能力在逐渐下降,直到消失,那么是不是女性进入更年期后就不再需要避孕了呢? 不是的。

有些女性过了更年期仍有妊娠的可能,如果在性生活时不采取避孕措施仍有可能怀孕。若掉以轻心,这种女性进入更年期就不再需要避孕的侥幸心理必然会给工作和生活平添许多麻烦:不仅人工流产后会有感染、出血等问题,严重者还会加重更年期的各种症状。因此,对于更年期女性来说,积极避孕是不能忽视的。可以采用的避孕方法有:

(1)阴道隔膜:这对任何年龄的女性都有效,可很好地与杀精膏配合使用。

(2)避孕工具:如不想引起任何生理不适,女人过了40岁且不再希望生育,应特别强调使用孕酮避孕。

(3)避孕药:选择适合自己的口服避孕药,只是在此年龄的缺陷是,不知何时月经停止来潮。

(4)杀精剂:为那些性生活不够主动的聪明女性提供,人工产生的润滑性正好弥补了阴道的干涩。

(5)安全期避孕:必须完全撇去这种做法,因为排卵将变得越来越不规律。

(6)避孕套:在多样化的性生活中,避孕套永远是有用的。

**健康提醒**

当老年女性回忆起年轻时充满激情的性生活,会从中得到精神上的享受,提高性欲的强度和加速兴奋的到来。

同时应注意,由于老年人的体脂减少、皮层变薄、感觉变得迟钝,因此,在性生活前不要过分洗澡,应加强爱抚的力度;而老年人肌肉收缩力下降,灵活性降低,性生活中动作不要过猛过大,以免造成肌肉酸痛;在时间上,以半夜或清晨较妥,此时环境安静,精力充沛,容易达到性高潮。

其实,老年人的性生活,并非一定要达到性高潮,应重"情"不重"性"。由于老年人多有不同程度的性功能下降,所以,不应强求每次性生活有完满的性过程,都有性高潮,可以通过亲吻、相互抚爱,以此获得心理上的性满足。

# 女人，找回你的性高潮

性高潮缺乏的原因包括器质性因素及心理因素。器质性因素有外阴、阴道、子宫及附件、膀胱和尿道以及盆腔的各种病理情况，例如炎症、肿瘤、外伤、解剖位置变更等，由于在交媾时可能引起疼痛和不适，便抑制了性高潮的产生。脊髓病变破坏了性反射的通路，性高潮当然无从出现。各系统疾病有损于全身健康，对性高潮反应有不同程度的干扰作用。若干药物也有明显的抑制作用，特别是中枢神经抑制剂。

## 1. 性知识教育的缺席

现代社会的女性，反而不像原始社会的女性那样让性反应自然而强烈地流露。现代社会里其实也常常缺乏科学的性知识教育。女性们由于在性反应上受抑制，对性知识无知或存在误解，所以性高潮缺乏相当普遍。

## 2. 有害的性爱观

在有着漫长的封建传统的中国社会，民众明显地缺乏科学的性知识教育。两性间的事不能公开谈论，对性知识的无知被视为女性"纯洁"的标志，"有教养的妇女"很难想象自己在性爱时采取主动去争取性高潮。不少女性克服不了羞怯和恐惧，把性爱当做"肮脏事"，迫不得已才被动地尽妻子的义务，这当然谈不上有性高潮了。

## 3. 自信开朗，利于性高潮

除了社会文化对女性的性反应起抑制影响外，在造成性高潮缺乏的问题上还存在一系列个人因素所起的作用。例如抑郁、有自责情绪的女性，可能觉得自己不值得享受欢乐，潜意识地把抑制性高潮反射作为惩罚自己的手段。有些女性在性爱时焦虑重重，无法自在和坦然，或担心自己"样子不雅观"，甚至每逢做爱时就不由自主地被某个更荒谬的念头所干扰。还有不少女性一到做爱就担心自己性反应不足，生怕出现不了性高潮，越是担心越出现不了，这就是所谓"操作焦虑"。有工作的女性体力和精神劳累，加之现今女性害怕怀孕的心理也是很值得重视的。

## 4. 信任男人，利于性高潮

精神分析学派强调潜意识的心理冲突，他们认为有一部分性高潮缺乏植根于童年的创伤性经历。譬如破裂家庭中成长的女孩子,如果她对父亲的残酷无情和母亲的辛酸悲痛印象很深,便会形成对男人的恐惧和不信任,成年结婚以后,尽管爱自己的丈夫,潜意识中对男人的恐惧和不信任感仍会妨碍她达到性高潮。

### 5. 感情协调,利于性高潮

夫妻间感情协调与否对性高潮反射有明显影响。对丈夫敌视、怨恨、厌恶,害怕丈夫,或是对丈夫漠不关心,都可能抑制性高潮反应。还有的妇女把抑制性高潮反应作为报复男人的手段。当丈夫存在性机能障碍时,妻子也会继发性地出现性高潮缺乏。

### 6. 环境舒适,利于性高潮

性高潮反射容易受外界条件的干扰。居室不严密,怕被小孩或外人看见;床铺不合适,出现强光或噪声,身体不舒服,工作不顺心,经济有困难,人事有纠纷,家务挂心头……诸如此类,都可能成为境遇性的性高潮缺乏的原因。

### 7. 找对病因,治疗性高潮缺乏

说到治疗,器质性病因所致的性高潮缺乏,应针对其器质性疾病进行治疗。对已经完成生育计划的女性,应该给予避孕方面的可靠指导。对心因性的性高潮缺乏,治疗原则在于设法解除对性反应的抑制,学习科学的性知识和正确的操作方法,可向有这方面专业训练的医师咨询。

**健康提醒**

为了取悦男性,有些女性可以很逼真的假装高潮,使男人无法分辨。但是这么做的时候,她们并没有想到长远的后果:如果并不感到快乐却假装高潮,无疑是让男性下次继续重复他那种错误的动作,因为他误以为那种方式能让女性快乐。一位女性曾经有这样的经验:她的伴侣用力地揉搓她的阴部,想让她达到高潮,却把她弄得很痛。她不好意思告诉他,他的方式太粗鲁,因此便假装达到高潮,好让他停止。没想到,以后他每次都用这种粗鲁的方式揉搓她,使她越来越痛苦,最后她忍受不了,只好告诉他真相。这使那男人大受打击,而这位女性也非常懊悔,如果一开始说明白就好了。

# 补充雌激素，"伟姐"帮你忙

当一种治疗男性勃起功能障碍的新药万艾可（俗称伟哥）为广大的勃起功能障碍患者带来福音的时候，伴随着这种蓝色旋风席卷全球，仿佛在一夜之间，万艾可成了世界上最知名的药物。那么世界上有没有"伟姐"呢？

现在有人说的"伟姐"，其主要指的是雌激素疗法。至于在药店出售的一些自称能改善女性性功能障碍的"伟姐"，实则是一种雌激素补充剂。

雌激素补充疗法在欧美等发达国家使用了半个多世纪，与其说雌激素补充疗法是一种时尚消费潮流，不如说是女性开始追求生活质量的提高。女性由于年龄增加，雌激素分泌减少，会出现性反应下降，性兴奋引起的皮肤发红及乳房不再增大、阴道滑润、阴蒂勃起功能减弱及性高潮延迟。而雌激素补充疗法可以明显改善其症状，主要作用有：

### 1. 改善更年期症状

更年期女性主要表现为潮红、潮热和出汗，在精神方面表现为情绪易激动、抑郁、多疑、失眠、焦虑等，雌激素补充疗法可以改善更年期症状。多数人使用一段时间后，精神状态会为之改观。

### 2. 防治骨质疏松症

雌激素补充疗法能够防治绝经后骨质疏松症，能使女性常见的骨质疏松症减少33%~35%，并不增加血栓栓塞性疾病和乳腺癌的相对危险，但有增加胆囊疾病的潜在性。

### 3. 缓解更年期症状

雌激素补充疗法能够预防并缓解生殖系统的更年期症状，缩短性高潮到来的时间，增加阴道湿润，改善女性尿频、尿失禁等一系列泌尿生殖道症状。

### 4. 防治心血管疾病

雌激素补充疗法可以防治更年期心血管疾病，减少心肌梗死和血管疾病致死的危险。特别是低密度脂蛋白明显下降，高密度脂蛋白增加，改善了血脂构成，从而有预防冠心病的作用。

雌激素补充疗法有多种制剂和多种使用方法，不同的制剂和不同的使用方法，对不同身体状况的人结果是不一样的。因此在选择使用前，最好先咨询医生。

随着我国女性保健工作水平的提高,激素补充疗法将被越来越多的女性所接受,但专家们提醒消费者:雌激素的补充虽在一定程度上改善了女性的性欲和性功能,但它最大的功效还是预防冠心病、骨质疏松、老年痴呆症等老年病。

因此,提醒应用性激素补充疗法的女性,要在医生的指导下使用。雌激素补充疗法不是适用所有的人,针对不同病人的家庭承受能力可以采取不同的制剂,并在治疗过程中与医生保持长期联系,定期复诊。

## 健康提醒

处于绝经前后的女性若患有慢性肝胆病、凝血功能障碍或不能口服激素类药物,也可通过贴敷雌激素贴片的方法补充雌激素。其方法是,将雌激素贴片直接贴于下腹部或臀部的皮肤上,可每隔4天换药1次,连续用药8片为1个疗程。在连续使用4片该药后,应开始加服安宫黄体酮片,每日服用3~4片。雌激素贴中所含的雌激素能通过皮肤吸收进入人体,从而缓慢、持续地发挥药效。需要注意的是,患者贴敷雌激素贴片的部位应经常更换,同一部位不宜连续贴药两次,也不可将雌激素贴片贴在乳房附近。

# 学会享受床上激情

由于性经验不足,许多女性在床上时不知道如何取悦对方,或是将A片学来的手法运用在对方身上。然而他们不了解的是,大部分人无法套用A片的方式来进行床帏之事,因为每个人都是不同的个体。为了解决许多女性对性爱了解不足的问题,专家提出了七大原则,帮助你在性爱时更能进入状况。

### 1.取悦自己和取悦对方一样重要

有时候,女性为了害怕对方无法获得满足,因此尽力配合对方的需要。但是性爱其实是双方的施与受,如果一味满足对方,到头来女性会变得憎恨"那档子事"。女性应该直截了当地向对方说明自己的需要,不需要有罪恶感或不好意思,因为事实上,男性喜欢的是能够享受性爱的女性。当男人发现自己的动作能带给女性快乐,这比什么春药都能令他兴奋。

### 2.不要忽略男人身体的其他部分

通常,男人似乎可以不需要任何前戏就直接进入,而且很享受。其实这是他们自己的误解。抚摸和挑逗会使男人兴奋不已,因为女性这么做时,等于在说自己多么喜欢他的身体。有些女性会害羞不敢行动,但绝对没有一个男性不喜欢女性这么做,因此只管放胆去做就好,立刻会得到看得见的效果。抚摸和挑逗很简单,只要一直用手指滑过他的全身,特别是大腿内侧和乳头。另外女性还可以用头发、舌头和睫毛增加挑逗的效果。

### 3. 别怕性幻想

一位女性承认,她每次和老公做爱时,都想象是和莱昂纳多做爱。这种想象使她异常兴奋,而老公也因为她的狂野动作而获得快乐。

专家说,性幻想是健康的,因为它不仅是一股很大的动力,而且在幻想中发生的事完全不必是真的。譬如说,如果一个异性恋的男性幻想女同性恋的情景,并不表示他是男同性恋;一个女人想象和老公之外的男人做爱,也不表示她想发生外遇。性幻想只是显示这个人有丰富的想象力,而且这的确能刺激性爱的进行。

### 4. 学习自慰

既然男性的第一次射精通常来自自慰,女性这么做的比例也绝对不低。事实上,自慰是十分有效的学习途径,因为自己了解自己的身体以后,和伴侣做爱时便能引导对方用最恰当的方式进行。自慰还有一个好处,一定能达到高潮。

### 5. 不要一成不变

如果每天晚上都以完全相同的方式做爱,即使每次都达到高潮,最后仍然会变得索然无味。这是因为已经毫无期待了。以某位女性的亲身经历来说,只要她在上面,以臀部转圈摩擦男性阴部,便能达到高潮。因此他们每次做爱都采取这个姿势,很快达到高潮便匆匆结束,结果一点也不满足。事实上就是那句老词:愈慢到口的东西愈有滋味。也就是说,愈慢到达高潮,快感愈强烈。在采取刺激感最高的姿势时,一到达足以带起兴奋感的程度,不要等到高潮来临,便应该换成其他姿势。这么做不仅是用来延迟高潮来临的时机,也可以趁机发掘其他姿势的乐趣。

### 6. 了解对方的身体

我们知道每个人都不同,在性爱这件事上也一样。女性如果之前与其他男人有过性经验,有时会把以前的方式用到现在的伴侣身上,这是不恰当的。那么,要如何了解对方喜欢什么方式呢? 这就有赖于细心地观察了。当然,有些人会自动用呻吟或喊叫表达他的喜好,但很多人可能属于沉默是金的类型,此时可以听他的呼吸是否加快或倒抽一口气;他的瞳孔是否突然放大,下巴松垮。这样观察不用多久,就可以和他的喜好配合得天衣无缝了。

**健康提醒**

　　对于有些人来说,情趣商品甚至可以解决性爱不协调的问题。有位难以达到高潮的女性,在伴侣退出后,必须用手自行达到高潮,这使她的伴侣很难堪。后来,她买了一种表面满布颗粒、中间有洞供阴茎穿入的垫子,将它置于阴部,如此一来伴侣每次的插入动作都会使垫子摩擦她的阴部,带来了她从未体验过的乐趣。

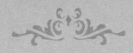

第八章

孕育保健：与健康携手同行

一个女人最难忘的就是当医生告诉你，你已经是一名准妈妈的时刻。你知道怎样照顾好自己，保护好腹中的胎儿吗？你知道怎样做好分娩准备，让宝宝顺利健康地降生吗？你知道产后如何保养自己，令自己健康美丽，更胜从前吗？孕育是一个较漫长的过程，其间可能会遇到这样或那样的问题。作为现代女性，只有拥有科学的护理知识，学会自我调理和自我保健，才能确保宝宝和自己的健康。

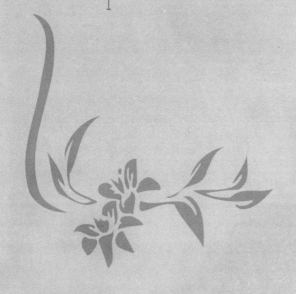

# 做好孕前调养,拥有完美宝贝

怀孕,对每一位想做妈妈的女性都是一项重大考验,不仅在心理上、物质上都要有充分的准备,最为重要的是要有健康的身体,这样才有条件顺利受孕,才能担起"十月怀胎"的重任。因此,计划怀孕的女性只有先做好预防保健,才可增加受孕机会,孕育出完美宝贝。具体说来,准备怀孕的女性需注意以下事项:

### 1. 做好饮食调养

孕前要养成良好的饮食习惯。不同食物中所含的营养成分不同,含量也不等。因此,应该尽量吃得杂一些,不偏食、不忌嘴,保证营养均衡全面。

(1)畜禽血:如猪、鸭、鸡、鹅等动物血液中的蛋白质被胃液和消化酶分解后,会产生一种具有解毒和滑肠作用的物质,可与侵入人体的粉尘、有害金属元素发生化学反应,变为不易被人体吸收的废物而排出体外。

(2)海带:对放射性物质有非凡的亲和力,其胶质能促使体内的放射性物质随大便排出,从而减少积累和减少诱发人体机能异常的物质。

(3)春韭:又称起阳草,富含挥发油、硫化物、蛋白质、纤维素等营养素。韭菜健脾补肾、壮阳固精,其精纤维可帮助吸烟饮酒者排泄体内的毒素,有宜于受孕。但已经怀孕的女性慎用韭菜。

(4)海鱼:含多种不饱和酸,能阻断人体对香烟中有害物质的吸收,并能增强身体的免疫力。海鱼更是补脑佳品。

(5)豆芽:豆芽贵在"发芽",无论黄豆、绿豆,豆芽中所含多种维生素能够消除身体内的致畸物质,并且能促进性激素的生成。

(6)新鲜的蔬菜水果能解除体内堆积的毒素和废物,把积累在细胞中的毒素溶解并由排泄系统排出体外。

### 2. 坚持锻炼身体

计划怀孕的女性应坚持锻炼身体,抵御因感冒、风疹等病毒侵袭造成的胎儿畸形。但身体锻炼应适量,避免参加剧烈的运动竞赛,因为激动、紧张的竞技心理状态,会影响生理机能的平衡,如果必须参加时,应推迟受孕。

### 3. 保持正常生活作息

现代人就寝时间越来越晚,甚至常常出现熬夜、日夜颠倒等情形,如果无法拥有正常生活作息,就会影响生理机能,导致不易受孕。因此,想要怀孕的女性,应该先养成规律作息,晚上11点前就寝,将生理机能调整到最佳状态,提高受孕率。避免过度劳累、生活紧张,才不会因为情绪紧张或压力过大,降低怀孕机会。

### 4. 孕前补充维生素

计划怀孕时,女性除了做好生理机能调养之外,补充均衡营养,也是为孕育优生宝宝做准备时所不可忽视的。饮食方面,均衡营养,补充叶酸,有助于胎儿神经器官发育。

### 5. 慎服药物

药物致畸是造成先天性畸形的一个重要原因。致畸的药物一般都能通过胎盘直接传给胎儿,而在妊娠最初的三个月,胎儿最容易受药物的影响。如果孕前服用的药物在母体内有蓄积,就会对胎儿的发育产生影响。所以,孕前几个月用药必须要谨慎。

### 6. 酒后不入室

酒的主要成分酒精进入体内,会引起人体的染色体畸变和基因突变。如果酒后受孕,就会使胎儿的发育受到很大影响。酒后受孕生出的孩子往往有智力发育不良、细微动作发展障碍以及出现各种各样的畸形,如小眼睛、兔唇、短腿、先天性心脏病等。因此,准备怀孕的妇女不要饮酒,并劝阻丈夫也不要饮酒。

### 7. 准妈妈一定要戒烟

吸烟会使妇女怀孕的几率减少一半。香烟中含有的尼古丁和其他有害化学物质会直接妨碍女性雌性激素的分泌,并可能导致卵细胞产生不良变异,从而降低怀孕的可能性。对于孕妇来说,吸烟的危害更大。研究发现,孕妇吸烟或被动吸烟,其孩子在出生后头几年住院的可能性将增加24%。同时,孕妇早产或婴儿患呼吸道疾病的几率也大为提高。

### 8. 尽量避免接种疫苗

若准备怀孕,如果这个时期不是必须注射的疫苗等,应尽量避免接种。如果是某些病毒活疫苗,如风疹、麻疹等,更应绝对避免,以免引起对胎儿的感染。即便是霍乱等死疫苗,虽胚胎不致受感染,但一旦发生高热等免疫反应,也可引起流产。肝炎疫苗为基因合成疫苗,对胎儿多无损害,但孕期也应避免接种。

### 9. 暂时停用美容、彩妆和护肤品

颇受女性喜爱的美容、彩妆和护肤品,对于准备要孩子的女性来说,也要暂

时避开。现在，不少美容护肤品、化妆品里都含汞、铅等有害物，可能导致胎儿畸形，所以你一旦有了怀孕计划，要少做美容或少用含汞、铅的化妆品。

### 10. 远离有害物质

各种各样的有害物质不仅影响未来母亲的身体健康，同时也会影响胎儿的生长发育，是诱发胎儿畸形的重要因素。孕前接触有害物质如放射线、铅、镉等的人应注意检查体内有害物质是否超过正常标准，如有超标，应离开此类工作一段时间，身体各项指标值正常后再受孕。

**健康提醒**

> 孕前调理应在何时开始？一般自觉健康状况良好者，可在预定怀孕前3~4个月开始调理；若自觉健康状况不理想者，则当有半年至一年的调理期较为理想。叶酸需要从怀孕前一个月开始服用。在怀孕早期胎儿神经器官形成的敏感期中，足够的叶酸才能满足神经系统发育的需要，而且要在怀孕后的前3个月敏感期中坚持服用才能起到最好的预防效果。猫狗等宠物可能携带危害胎儿健康的病原体，如弓形虫。可致胎儿多种畸形，狂犬病毒可致狂犬病。因此计划怀孕的妇女应远离宠物，如有此嗜好，应及早忍痛割爱，将其送给亲友饲养。

## 先治这些病，然后再怀孕

有些疾病虽然并不影响受孕，但是如果在患病期间怀孕，会使病情加重，对母亲的健康不利，并影响胎儿的生长发育，严重的会因怀孕、分娩造成生命危险。所以在怀孕前应积极治疗，然后再怀孕。

### 1. 心脏病

正常孕妇在怀孕晚期，由于身体负荷的加重会感到心力不支，因此，原有心脏病的孕妇随着怀孕时间的增加会出现心功能不全，从而导致流产、早产、胎盘功能不全等。因此，患有心脏病的女性应在怀孕前慎重考虑，请教医生是否能够承受怀孕。在得到医生允许后，要比正常孕妇注意休息，避免过度劳累，并在医生的正确生活指导下度过整个孕期。

### 2. 高血压

与肾脏病相同，孕妇高血压易出现妊娠高血压综合征。患有此病的女性怀孕前应该积极治疗，保持血压的稳定，在医生指导下怀孕。怀孕后必须注意孕期保健及定期检查,采取低盐饮食,定期找医生咨询。

### 3. 肾脏疾病

患有肾脏疾病非常不利于怀孕。患有这种疾病的孕妇一旦怀孕,通常易较早合并妊娠高血压综合征(妊高征),可导致胎儿流产、早产等。同时,不利于胎儿发育,更可能危及孕妇本身,导致肾功能衰竭和尿毒症。患有此病的女性,怀孕前一定要积极治疗,在未经过医生的确认之前,不可贸然怀孕。

### 4. 糖尿病

那些原来就有潜在糖尿病倾向的女性,怀孕后可出现孕期糖尿病。无论是原有糖尿病的女性,还是怀孕后出现糖尿病的孕妇,都可能并发妊娠高血压综合征。如不能很好地控制症状,可以导致宝宝流产、早产,甚至出现死胎,或有分娩巨大儿的可能。因此,这类女性应在怀孕前向内分泌医生咨询,采用合理的饮食疗法及相应的药物治疗,在医生的监护下怀孕与分娩。在现代医学的支持下,糖尿病的孕妇也会拥有一个健康的孩子。

### 5. 肝脏疾病

患过肝脏疾病的女性,怀孕前应在医生指导下做相应检查。有些类型的肝炎可通过胎盘垂直传播给宝宝,如乙型肝炎等。同时,由于怀孕而增加肝功能负担,可加重肝功能的异常,甚至合并妊娠高血压综合征,但并不是绝对不能怀孕和分娩。患有肝脏疾病的女性一旦怀孕,应在医生的正规治疗和指导下进行孕期保健。

### 6. 结核病

孕妇怀孕前,具有开放性传染的结核病,怀孕后可致宝宝流产、早产,而孕期的抗结核药物治疗,有可能影响宝宝的发育。因此,应在结核病治愈后再考虑怀孕,这一点计划怀孕的夫妇一定要谨慎对待。

### 7. 贫血

怀孕前如患有贫血,怀孕后可能会因早孕反应而影响营养的吸收,加上宝宝生长额外的需要而使贫血加重。重度贫血可致宝宝宫内发育迟缓、出现早产或死胎,可使孕妇发生贫血性心脏病、心力衰竭、产后出血、产后感染等。贫血直接影响孕妇的健康,更不利于宝宝的成长。因此,计划怀孕的女性,应在贫血得到治疗并已彻底纠正后再怀孕。怀孕后还要定期检查,继续注意防治。

### 8. 肾盂肾炎、膀胱炎

膀胱炎可以发展成肾盂肾炎,膀胱炎的症状有尿频、尿不尽感及尿痛等。患过膀胱炎的妇女，一定要治愈后才能妊娠。

### 9. 子宫肌瘤

患有子宫肌瘤的妇女，如果在妊娠期没有特别异常现象，大部分能正常分娩，但是不容易受孕，所以最好及时治疗。

### 10. 阴道炎

阴道炎多是由念珠菌感染引起的。如果带病分娩的话，会感染胎儿，使新生儿患鹅口疮等疾病。

如果有任何其他内科疾病，如哮喘、精神病、红斑性狼疮、甲状腺亢进等，应该等疾病稳定，经医师同意后再计划怀孕。若是有任何牙齿毛病，如智齿发炎、蛀牙、牙周病等，应在准备怀孕前治疗妥当。由于怀孕会使牙龈肿大，容易出血，孕期要进行牙齿的治疗不太容易。

### 健康提醒

如果夫妇一方在怀孕前曾有生殖器官的性病，如疱疹病毒感染，经过正规的治疗，在孕期不再复发或发生新的感染，可以成为一个正常的妊娠。如果是在孕期发生感染或复发，或病毒培养呈阳性反应，对宝宝会有很大的危险，可以导致胎儿发育迟缓，生产后便可在宝宝的眼睛、口腔和皮肤黏膜等处出现疱疹病毒感染的征象。因此，夫妻双方在怀孕前一定要治愈这类疾病。如果疾病发生在孕期，应请教医生选择适宜的治疗及恰当的分娩方式。

## 选择"易孕期"，实现"计划受孕"

一个真正的女性一定是一个善于掌控自己身体的女人，她了解身体的奥秘，她熟悉自己的身体，她可以自由选择是否要做妈妈。如果你是一个爱护自己、肯对自己负责的女人，你就不能不知道你的排卵期。

女性在每个月经周期里都会有一个排卵日，排卵日期一般在下次月经来潮前的14天左右。卵子自卵巢排出后在输卵管内能生存1~2天，以等待受精；男子的精子在女子的生殖道内可维持2~3天受精能力，故在卵子排出的前后几天里性交容易受孕。为了保险起见，我们将排卵日的前5天和后4天，连同排卵日在内共10天称为排卵期。因为在排卵期内性交容易受孕，所以排卵期又称为易受孕期或危险期。这样一来，了解自己的排卵期就显得尤为重要。如果你渴望宝宝的到来,那就要在排卵期多"努力";如果你暂时还不想当妈妈,那就更要掌握你的排卵期,因为它能帮你确定你的安全期。

事实上,很多女性都不知道安全期是怎样划分的,那么现在你可要记清楚了。安全期又分为排卵前安全期和排卵后安全期,从月经干净那天到排卵期开始的前一天的那段日期为排卵前安全期,从排卵期结束后的第一天到下次月经来潮的前一天为排卵后安全期。

可是我们该怎样确定排卵日期呢?我们自己可以掌握的方法有:

### 1. 基础体温测量法

一般女性的基础体温在月经周期中呈周期性变化,排卵后基础体温的上升提示排卵已经发生,温度升高幅度一般为 0.3~0.5℃。一般地说,排卵发生在基础体温上升前 1 天或由低向高的过程中,在基础体温已处于升高水平的 3 天内为"易孕期"。女性在经过较长时间(4 小时以上)熟睡后醒来,还没有进行任何活动,如进食、谈话、起床大小便之前测量体温。测量最好在早晨进行。一般睡醒后即将事先准备好的体温计,放在口腔中舌下测量 3~5 分钟。上夜班或中班的妇女,可以在白天醒后测量。注意保证 4 小时以上的熟睡。把每天所测量的基础体温,记录在有方格的纸上,连成曲线,要连续画 3 个月经周期。

### 2. 宫颈黏液观察法

在女性月经周期的不同阶段,随着性激素水平高低的变化,宫颈黏液也会发生相应的变化。在雌激素水平较低的月经前后,黏液稠厚而且量少,提示不容易受孕。在月经周期的中期,当雌激素水平逐渐升高时,黏液会越变越稀薄,量也越来越多;越接近排卵期,黏液越变得清澈透亮,似蛋清状,富于弹性,拉丝度高,阴部湿润感也最明显。宫颈黏液分泌的"高峰期",大多相当于排卵日或排卵前 1 天。这种宫颈黏液能营养、保护精子,增强精子的活力,引导精子穿入子宫,有助受孕。所以,医学上把女性出现阴部湿润感的阶段也定为"易孕期"。如新婚夫妇考虑"计划受孕",可选择在阴部湿润期直至"高峰日"后 3 天内进行性生活。

### 3. 日程推断法

大部分女性排卵发生于下次月经来潮前 12~16 天(平均 14 天)。这是根据以往 12 个月的月经周期规律,推断出目前月经周期中的"易孕期"和"不易孕期"。以下公式可供参考:

以往月经最长周期天数 −10="易孕期"的最后 1 天。

以往月经最短周期天数 −19= "不易受孕期"的最后 1 天,次日即为"易孕期"开始。

如:如月经最长周期天数为 30 天,30−10=20,月经来临后的第 20 天为"易孕期"的最后 1 天。最短月经周期天数为 27 天,27−19=8,月经来临后的第 9 天为"易孕期"的第 1 天。

上述三种方法只适合月经规律的女性,如果将三种方法结合运用,在夫妻双方的密切配合下,有望增加计划受孕的成功机会。如果在医生的指导下,受孕的成功率将会提高。

### 健康提醒

除非服用荷尔蒙避孕药丸,女性的身体每个月都会排卵,每个月都会有以下这些微妙的生理变化。

(1)食欲下降:研究表明,女性在排卵期的饭量是一个月经周期中最低的,专家指出这是人类的自然本能保留至今的结果——排卵期的雌性动物会将更多的注意力放在寻找异性交配上,而不是寻找食物。

(2)精力旺盛:这也是遗传自人类的自然本能,为了能够成功地吸引异性,排卵期的女性会变得神采奕奕,爱表现自己。

(3)性欲高涨:总体来说,女性在排卵期的性欲会特别旺盛,这是女性希望怀孕的身体信号达到最高值的体现。

(4)抵抗力下降:在排卵期,女性的阴道黏液会变得稀薄,这是为了让精子能更容易地通过从而增大受孕成功的机会,与此同时,女性的鼻腔黏液也会减少,这就增加了细菌侵入人体循环系统的机会。

## 向孕期不适宣战

怀孕的女性享受着即将当妈妈的快乐,但孕期不适给准妈妈们平添许多烦恼。对大多数女性来说,孕期的种种反应、种种不适都是较为陌生的。或许她们从母亲那里获得一些相关知识,但毕竟不是自己的亲身经历。因此,对于孕期种种不适,她们还是感到不安甚至恐惧。如何克服孕期不适,就需要孕妇对自己身体状况有所了解,明白相关医学常识,掌握常见解决办法,将孕期不适减到最低程度,轻松地面对怀孕这个幸福而艰辛的时刻,既保护自己,又利于胎儿,顺利度过孕期。

## 1. 恶心呕吐

这是怀孕早期不适症状之一，与孕期雌激素水平升高有关。注意以下事项会有所帮助：

（1）饮食以清淡可口为宜，忌油腻，多吃蔬菜水果等偏碱性食物；如果感觉心口灼热时，则要避免食用油炸及高油质食品、味道很重的食物，以防止胃液逆流而刺激食道黏膜，还可以适当食用奶制品来中和胃液。

（2）可以在起床前食用苏打饼干、果酱等高碳水化合物。

（3）酸味食物能够刺激胃液分泌，提高消化酶的活力，促进胃肠蠕动，增加食欲，有利于食物的消化吸收，对孕早期的害喜症状会有一定程度的改善作用。

（4）以少量多餐来代替以往的三餐规律，水分的摄取则以两餐之间为佳，尽量避免在餐中摄入大量流质食物。

（5）尽量不要闻到厨房的油烟味或任何会引发恶心的气味。

（6）注意休息，保证每天有 8 小时的睡眠，避免过度劳累，但不需经常卧床，白天可适当运动，卧室应保持空气清新。

（7）避免一切不良的情绪刺激，不要看过于悲伤的电视剧、电影及书籍，可多听舒缓的音乐，保持心情愉快。

（8）如有持续恶心，反复呕吐，甚至不能进食，应去医院治疗。医生会根据病情予以补液和补充维生素或口服止吐剂。

## 2. 尿频

孕妇感觉尿意频频，这是由于盆腔血液循环增加，盆腔充血，子宫逐渐增大压迫或牵拉膀胱引起尿频所致。

出现尿频不必紧张，多属正常现象，但晚间应减少喝水或喝饮料，以免因尿频影响休息。如果伴有疼痛或排尿时有灼热感，有可能是泌尿系统感染，应引起重视。

## 3. 腰背疼

怀孕的任何阶段都会出现腰背疼痛，在怀孕的最后几周尤为突出。这是随着胎儿的长大，腰背部肌肉张力改变了肌体的平衡而导致的。

捡东西时注意弯曲膝盖，不要提重物，坐时可以用垫子垫在背部的凹处，站时要注意姿势并站直，尽量穿低跟的鞋子。有条件的，可以在疼痛的区域进行热疗或冷疗。按摩也能适当缓解疼痛。当然，有时肾脏感染也会引起腰背痛，严重的话应找医生检查。

**4. 便秘**

造成便秘的原因是增大的子宫推挤使小肠移位、室外活动量减少、孕期肠蠕动减缓和孕期补充铁剂。

多吃新鲜水果、蔬菜等富含纤维素的食物,养成定期排便习惯,都可以改善便秘的情况。因此孕妇应该每天适量运动,以助维持良好的肠道功能。必要时按医嘱使用大便软化剂或缓泻剂,但不能养成依赖药物的习惯。可以适当多吃香蕉,不仅满足获得食物的需求,还能预防便秘。

**5. 痔疮**

大部分孕妇会不时感觉到肛门周围隐痛、瘙痒,排便时还会出血。痔疮通常出现在怀孕第 18 周前后,是发育中的胎儿向下压迫直肠,阻碍了静脉血液的回流,引起直肠内静脉肿胀、曲张所致。

痔疮多与便秘同时存在。孕妇在医生指导下服用少量缓泻剂,软化大便,纠正便秘后,症状一般能够解除。一般情况下,分娩后便秘及痔疮会不治而愈。

**6. 头痛**

怀孕期间变化不定的激素、精神压力以及不断增加的劳累感都会造成头痛。

在医生的指导下服用一些安全的止痛药物能迅速缓解疼痛。头上敷热毛巾也能有效缓解头痛。白天应该多喝水,每晚保证至少有 6~7 个小时的睡眠。如果头疼很严重,而且还伴有眩晕、呕吐和水肿,应该立即去看医生。

**7. 骨盆疼痛**

这种情况可能是由于韧带松弛和牵拉所致。出现骨盆疼痛时应躺下休息,或者洗个热水澡,尝试一些柔和的锻炼。

**8. 脚踝浮肿**

怀孕后半期,胎儿所增加的体重会增加腿部及脚踝所受到的压力,造成体内液体潴留,导致浮肿。

一旦发生这种情况,就应避免长时间站立或坐着。绑支持性绷带、穿舒适的鞋子,平躺时将脚下部稍微抬高,可减轻肿胀。增加脚部活动,做做原地踏步或者缓慢的高抬腿运动。如果是手部及脸部肿胀,请立即前往医院就诊。另外,菜肴内含盐过多,可能造成体内钠的潴留而水肿,所以饮食应以清淡为宜。

**9. 晕厥**

孕妇体位突然改变引起血压下降或者血糖降低会出现昏晕。妊娠晚期,背部朝下躺着也可能出现昏晕感觉。

孕妇尽量不要站立太久。如果突然感到晕厥,要坐下来,并把头放在两膝之间,过一会儿就会好转。妊娠晚期避免背部朝下躺着,避免长时间不进食,这样会引起低血糖。坐着或躺下后要缓慢地起来,松开紧身衣服,并在前额放一条凉的湿毛巾。

### 10. 鼻出血

鼻出血也是一种常见的孕期症状,孕期由于鼻部的供血增加,所以会出现鼻出血、鼻塞或肿胀的现象。

可以在鼻孔里用棉签涂些凡士林,或吸入热蒸气有助于缓解鼻塞,可在水中加入1~2滴桉树油或薄荷油。如果双侧鼻孔出血,可用拇指和食指紧捏两侧鼻翼部,压迫鼻中膈前下方的出血区5分钟左右,再在额、鼻部敷上冷毛巾或冰袋。

### 健康提醒

预防第一次呕吐的发生和发生时的控制很重要,因为呕吐一旦成了习惯,则很难克服。呕吐会消耗必要的能量和营养,需注意满足孕妇每日的营养需求。如果症状严重且持续发生,应该及时处理,必要时按医嘱用药以控制症状。怀孕时有很多西药不能服用,中药的使用也要特别当心,因为中药是复方药物,对于胎儿的影响不容易被察觉。出现不适症状后,如果随便到药房抓药使用,对胎儿可能有不良的影响。

## 孕期保健,从细节做起

从怀孕那天起,女人的生活就要发生一系列改变,因为你的举手投足都直接关系到宝宝的安全和健康。对于孕妇来说,怀孕后的生活状态非常重要,孕妇在这一点上不可忽视! 因为你的个人情况直接影响着胎儿的健康,稍不注意就可能会造成一些隐患。因此,我们必须做好孕期保健,从一点一滴做起,留心每一个细节。毕竟,妈妈的健康就是送给新生命最好的礼物!

### 1. 孕期营养

孕妇需要平衡合理的营养:荤素搭配、粗细结合、饥饱适度、不偏食、不挑食,并根据个人活动量、体质及孕前体重决定摄入量和饮食重点。

### 2.定期产前检查

为了能及时了解胎儿的发育情况和您自己的身体状况,孕妇就要定期进行常规的产前检查。产前检查是由产科医师对孕妇实施的一项专门检查。从早孕开始,孕妇应每月检查 1 次;妊娠 28 周后,每 2 周检查 1 次;到 36 周后每周检查 1 次。若在检查中发现异常情况,应随时就诊。

### 3.足够的睡眠

孕期必须保证有足够的睡眠时间来达到休息的目的。一般每天晚上至少要保证 8~9 个小时的睡眠,如有条件,可以下午睡 1~2 个小时。孕中期以后,孕妇的最佳睡姿是左侧卧位,切忌仰卧。

### 4.产前运动要坚持

在怀孕期间,适当的产前运动可帮助孕妇松弛肌肉和关节,减少产道的抗拒力,令生产过程更顺利。

### 5.孕妇穿着坐立要注意

孕妇应避免穿紧身衣裤、牛仔裤、袜口过紧的丝袜等,不要穿高跟鞋。孕妇到了孕期的中晚期,应注意坐立姿势,背要直,腰部收紧。当提东西时,先屈膝,不可弯腰,以免腰痛。起床时,先侧身,再用手帮助支起上身。睡觉时,向左侧睡较好,这样可避免胎儿压到大血管,而保持血流畅通。

### 6.个人卫生

孕妇牙龈容易出现充血、肿胀疼痛和出血等症状,因此,应养成良好的口腔卫生习惯。刷牙应选用软毛牙刷。

孕妇新陈代谢旺盛,皮脂腺、汗腺分泌增多,特别容易出汗,所以孕妇必须经常洗头、洗澡,勤换衣服,以保持皮肤的清洁,促进全身血液循环和身体内废物的排泄,保护身体健康。洗澡应采用淋浴,不宜盆浴,水温不宜过高。孕妇的阴部分泌物增多,应每天用温水清洗外阴,并选用卫生护垫,保持会阴部的干爽,减少阴道炎的发生。

### 7.良好心情

孕妇容易情绪冲动,要尽量调节自己的情绪,保持一个良好的心态。因为,良好的心理状态会为胎儿提供一个优良的生长发育环境,对宝宝的生长极为有利。家人的理解和关怀,会使孕妇有一个温暖而快乐的气氛,健康安全地度过妊娠期。

### 8. 性生活

在与丈夫的性生活中,注意适当的体位,动作要轻柔,在妊娠头三个月及最后三个月应禁止性生活,以免引起流产,早产和感染。

### 9. 避免不良因素

充分了解自己的健康状况,有病症应立即妥当治疗。

如有遗传疾病隐忧,应尽快求助遗传咨询专家。

孕期服用任何药物(包括保健品),应遵医嘱,千万不要自己擅自服用、停用或改变剂量。

避免在有害的环境中工作和生活。

不吸烟,不喝酒,少喝咖啡、茶及所有含酒精或咖啡因的饮料。

不要与动物(猫、狗及鸟类)接触,因这些小动物身上有一些寄生虫和人畜共生的病菌,如果不加注意很可能会引起感染。

### 10. 及时察觉孕期的异常情况

怀孕虽然是一个正常的生理过程,但由于体内激素的变化以及子宫中、胎盘、胎儿的增大,羊水的增多,也会有一些不舒服的感觉,有时甚至会出现一些症状。如果一旦出现异常的"信号"时,则应引起警惕,及时去医院诊治。

### 11. 自我监护数胎动

孕妇和家属掌握了简单易行的自我监护方法,就能每日观察腹中胎儿的情况。数胎动是最简单最方便的自我监护方法之一。具体数胎动的方法请到各医院观看强生献给每一位妈妈的孕产期保健系列片中孕期的家庭监护。

**健康提醒**

孕期激素的分泌,使皮肤变得湿润亮泽,柔软光滑,但孕期激素的分泌也会对某些部位的皮肤造成不良的影响。如雌激素会抑制油脂分泌,使皮肤发干,加重色斑沉着。鉴于这些变化,建议你选用些润肤霜。

孕期不要用口红,口红吃进后对胎儿不利。

油性皮肤,可在日常化妆时用些收敛性洗面乳清洁脸部,再使用非油性粉底霜和半透明的面霜,或用些适于油性皮肤的化妆品。

干性皮肤,最好不要用香皂,因为香皂会洗去皮肤表面的油脂,使皮肤变得更干。可选用滋润霜或婴儿用的面霜,用粉底和盖斑膏将眼睛下面的黑眼圈盖住。

# 准妈妈最需防辐射

电磁辐射对人体的影响程度差别很大,通常对妇女和儿童最为敏感,特别是孕妇和胎儿更容易受到影响。电磁辐射对胚胎而言,会阻止其早期细胞分裂,甚至造成细胞死亡,同时还会阻止胎盘的正常发育。

科学表明,1~3 个月为胚胎期,受到强电磁辐射有可能导致流产,也可能造成胎儿肢体缺损或畸形;4~5 个月为胎儿成形期,电磁辐射可能损伤中枢神经系统,导致胎儿智力低下;6~10 个月为胎儿成长期,其主要后果则是导致胎儿免疫功能低下,出生后体质弱,抵抗力差。

如果你是准妈妈,就需要对辐射问题更加在意了。仅仅为胎儿生长发育提供足够的营养是不够的,还应该远离可能对胎儿造成危害的种种不良因素。

## 1. 准妈妈防辐射 —— 刻不容缓

母体中的胚胎对于电磁辐射的反应,要比成人敏感得多。如果是在胚胎形成期,受到电磁辐射,有可能导致流产;如果是在器官形成期,正在发育的器官可能产生畸形。即使在胎儿的发育期,若受到辐射,也可能损伤中枢神经系统,导致婴儿智力低下。

有报告指出,孕妇每周使用 20 小时以上计算机,其流产率增加 80%,同时也增加畸形儿出生率。

所以有科学家指出,孕妇在怀孕期的前三个月要尽量避免接触电磁辐射。因为有研究表明,电磁辐射对于胎儿的伤害,在妊娠的前期要比中、后期大得多。

其中,孕妇在怀孕前 6 周对辐射的敏感性最高,小剂量辐射也可能会造成胎儿及功能发育畸形。怀孕的 8~15 周,胎儿若遭受辐射,产生儿童智力低下的危险性最大。

## 2. 居家也要防辐射

据放射检测专家介绍,目前居民家使用的天然装饰石材中,有一部分具有放射性污染。而有些家庭装修使用的壁纸、壁布、涂料、塑料、板材等,释放出大量有害气体,致使居室空气污染严重,于是近年来出现了一个新名词 —— "辐射屋"。

孕妇如果生活在这样的房子里,那受到的辐射强度之大可想而知。所以,准妈妈的家人应该对居室做彻底的辐射检查,尽量避免生活在不健康的环境中。如果无法改变住所,则要测出辐射最强的是哪里,加以屏蔽或调整家具位置,以消除胎儿所受到的辐射。

此外,对于准妈妈来说,有些家用电器也最好别碰。比如电磁炉。

电磁炉是一件方便快捷的家用电器。人们信任电磁炉烹制食品的质量,但是很少有人对它可能带来的影响提出质问。其实,电磁炉发射的电磁场很高,比冰箱高出上千倍,甚至上万倍。这已经是很高的电磁场了。而孕妇在做饭时,腹中的胎儿正好处在电磁炉放置的高度。所以,孕妇最好远离它。

尽管居家辐射不可不考虑,但也不必过于担心。一般说来,准备怀孕期间可以戴一些防辐射的保健品,如防辐射的外衣、护腰等等。怀孕后尽量减少接受辐射的时间,与辐射源保持安全距离,做到这些就可以了。

### 3.准妈妈的防辐射攻略

专家建议,孕妇应该暂时离开电脑操作等视屏岗位。有困难的,最好在怀孕的前3个月,即胎儿器官形成期暂时离开岗位。实在无法离开的,在工作时必须穿着特殊的防辐射服装。

在家中,孕妇也应该注意防辐射。孕妇要少看电视,减少使用电器产品的时间,或者尽量保持安全距离。

另外,孕妇使用电脑的时间一周不可超过20个小时,并且每小时要离开10分钟。

同时也应该尽量减少手机的使用时间。

胎儿是我们的明天,他们最脆弱、最缺乏抵抗能力,我们有义务保护他们免受不良因素的伤害。怎么保护胎儿不受到电磁辐射的伤害,就是摆在我们面前的一个问题。为了胎儿的未来着想,在怀孕期间,准妈妈一定要做好防辐射工作。

### 健康提醒

对于防辐射也不必太过紧张,但对于准妈妈们来说,小心总无错。准妈妈在孕期应该尽可能做到合理地使用电器设备,保持安全距离,减少辐射危害;同时,可以选择电磁辐射防护服。在购买防护服的时候,要看清楚产品说明的防护频率范围,根据自己的要求选择购买。

# 重视临产保健，喜迎伟大时刻

经过40周的辛苦孕育，一个可爱的小生命就要诞生了！伟大的时刻即将来临，相伴准妈妈的不仅是将为人母的喜悦和骄傲，也有许多困惑和无措。怎样才能顺利度过这个时期，让宝宝平安降生呢？事实上，孕妇能否顺利分娩，妊娠最后1个月的自我保健非常重要。如果前9个月做得很好，而最后1个月马虎大意，就很可能前功尽弃。如前9个月的工作未做好，最后1个月做好了，则能追回大部分的"损失"。因此临产前的自我保健一定要重视起来。

## 1. 要"善于"休息

活动量应适当减少，工作强度应适当减低，特别是要注意睡眠充足。只有这样才能养精蓄锐，使分娩时精力充沛。但休息好并不等于限制活动和长期卧床。孕妇应做一些不弯腰的轻便家务劳动，适当做做孕妇保健操，特别是要多走动。走路时必须注意，应避免昂首挺胸的姿势，因这种姿势极易使人疲劳，再说，这种姿势因视线被隆起的肚子遮住，也易发生意外。所以，行走要抬头挺脖，下颌微低，后背直起，一步一步地走，要走得稳。

## 2. 每周要检查一次

有些孕妇自认为身体好，胎儿正常，存在侥幸心理而不去检查，结果常会引起不良后果。通过每周的检查，医生可及时了解孕妇和胎儿的健康状况以及是否接近分娩。

## 3. 严禁性生活

传统的观点认为，妊娠最后3个月应禁止性生活。而新近的研究表明，妊娠第八、九两个月，没有习惯性流产史的孕妇可以偶尔过几次性生活（应避免腹部受压及动作要轻柔），然而，在最后1个月，则应严禁性生活，以免引起产道发炎或早产。

## 4. 告别恐惧

不少孕妇由于缺乏常识而对分娩有程度不同的恐惧心理。这种不良心理，不仅会影响孕妇临产前的饮食和睡眠，而且还会妨碍全身的应激能力，使身体不能尽快地进入待产的最佳状态，因而影响正常分娩。事实上，在现代医学条件下，只要认真进行产前检查，分娩的安全性几乎接近百分之百。

### 5. 不要着急

有些孕妇在分娩上也是一个"急性子"，没到预产期就焦急地盼望能早日分娩，到了预产期，更是终日寝食不安。她们不懂得预产期有一个活动范围，提前10天或延后10天左右，都是正常现象。俗话说"瓜熟蒂落"，不必着急。

### 6. 不要粗心

一些孕妇大大咧咧，到了妊娠末期仍不以为然。结果临产时常常由于准备不充分，而弄得手忙脚乱，这样很容易出差错。

### 7. 告别产前忧虑

孕妇在生活、工作上遇到较大的困惑，或者是发生了意外的不幸事件，都可使孕妇产前精神不振、忧愁、苦闷。这种消极的情绪可以影响顺利分娩。特别应该指出的是，有些丈夫或公婆，强烈盼望生育男孩，在产妇的心理上造成了无形的压力，也是出现难产的重要诱因之一。

### 8. 远离孤独

一般情况下，孕妇临产前都会出现一定程度的紧张心理，此时她们非常希望能有来自亲人尤其是丈夫的鼓励和支持。所以，作为丈夫在妻子临产前应该尽可能拿出较多的时间陪伴妻子，亲自照顾她的饮食起居，使她感到你在和她一起迎接着考验。这是丈夫对于妻子生产的最好帮助。

### 9. 不要远行

一般在接近预产期的前半个月后，就不宜远行了，尤其不宜乘车、船远行。因为旅途中各种条件都受到限制，一旦分娩出现难产是很危险的事情，它有可能威胁到母子安全。

### 10. 避免乱用药物

分娩是正常的生理活动，一般不需要用药。因此，产妇及亲属万不可自行其是，滥用药物，更不可随便注射催产剂，以免造成严重后果。

### 11. 注意清洁

注意保持外阴部清洁，特别是在临产前几天，宜每天用柔软的毛巾轻轻擦洗外阴部。热天应每天淋浴，也可放张小凳坐着洗。为确保安全，洗澡时最好有亲人监护或协助。

### 12. 合理饮食

产妇分娩时消耗很大的体力，因此产妇临产前一定要吃饱、吃好。此时家属应想办法让产妇多吃些营养丰富又易于消化的食物,切忌什么东西都不吃就进产房。

 **健康提醒**

　　羊膜囊是保护胎儿的一道天然屏障。它能保护胎儿免受撞击,并使胎儿与外界隔离,避免从母亲生殖道而来的细菌感染。如果在怀孕37周以前破水,有可能造成早产、胎儿感染、脐带脱垂,需要立即住院处理。

　　初产妇从有规律性宫缩开始到宫口开全,大约需要12小时。如果准备自然分娩,可准备易消化吸收、少渣、可口、味鲜的食物,如面条鸡蛋汤、面条排骨汤、牛奶、酸奶、巧克力等食物,为分娩准备足够的能量。

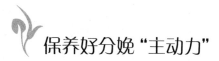

# 保养好分娩"主动力"

　　一些孕妇很想知道,怎样才能让分娩过程顺利呢? 为什么有的人3个小时就可以生下孩子,而有的人却要10多个小时呢? 影响产程的因素有很多,产力大小就是影响产程的主要因素之一。

　　那么什么是产力呢? 产力是指产妇将胎儿从子宫中逼出的力量,它包括子宫收缩力、腹肌和提肛肌收缩时产生的排挤力和向下的压力。其中子宫收缩力起主要作用,它能使子宫颈口扩张、开全,迫使胎儿下降。腹肌及提肛肌收缩力能协助宫缩将胎儿及其附属物排出体外。在骨盆和胎儿都正常的情况下,产力是促使分娩的主要动力。

　　产力的大小因人而异,产力的大小会直接影响到生产的顺利与否,不要以为身体强壮的孕妇产力就大,因为它的大小并非一时激发而出的,而是与平时的活运和孕期的保养有关。

### 1. 饮食营养

　　加强孕期和临产时饮食营养,是保存产力的重要环节。孕期要多食含蛋白质较高和维生素丰富的食物,如瘦肉、禽、蛋、乳、新鲜蔬菜及水果。孕期营养丰富,不但能促进胎儿生长发育,还能增强孕妇的抗病力,保证孕妇有一个健康的身体进行分娩。临产前,孕妇必须吃饱喝足,最好进食热能较高的食物,如大米、白面、玉米、红薯、红糖、鸡蛋等,都能增加产力。

### 2.劳逸适度

孕期不可过劳,也不可过逸。临床常见的妇女一旦怀孕,便过分强调休息,稍有不适,就要求开假条,甚至连日常家务活也懒于去做,更有甚者,竟无故整天卧床不起,生怕伤害了腹中的小宝贝,怕流产。实际上,越是不动,胎儿越得不到应有的锻炼;相反,如果孕期适当劳动锻炼,能够增强体力,加强子宫和腹肌收缩力,才有利于胎儿成长,有利于增加分娩时产力。如果孕期过于讲究安逸舒适,卧床不起,往往会引起血气运行不畅,中气虚弱,以致影响胎儿生长发育,临产时也由于元气不足,无力推动胎儿外出;气血阻滞、胎儿迟滞不下而出现难产。通常,妇女正常妊娠,绝不可整天卧床不起,应该与平时一样参加劳动。只有到临产时,才要适当休息。

孕期切不可过劳,过劳也会伤产力。孕期内不做超过自己体力所能胜任的劳动。因为劳动强度超过自己肌肉的负荷时,会使肌肉、骨骼受到损伤,以致不能负重。当盆腔肌肉、骨骼、腰肌受损后,分娩时宫缩无力,腹肌及提肛肌收缩无力,胎儿下降困难而导致难产。

### 3.预防疾病

孕期内应注意预防各种疾病发生,尤其是慢性消耗性疾病,如肺结核、肝炎、肠胃炎、关节炎、心脏病等。疾病不但消耗营养,降低产力,还会影响胎儿生长发育,以致流产。特别在妊娠晚期,更应当注意预防,哪怕是一般的感冒、咳嗽、腹泻等都可能影响产力而导致难产。预防方法是:孕期内注意饮食有节,不过饥,不过饱,加强营养;生活起居应有规律;保持外阴清洁,勤换内裤;不要到人群密集的地方去;不要去餐馆进食;遇到家中或周围有传染病人,应当注意隔离消毒。

### 4.心理健康

临产时保持精神愉快,这是有利于产力充沛的良方。产妇不可有任何紧张、忧虑情绪,因精神过度紧张,会扰乱中枢神经系统的正常功能活动,以致大脑皮层过度疲劳,因而影响正常的子宫收缩,这是产力不足和子宫收缩异常的重要原因之一。临产时,要尽量设法消除紧张、恐惧情绪,排除各种精神刺激。

为了让分娩过程更顺利,孕妇必须把日常保健进行到底,为宝宝的顺利安全出生打好基础,也让自己能更轻松更健康地成为一名快乐的母亲。

**健康提醒**

研究发现，女性在怀孕期间的学习能力和记忆力提高很快，怀孕非但不会使母亲们变得感情脆弱、丢三落四、智商下降，相反会使她们更聪明。

怀孕和生育能使女性大脑能力得到提高，其中包括分娩后增强的感觉能力。因为怀孕、分娩和哺乳时激素的波动会使女性大脑某些区域的神经细胞增大，重塑大脑，她们因此变得警觉而灵敏。另外，养育孩子很具挑战性，能刺激大脑活动。大脑能产生细胞，越用生命力越旺盛，而养育孩子的新奇情感体验最能刺激细胞活动。

# 临产产妇的注意事项

一些年轻的产妇由于缺乏经验，一进产房便慌了手脚，她们不知道自己应该做些什么，应该注意些什么，因此往往把自己弄得手忙脚乱。那么，临产产妇究竟应该注意些什么问题呢？

## 1. 临产产妇应适当下床活动

有人认为临产产妇就应该卧床休息，保存体力，这种看法其实是不科学的。

临产后，如果产妇感觉腹痛不是很重，宫口开得不大，经医生允许，可以下床活动。适当下床活动有利于胎儿先露部下降和产程进展，还可以转移产妇的注意力，减轻不适感。但有些情况需要产妇卧床，如胎膜早破、胎位异常以及服用镇静药后。所以，产妇在下床活动前，一定要先询问一下医生，以免发生危险。

## 2. 临产产妇吃东西要看情况

在分娩过程中，产妇的胃肠消化及吸收功能均减弱，造成食欲不好。随着产程的进展，宫缩越来越强，宫缩强烈时，常常引起恶心呕吐，以致产妇摄入热量及水分不够，影响产程进展。如果出现上述情况，产妇不要再吃东西，以免引起误吸，且加重恶心呕吐的程度。医生可通过静脉输液来为产妇补充热量和水分，所以产妇不必担心。反之，如果在产程中，产妇没有上述表现，在第一产程，宫缩间歇期，可以鼓励产妇少量多次进食，吃一些易消化的食物，并注意摄入足够的水分，以保证充沛的精力和体力，为第二产程做准备。向大家推荐一种最佳的分娩食品，那就是巧克力！因为巧克力中不仅含有丰富的营养素，而且巧克力中的碳水化合物，还很容易被身体吸收利用，以后你就不必再拿着鸡蛋上产床了，你可以为自己选几款适合自己口味的巧克力,让它来帮你补充体力,尽快平安地生下小宝宝。

### 3. 临产产妇大小便怎么办

产程进展过程中,如果产妇宫缩时有大便感,应征得医生同意后,方可在有人陪同的情况下去解大便,注意蹲着的时间不可过长,以免发生宫颈水肿。

如果在宫口未开全时,产妇有频频排便感,应通过医生检查寻找原因,是肛门检查刺激所致,还是因为胎方位不正所致。但是无论哪一种原因引起,在宫口尚未开全时,都不要过早屏气,也不要下地蹲,以免引起宫颈水肿,影响宫颈的扩张和产程进展。

如果宫口已开全,产妇就要在医生的指导下,于宫缩期间屏气如解大便样向下用力,此时,产妇千万不能自行下床解大便,以免发生危险。

临产后,产妇应注意排尿,一般每 2~4 小时就要排尿一次,以避免胀大的膀胱影响子宫收缩和胎儿先露部下降。如果产妇出现排尿困难时,应及时告诉医生,医生要检查有无头盆不称的情况,必要时医生可以给予导尿管导尿。但产妇不要因排尿困难而蹲时间过长。

### 4. 临产产妇要配合医生检查

产妇临产后入院,医生都要为产妇做肛门检查,简称肛诊,并且在临产初期每 4 小时检查一次;经产妇或宫缩频而强者,间隔时间缩短。一些产妇对此不理解,觉得这种检查麻烦,甚至故意不配合。这种检查是防止异常现象,确保顺利分娩的重要保证,产妇和家属千万别不耐烦。

临产后,随着子宫的收缩,宫颈口要不断开大,胎儿的先露部要下降。医生就是通过肛诊确定宫颈扩张和胎儿先露下降的程度,了解骨盆腔的大小、宫颈的软硬及厚薄,是否已破膜,确定胎先露、胎位等。

如果肛诊检查先露部不清楚、宫颈扩张及胎头下降程度不明,怀疑有脐带先露或轻度头盆不称,经过试产 6~8 小时,产程进展缓慢者,要在严密的消毒下行阴道检查,以确定骨盆腔的大小,先露部高低以及胎方位、子宫颈口扩张的程度等,以决定其分娩方式。

在医生为其做肛诊及阴道检查时,产妇一定要密切配合,最好在宫缩时做肛诊。产妇千万不要提出等宫缩过后才允许医生检查的要求。

对临产产妇来说最重要的就是与医生积极配合,听从医生的指挥,这样才能顺利生产。

**健康提醒**

人精神过度紧张，使整个机体对外界刺激的敏感度增高，轻微外界刺激即会引起疼痛。所以孕妇在临产前要消除顾虑，保持愉快轻松的精神状态。生孩子虽有一定的痛苦和危险，但绝大多数都是顺产，难产是极少数。特别在现代条件下，分娩的安全性已大大提高，如果孕妇能认真进行产前检查，重视孕期保健，一般都不会出问题。

# 科学坐月子，健康做妈妈

坐月子是女人一生中最好的改善体质时机。如果没有坐好月子，将为以后的身体健康埋下隐患。中国人讲究坐月子，千万不要以为那是迷信，许多讲究都是有道理的。因为各地民情风俗不一样，所以坐月子的方式也就大大的不同。新妈妈们应该结合自己的体质情况，让自己坐个科学的月子。做好月子保健，让自己成为漂亮妈妈、健康妈妈，神清气爽地迎接未来的种种挑战。

## 1. 避免吹风

因为产后全身毛孔张开，吹风易引起头痛及关节酸痛等。在特别热的天气里，可以适当使用空调，但千万不要对着空调的冷风口直吹，以免造成免疫功能下降，内分泌失调，对身体不利。

## 2. 下床活动

早期下床活动，是帮助子宫收缩、促进伤口愈合、防止肠粘连的主要环节。剖腹产产妇不要静卧，术后麻醉消失恢复知觉后，要进行机体活动。24小时拔出尿管后尽早忍痛下床走走，能增加肠蠕动、早排气，防止肠粘连及血栓形成。同时经过活动，血液循环加快，促使子宫收缩，利于伤口早日愈合。

## 3. 小心伤口

注意伤口渗液及有无感染，保持伤口部位周围的清洁，渗出液较多时，及时请医护人员查看，并更换敷料。痒时不要搔抓，防止伤口感染化脓。如伤口疼痛并局部发硬，用手摸有波动感，说明伤口感染化脓，应及早诊治。

## 4. 注意卫生

产妇抵抗力低，如不注意卫生易引起感染。产妇除照常刷牙、洗脸、洗手外，及时更换会阴垫及因出汗和乳汁弄湿了的衣服,卫生用品要经常消毒、勤换。剖腹产的妈妈不要过早地将伤口部位形成的痂皮揭去,在伤口拆线前用温水擦洗全身,拆线后可洗澡,但以淋浴为好。

### 5. 做好复原操

剖腹产的妈妈与阴道产的产妇不同,为了避免在复原运动中伤口疼痛或不小心扯裂,产后的复原操,最初以呼吸为主,等到伤口愈合之后,再进行较大动作的肢体伸展。

### 6. 及时采取避孕措施

房事一般于顺产后 42 天、恶露完全干净后可以开始。初期宜用避孕套,产后 3 个月应去原手术医院放环。因为一旦受孕做人工流产,会特别危险。

### 7. 科学穿着

产后衣着应清洁、舒适,冷暖适宜,不能与气温相差太远。夏季注意凉爽,冬季注意保暖,过分"捂"的不良习俗是不科学的。

### 8. 不宜马上禁食

通常女性产后体重增加,许多人为了恢复苗条的身材,会马上节食,这样做其实有很大危害,一方面不仅有损身体,另一方面对母乳喂养十分不利。新妈妈不仅不能节食,还要多吃营养丰富的食物,每天必须保证 2800 千卡的热量摄入。

### 9. 正确饮红糖水

产后喝红糖水的时间,以 7~10 天为宜。产后适量喝红糖水,对产妇和婴儿都有好处。红糖不仅能补血,而且能提供热量,是我国传统的滋补佳品。但红糖水也不是喝得越多越好,久喝红糖水对子宫复原不利。在产后 10 天,恶露逐渐减少,子宫收缩也恢复正常,如喝红糖水时间过长,会使恶露血量增多,造成产妇继续失血,可能引起贫血。

### 10. 不宜多喝浓汤

产妇产后多喝高脂肪浓汤,不但影响食欲,还会使人体发胖,体态变形,并且使乳汁中的脂肪含量过高,致使新生的宝宝不能耐受和吸收而引起腹泻。

### 11. 不宜吃辛辣温燥食物

辛辣温燥食物可使产妇生内热,产妇因此上火,出现口舌生疮、大便秘结及痔疮等。因此,产妇饮食宜清淡温和,特别在产后 5~7 天之内,应以米粥、软饭、面条、蛋汤等为主,不要吃大蒜、辣椒、韭菜等,更不要饮酒。

### 12. 不宜多食味精

味精的主要成分是谷氨酸钠，母乳在摄入高蛋白饮食的同时，又多食味精，大量的谷氨酸钠通过乳汁进入宝宝体内，引发宝宝发生急性锌缺乏。缺锌还能使宝宝发生弱智、性晚熟、成年侏儒症以及生长发育缓慢等病。在分娩3个月内，乳母食用的菜肴应注意不要多加味精。

**健康提醒**

> 人参中含有人参皂甙，对中枢神经系统和心脏血管有兴奋作用，使用后会使产妇出现失眠、烦躁、心神不安等症状，影响产妇的休息和身体恢复。人参还会加速血液循环，刚刚分娩后的产妇内外生殖器的血管多有损伤，会妨碍受损血管的自行愈合，同时加重出血。产后2~3周，若产妇产伤已愈合，恶露明显减少时可服用人参。产后2个月，若有气虚症状，可每天服人参3~5克，连续1个月即可。

## 你可以忘掉的三种老说法

"坐月子"时，家中的长辈会根据自己的经验给你许多忠告。有些忠告对你固然大有好处，但有些忠告却完全没有科学根据，听信了这些说法，你的健康不但得不到保护，而且可能还会受到伤害。以下三种说法就是你应该忘掉的：

### 1. 产妇怕见风要捂着

你的妈妈或婆婆可能告诉你坐月子就是要"捂月子"，千万不能见风，见风会留下后遗症，日后会如何如何。听信了这种说法的产妇即使在炎热的夏天也只好门窗紧闭、穿厚衣、戴厚帽，难受至极。产后本来就出汗多，这么一"捂"很容易使产妇产后中暑、虚脱，这等于是在给易出汗的产妇"火上浇油"。

产后汗多应该怎么护理呢？

首先，室内温度不要过高，要适当开窗通风，保持室内空气流通、新鲜。

其次，产妇穿盖要合适，不要穿戴过多，盖的被子不要过厚。出汗多时用毛巾随时擦干。有条件的话，每晚洗淋浴，没有条件，可以每晚用温水擦洗，但要注意不要受凉，产妇的内衣内裤要及时更换。

### 2. "坐月子"就是不能下床

有些老人认为,所谓"坐月子"就是不活动,在床上躺一个月,甚至吃饭洗脸也要在床上,其实这种说法恰恰不利于母婴保健。坐月子是生殖器官逐渐恢复的阶段,所以要动静结合,在休息充足的条件下,还要适当活动活动。医生指出分娩和产后经过顺利的正常产妇,一般产后第一天,产妇疲劳,应当在 24 小时内充分睡眠或休息,使精神和体力得以恢复,为此,应完全卧床休息。第二天就可坐起,下床活动;年龄稍大的产妇,于产后 32 小时起床活动。下床活动的次数、范围、时间,应逐日增加。产后 2~10 日内,可下床、梳洗、进餐、二便;产后 10~20 日内,应自理日常生活;产后 20 日以后,便可下床徐行,活动筋骨,疏通气血。若素来身体强壮,又是顺产,下床活动,徐行的时间可酌情提前。休息至满月,便可从事轻微的家务劳动,照料婴儿。顺产休息 6~8 周,即可参加日常工作。剖腹产休息 10~12 周,便可从事一般工作。

如果产妇有创伤、感染、难产、手术及其他合并症,其休息和活动的时间、范围,宜根据具体情况增减,或在医生的指导下休息。当伤口和感染控制后,就应当按时下床活动锻炼,但活动的时间和范围都应比正常产妇减少。如果下床活动有困难,也应在床上多翻身,或做抬腿、坐卧活动。

现在也有人主张从产褥期第二天起开始做一些产后体操,以利于各器官的复旧。早期适量活动,不会出现不良的副作用,单纯卧床休息对产妇来讲是有害无益的。

### 3. "坐月子"时尽量避免洗头、洗澡、刷牙

月子里,由于产妇的皮肤排泄功能旺盛,出汗较多,乳房发胀常有乳汁流出,阴道又有恶露排出,几种气味混在一起,十分难闻,所以产后更应注意卫生,以保持全身及会阴部的清洁,预防乳腺炎以及子宫内膜炎。一般来说,产后可以照常用温水刷牙、漱口、洗头、洗脚。但月子里产妇身体很虚弱,洗澡要注意季节。如果在夏天,产后 2~3 天就可以洗澡,但要洗淋浴,不要盆浴,以免污水进入阴道引起感染,每次洗澡时间不要太长,15~20 分钟,水温 34~36℃;不要空腹洗澡,以免发生低血糖。如果在冬天,只宜用干净毛巾擦身,或用温水擦身,最好不要洗澡,以防天气寒冷引起伤风感冒。大量事实证明,产后洗澡产妇血压稳定,体温有波动但很快恢复正常,对子宫收缩及恶露的排出没有影响,另外还有促进泌乳的作用。洗澡后,80%~90% 的产妇面色红润,精神舒畅,睡眠好,有利于身体健康的恢复。

月子里也可以照常刷牙，以保护牙齿的健康。有人认为月子里不能刷牙，这是不对的。产后口腔仍是人体的一个门户，咽喉、牙齿等部位都有细菌停留，说话呼吸都会带出细菌，产后又需要充足的营养，进餐的次数也会增加，如果不刷牙，进食后的食物残渣存留在牙齿的表面和牙缝中，腐蚀破坏牙齿表面的牙釉质，口腔内细菌乘机繁殖，会引起龋齿、牙周炎和牙髓炎。因此，产后应该每天早晚各刷1次牙，每次饭后应漱口。

"坐月子"一定要讲究科学护理，让产妇身体尽快复原。妈妈健康宝宝才能健康。

**健康提醒**

产后的便秘问题，实在让产妇头痛不已，因为便秘不仅给产妇带来痛苦，还常常免费赠送一个"小礼物"——痔疮，这更是给产妇的难言之痛雪上加霜。但如果我们能采取一些措施的话就可以减少痔疮的发生几率。

（1）饮食要合理，多吃新鲜蔬菜和水果，尤其要多吃富含纤维素的食物，少吃辛辣的食物，保持大便通畅。

（2）产后早下床活动，有利于肠蠕动的恢复及大便畅通，但不可过度疲劳，因过度疲劳也易诱发痔疮。

（3）养成良好的排便习惯，定时排便。出现便秘应适当采取措施，如开塞露塞肛或服用中药润肠片。

（4）每天做缩肛运动，每日2次，每次做20~50遍。

一旦痔疮发生，可以每天用1：5000的高锰酸钾水溶液（温热）坐浴，每天2~3次，以促进肛门周围的血液循环，洗后要拭干，涂上痔疮膏。

产后的便秘给产妇带来了无限烦恼，千万不能掉以轻心。如果产妇便秘问题严重，就应该到医院治疗，请医生帮你解决痛苦，让自己轻轻松松"坐月子"，健健康康当妈妈！

## 产后妈妈怎么吃

产后妈妈吃什么呢？这可是个大问题。妈妈吃得好营养跟得上，才能分泌乳汁，让宝宝健康成长。很多家属无不在"吃"上挖空心思，给产妇准备了许多营养食品，然而，有些家属缺乏产后护理知识，给产妇选择的食品虽然富含营养，但却不适合，甚至因此产生反效果。那么产妇到底应该吃什么呢？

产后5~7天，因产妇的消化能力弱，应以米粥、软面、鸡蛋汤为主，不要食过分油腻的食物,如猪蹄、母鸡等。7天以后,随着消化能力的恢复,可进热量高、富有营养的食物,如鱼、肉、鸡、包子、水饺等。可以根据个人的口味调节,但不可过饱,在产后1个月内可一日多餐。从医学角度上讲,产后不需要忌口,但要注意,不要食辛辣温燥之物,如辣椒、大蒜、酒、茴香等,以免引起产妇大便秘结或痔疮发作;也不要食生冷坚硬之物,以免损伤脾胃,影响消化功能。还有人认为产妇不应该吃海鲜,否则会引起会阴切口或腹部刀口发炎。事实上,如果你过去对海鲜食物不过敏的话,产后是可以吃的。只有少部分人对海鲜食物产生过敏反应。海鲜类属高蛋白食物,产后适当食用,有利于身体健康的恢复和刀口的愈合。如果你以前有过敏史,在刀口愈合之前最好不要吃虾、螃蟹与海贝之类的海鲜。

还有人相信,产妇产后吃红糖,喝黄酒会使身体加速恢复健康。红糖和黄酒对产妇的健康恢复确实有一定帮助,但要适度,红糖是尚未提纯的粗制的食糖,它有两个方面的作用:一方面它含有较为丰富的营养物质,如铁、钙、胡萝卜素,有补血和活血功能;另一方面,它含有大量的葡萄糖,能供给产妇能量,使子宫早日复旧;还能利尿,有利于产妇尽快排除身体内潴留的水分及有害物质。但食用红糖过多,可以引起腹胀、食欲减退等症状,也可能引起腹泻等消化道疾病,所以产后可以食用红糖,但不是必须食用。食用时要注意一定要先将其煮沸、过滤、除去杂质,且要适量食用。

黄酒,又称米酒,是水谷之精,其性热,其气悍,产后少量饮之,可以祛风活血,避邪逐秽,有利于恶露的排除和子宫的缩复,对产后受凉,有舒筋活络之用。但饮用黄酒要适时适量,黄酒过量,因其可助内热,会使产妇上火,口舌生疮,且由于母体内热,可通过乳汁影响到婴儿,也会使婴儿内热。饮用时间以产后1周内为宜。因其有活血作用,饮用时间过长,可使恶露排出量过多或持续时间长,不利于身体健康的恢复。

要提醒各位妈妈的是,产后吃补品要悠着点,你吸收的营养能满足母子健康需要就可以了,无节制的进补会让你的身材变形,再也无法回到过去的窈窕美丽。

**健康提醒**

据营养医生推荐,新妈妈产后饮食应以精、杂、稀、软为主要原则。

(1)精是指量不宜过多:产后过量的饮食除了能让产妇在孕期体重增加的基础上进一步肥胖外,对于产后的恢复并无益处。如果你是母乳喂养婴儿,奶水很多，食量可以比孕期稍增，最多增加1/5的量；如果你的奶量正好够宝宝吃，则与孕期等量亦可；如果你没有奶水或是不准备母乳喂养，食量和非孕期差不多就可以了。

（2）杂是指食物品种多样化：产后饮食虽有讲究，但忌口不宜过，荤素搭配还是很重要的。进食的品种越丰富，营养越平衡越全面。除了明确对身体无益的，和吃后可能会过敏的食物外，荤素菜的品种应尽量丰富多样。

（3）稀是指水分要多一些：乳汁的分泌是新妈妈产后水的需要量增加的原因之一，此外，产妇大多出汗较多，体表的水分挥发也大于平时。因此，产妇饮食中的水分可以多一点，如多喝汤、牛奶、粥等。

（4）软是指食物烧煮方式应以细软为主：产妇的饭要煮得软一点，少吃油炸的食物，少吃坚硬的带壳的食物。因新妈妈产后由于体力透支，很多人会有牙齿松动的情况，过硬的食物一方面对牙齿不好，另外一方面也不利于消化吸收。

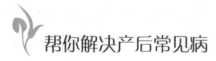

# 帮你解决产后常见病

产后产妇常会出现一些大大小小的问题，有的产妇把一些大病看小了，认为扛过去就没问题，结果健康受到威胁；还有的产妇把一些小病看大了，遇事就大惊小怪，弄得自己情绪紧张，体力下降。其实每位产妇及家属都应该对产后的一些常见问题有所了解，免得让自己手忙脚乱。

### 1. 产后慢慢会缓解的不适

（1）手脚麻木：产后有浮肿时，或产后疲劳不能充分消除时，有时会出现手脚麻木。偶尔还会感到手无力、腿沉重，这些症状会随着身体的恢复而消失。

（2）肌肉发硬和疼痛：产妇既要支撑整个孕期的大肚子，又要在分娩时消耗大量热量，产妇常常感到腰部肌肉酸胀、酸痛，在产褥期里，过早过多的活动以及不习惯坐着喂奶等都是造成腰痛的原因。产后大多数都能自行缓解，如果长时间不能缓解，应请教医生。

（3）头痛与头沉重感：产后有贫血、高血压的产妇，疲劳过度，休息不好，或者剖宫产使用过麻醉药的人等，有时会感到头痛或头沉重感。如果充分睡眠，好好休息，症状大多可以缓解，但症状严重时应请教医生。

### 2.产后需要防治的不适

一些产妇常会感到手腕痛,这可能跟产妇频繁使用手部有关,产妇虽然不做重体力劳动,但长时间重复单一的劳动,如冷水洗尿布、洗衣服、抱孩子等均容易引起本病。另外,产妇体内的内分泌激素波动也可能与本病有关系。

产妇应该注意家务劳动的合理安排,尽量避免重复劳动的时间过长。当感到手腕部发酸发胀时,应注意休息,同时用两手交替按摩腕部,直至不适感消失,然后换一种劳动方式。在冬季不可长时间用冷水洗涤,每次洗涤以洗后腕部无酸胀感为度。

产妇一旦出现手腕痛,首先应避免腕部活动和冷水刺激,尤其是手腕部有肿胀时,更应注意。局部可用热敷,或用红花油涂于患处,轻轻揉擦,每日 4~6 次。如果上述方法无效或症状加重者可采用封闭疗法,用强的松龙 5 毫克加 1% 普鲁卡因 1~2 毫升经鞘内注射,每周 1 次,共 2~3 次。治疗期间避免腕部过多活动。大多数病人经鞘内注射后可治愈。对少数病程较长,反复发作或局部封闭治疗无效者可行手术治疗。

### 3.产后必须注意的问题

产妇产后最容易出现贫血,千万别认为贫血没什么,它会使人全身乏力,食欲不振,使人的抵抗力下降,容易导致感染或使产后会阴侧切口愈合缓慢,严重的贫血可以引起胸闷、心慌、头痛等,产生许多并发症,所以应及时治疗。

如果只是轻度贫血的话,就可以从饮食上调节,多吃动物的内脏、鱼、虾、蛋以及绿叶蔬菜、谷类、花生等,但如果贫血严重的话,那除了要服用药物外,必要的时候还需要输血。

对产后的一些常见病,产妇要有充分认识,既不要放任自流,也不要忧心过度,确实有疑问的话,也可以向医生求教,他们会给你很多健康方面的指导。

**健康提醒**

研究发现,女性"放环"以后,不仅能阻断精子与卵子的结合,起到避孕的目的,而且还有助于防癌抗癌,减少患宫颈癌的危险。

女性放环后能促使血液中的白细胞向节育器聚集,并黏附于环表面。这些白细胞可释放出一种"干扰素"物质,具有广谱的抗病毒与抗癌作用,能够增强机体的抗癌能力,杀死癌细胞,促进巨噬细胞的吞噬作用。与此同时,该物质能改变癌细胞表面结构,抑制癌细胞繁殖能力,从而起到防癌的作用。

# 产妇穿衣有讲究

产后穿什么？很多产妇都对此感到疑惑，穿多了不对，穿少了又不好，产妇衣着到底有什么需要注意的呢？

产妇的衣着应随着四季气候变化而进行相应的增减调配。

夏天产妇的衣着被褥皆不可过厚，以穿棉布单衣、单裤、单袜避风即可。被褥须用棉毛巾制品，才能吸汗去暑湿。若汗湿衣衫，应及时更换，以防受湿，这就是养生家所说的"时当暑，必将理以凉"的方法。

冬天产妇的床铺衣着均须柔和，床上铺厚垫褥，被盖宜软而轻，衣着宜穿棉衣、羽绒之类，脚着厚棉线袜、羊绒袜。下肢尤须保暖。

春秋季节产妇衣着被褥较平常人稍厚，以无热感为好，穿薄棉线袜。

坐月子的衣着应注意以下几点：

## 1. 衣着应宽大舒适

有些产妇怕产后发胖，体形改变，或者以瘦衣服来掩盖已经发胖的身体，便穿紧衣服，进行束胸或穿牛仔裤，这样的装束都不利于血液流畅，特别是乳房受压迫，极易患乳痈（奶疖）。正确的做法是衣着略宽大，贴身衣服以布衣为好。腹部可适当扎腹带以防腹壁松弛下垂，也有利于子宫复原。

## 2. 衣着要做到厚薄适中

产后因抵抗力有所下降，衣着应根据季节变化注意增减。天热不一定穿长袖衣、长裤，不要怕暴露肢体。

## 3. 衣着要常换

特别是贴身内衣更应经常洗换，短裤10天内应一天一换，以保持卫生，防止感染。

## 4. 鞋子宜软

以穿布鞋为佳，勿穿硬底鞋，更不要穿带跟皮鞋，以防产后足底、足跟痛，或下腹酸痛。此外，产后不要赤脚，赤脚会受凉，对身体不利。

## 5. 产后也可以戴胸罩

哺乳期妇女的乳房较非孕时明显增大，戴乳罩对防止乳房过度下垂有很大作用，也能减少或消除行走时乳房重坠不适的感觉；乳罩还有保护乳头的作用，它能防止细菌污染乳头,减轻或避免衣服对乳头的摩擦,防止乳头的疼痛、出血或破裂。哺乳期戴乳罩对健康及健美都是大有益处的。

哺乳期戴乳罩与非孕时戴乳罩有所不同。在此时期,只要求对乳房起到托扶作用即可。千万不要太紧,太紧了容易造成乳汁淤积,引起乳腺炎,也容易引起胸部压迫感,影响胸廓运动。

产后衣着对产妇的健康有很大的影响,所以产妇千万不要乱穿衣,爱美的产妇要注意,产后的衣着最重要的是舒适,不是美观,千万不要选择过于紧身的衣服,免得给身体带来不良影响。

**健康提醒**

一旦怀孕,准妈妈就会发现自己的内分泌情况在悄然发生变化,阴道中的分泌物增多,皮肤也变得特别敏感,同时非常容易出汗,所以一定要选择吸水性能好,伸缩性、透气性、保温性也较强,并且经得住洗涤的内裤,冬天还要考虑保暖,最好选用纯棉内裤,勤洗勤换。

需要注意的是,刚刚买回来的新内裤,应该先下水洗一次再穿。因为大多数衣料在最后加工处理阶段,会使用一些化学药品,不洗就穿,容易引起皮肤炎症。

准妈妈的内裤除了要满足吸汗、透气等条件外,还要考虑要与自己日益变粗的腰身相配,注意不要紧勒腹部。选购内裤前,应先量量自己臀围的大小,再去购买合适的内裤。另外,为了防止勒着腹部、压迫胎儿,准妈妈的内裤裤带最好不要用松紧带,而用带子,以便根据腹部的变化随时调整松紧。

## 产后恶露的自我调护

恶露是由于女人产后子宫内的所残留的血、白血球、黏液和组织等混合而成的分泌物,经阴道脱落排出所致。产妇分娩后,总是有恶露排出,这是一种正常的产后现象,恶露一般3周左右就可以排净,但如果超过20天仍是持续不断,那就属于恶露异常了,此时就应该采取一些防治措施。

### 1. 食疗与休息

若产后恶露淋漓不断,超过20天仍不干净,量多,颜色淡红,质清稀,无臭气,产妇感到疲倦无力,懒于言语,小腹空坠。这些表现说明产妇身体虚弱、元气不能固摄精血,以致恶露淋漓不净,过期不止。此种情况除积极求医治疗外,还应配合食疗,保证充分休息。

食疗宜选用健脾益气类药膳,如淮药粥、赤豆粥,芡实粥、人参粥、人参山药乌鸡汤等。

身体虚弱恶露过多,应绝对卧床休息,尽量减少活动。

身体虚弱,最易遭受病邪侵袭。产妇卧室应保持清洁整齐,夏天室内宜凉爽通风,不使产妇出汗过多,又不可有过堂风,以防风寒湿邪侵袭。冬季注意保暖。春秋气温干燥多尘,室内宜保持清洁,可置清水一盆,免遭风、燥乘虚而入。

### 2.注意饮食宜忌及卫生

若产妇素体强健,产后恶露量多,过期不净,颜色鲜红或紫红,质黏稠,有臭气味,自觉发热,口干咽燥等现象,属于血分有热。这种情况除求医问药外,尤当注意饮食宜忌,清洁卫生,预防热邪侵袭。产妇阳气亢盛,血气有热,饮食宜清淡,多吃新鲜水果、蔬菜,如梨、橙、柚子、苹果等,洗净切块煮热温食。蔬菜宜多吃萝卜、菠菜、藕、冬瓜、丝瓜等,常吃冬苋菜粥、藕汁粥、青萝卜粥等。多喝水,忌吃辛辣、煎炒、油腻之品。

邪热引起恶露不止,应注意热邪再袭。室内保持清洁凉爽通风,避免过多亲友探视,保持外阴清洁,常换内裤。

### 3.用药与精神调养

产后恶露淋漓不断,涩滞不爽,所下量少,颜色暗红,兼见血块,小腹拒按,按之疼痛加重。这种情况多属于子宫内有瘀血蓄积引起恶露过期不止。此种情况除服药治疗外产妇尤须注意精神调养,其次配合服用简易药方。

产妇在月子中不要过于悲伤、忧愁,过于思虑、操劳,情志抑郁而不疏、肝气郁滞。家属在产妇面前避免一切语言,产妇有忧悲难解之事,应多加开导、安慰,产妇自己更须克制。另外可用益母草50克,煎水,加红糖适量。一日一剂,分三次服,连服一周。

产后产妇应当多注重自我调护,注意观察恶露的变化情况,始终淋漓不尽者,应及时就医。

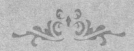

第九章 心理健康：心态是最好的药

人如花，美丽的花朵需要精心的呵护。然而，对于现代女性来说，日益增大的生活压力和出色扮演好社会和家庭双重角色的需要，都让她们的心理不堪重负，出现了各种心理问题。女性的心是复杂而憔悴的，无论是在少女阶段，在职场上，还是在婚姻内外，处处都透着无奈与无助。现代女性不需要背着重负前行，累与不累，就在于你能不能给自己的心理减压。只要你愿意敞开心扉，快乐和幸福的人生就尽在你的掌握之中。

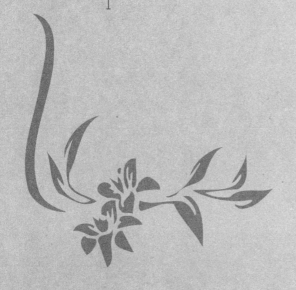

# 女人,别让生气伤了你的身

女人生气身体会有什么变化？生气时还伴随着哪些不利健康的因素产生？看了如下介绍,你就会努力远离不良情绪,开心过好每一天。

### 1. 长色斑

生气时,血液大量涌向头部,因此血液中的氧气会减少,毒素增多。而毒素会刺激毛囊,引起毛囊周围程度不等的炎症,从而出现色斑问题。

建议:遇到不开心的事,可以做深吸气,双手平举,来调节身体状态,把毒素排出体外。

### 2. 脑细胞衰老加速

大量血液涌向大脑,会使脑血管的压力增加。这时血液中含有的毒素最多,氧气最少,对脑细胞不亚于一剂"毒药"。

建议:同上一条建议。

### 3. 胃溃疡

生气会引起交感神经兴奋,并直接作用于心脏和血管上,使胃肠中的血流量减少,蠕动减慢,食欲变差,严重时还会引起胃溃疡。

建议:每天多按摩胃部,缓解不适。

### 4. 心肌缺氧

大量的血液冲向大脑和面部,会使供应心脏的血液减少而造成心肌缺氧。心脏为了满足身体需要,只好加倍工作,于是心跳更加不规律,也就更致命。

建议:尽量微笑,并回忆愉快的事,可以令心脏跳动恢复节奏,血液流动趋于均匀。

### 5. 伤肝

生气时,人体会分泌一种叫"儿茶酚胺"的物质,作用于中枢神经系统,使血糖升高,脂肪酸分解加强,血液和肝细胞内的毒素相应增加。

建议:生气时喝杯水。水能促进体内的游离脂肪酸排出,减小毒性。

### 6. 引发甲亢

生气令内分泌系统紊乱,使甲状腺分泌的激素增加,久而久之会引发甲亢。

建议:放松坐下,闭眼,做深吸气。

### 7. 伤肺

情绪冲动时,呼吸就会急促,甚至出现过度换气的现象。肺泡不停扩张,没时间收缩,也就得不到应有的放松和休息,从而危害肺的健康。

建议:专注、深而缓慢地呼吸 5 次,让肺泡得到休息。

### 8. 损伤免疫系统

生气时,大脑会命令身体制造一种由胆固醇转化而来的皮质固醇。这种物质如果在体内积累过多,就会阻碍免疫细胞的运作,让身体的抵抗力下降。

建议:回忆自己做过的好事,尽量平和心态。

为了你永远的美丽和健康,女人,请笑吧! 微笑是你最好的灵丹妙药! 祝你每天都笑口常开。

## 健康提醒

在现实生活中,女性比较容易让自己的情绪发泄出来,有悲伤即哭泣,让紧张情绪及时得到释放,从而减少疾病。美国学者研究后发现,人们在情绪压抑时,会产生某些对人体有害的生物活性成分。哭泣后,情绪强度一般可减低40%,而那些不爱哭泣,没有利用眼泪消除情绪压力的结果是,影响身体健康,促使某些疾病恶化。比如结肠炎、胃溃疡等病痛就与情绪压抑有关。

# 不要让坏情绪入侵你

痛哭流涕、忍气吞声、闷闷不乐、醋意大发 …… 这些都是非常有损健康的情绪。健康专家提醒女性朋友,尽量控制好自己的情绪,不要让坏情绪入侵你进而影响你的健康。

### 1. 痛哭流涕

痛哭一场确实能哭出消极情绪来。有人做过这样一个实验,即对两种眼泪进行比较。一种是因为感情原因而流泪,另一种是因为洋葱辣眼而流泪。结果发现,感情之泪含有高水平的荷尔蒙以及与压力有关的神经递质。不仅如此,这种泪水还能导致血压下降、脉搏跳动减少、同步脑电波模型增加。结论是,为感情流泪可以减少压力化学品。如果泪水不能释放,你就会处在一种完全没有必要的压力之中,你的身体很容易受到焦虑的负面影响,包括免疫力下降、记忆力损坏、消化能力减小。

### 2. 醋意大发

醋意大发,也就是我们常说的嫉妒心迸发。嫉妒是人类最有杀伤力、最痛苦、也最难以控制的情绪。男人嫉妒的典型表现是别人对其所爱女人的染指,而女人的嫉妒则是感情背叛而带来的疑心。专家说,情绪是一种复杂的充满恐惧、压力和愤怒的感情。醋意大发的时候,人们往往会血压升高,心率加快,肾上腺素水平增加,同时免疫力、焦虑或许还有失眠情况会减弱。

### 3. 承受压力

经常承受压力,也就是忍受慢性压力的摧残,其影响是显而易见的。张弛有度,你的身体会进入一种长期的强健身体、消除疲劳的良性循环。不论是记忆力还是做事的准确性都能得到恢复。如果对这种"入侵者"不加提防,你很容易疲劳、压抑,再生产的能力就会下降。如果常年处于这种慢性压力之下,高血糖和脂肪酸会使你面临患心血管病和糖尿病的风险。

### 4. 大吵一顿

发火的时候,你会觉得血压在升高 —— 这正是人与人吵架时经常出现的情况,其影响将是长期的。事情过了一个星期,一想到那次吵架,你的血压会再次升高。如果最近有什么不愉快的事情或者跟别人吵过一次,最好不要耿耿于怀,忘得越快越好。有人研究过,跟恋人吵架半小时,至少让你身体的自愈时间增加一天。经常吵架的夫妻,自愈时间将成倍增加。

### 5. 忍气吞声

遇到烦恼是发泄出来好还是忍着好,真是难说。原因很简单,这两种做法都有副作用。美国密歇根大学曾经做过一个实验,几个权威莫名其妙地对受试者大喊大叫。面对这种情况而忍气吞声的女性,其因心脏病、中风或者癌症死亡的几率要多一倍。怒火发作出来,虽然只有几分钟,可是肾上腺素、血压和心律都会增加。对一个五十岁以上的人来讲,因此而患心脏病或者中风的可能性要增加五倍。就连面带愠色,包括急躁、烦恼、不悦也会损害健康,因为这些情绪会使免疫力下降。

### 6. 闷闷不乐

抑郁、悲观以及对待周围的事物漠然置之都与血清素和多巴胺水平低有关,而这两种物质是大脑中感觉良好的神经递质。血清素可以起到调节痛感的作用，也正是这个原因，45%的抑郁症患者受着疼痛的煎熬。情绪低落还与睡眠不好、疲劳、性功能障碍有关。

**健康提醒**

　　不论是获得伴侣还是取得成就，哪怕是劫后余生，只要你对所得到的深怀感激之情，都会有助于增加免疫力，降低血压，缩短身体的自愈时间。美国著名心能研究所的洛林·麦克拉蒂博士就发现情绪与身体方面的联系。挚爱、感激以及满足都能促使催产素的产生，这种联系荷尔蒙是由心脏分泌出来的。每当你敞开心扉、心满意足的时候，所分泌的这种荷尔蒙会使你的神经系统得到放松，从而释放身体所承受的压力。细胞中的含氧量会大大增加，身体的自愈功能也会大大改善。

# 拥有好情绪，身体更健康

　　相较于男人，女人的情绪更容易失控。很多女人都是"得即高歌失即休"，一点刺激会让她们变得情绪低沉，一点趣事又会让她们的情绪攀升到最高点。人能表现出自己的真性情是难能可贵的，但作为一名职业女性，你却绝不可以随时随地地对别人表露自己的狂喜或恶劣的心绪，否则你的形象就会受到负面的影响，你的魅力也就难以久存。所以对女人来说，学会调节和控制自己的情绪，掌握自我平静是一门很重要的艺术必修课。

## 1. 乐观幽默是调节情绪的良方

　　性格开朗、诙谐幽默的人对现实生活总是有着较强的适应性，凡事容易想得开，拿得起也放得下。即使遇到危机，也能坦然处之，减轻心理冲突，很快度过情绪的黑暗期，更不会为一些日常琐事或闲言碎语而苦闷烦躁。有幽默感还可以缓解人际的冲突，消除彼此的对立情绪。因此，给自己增加一点乐观和幽默吧，不仅不会给自己造成任何损失，反而可以促使自己的社会关系更加满意。

## 2. 平衡压力

　　越来越多的女人因为工作关系复杂或家庭生活不协调而感到压力沉重，甚至感到恐惧或筋疲力尽。过重的压力会对身体机能产生负面的影响，导致一系列身心疾病的发生。面对情绪负担沉重的情况,不是改变它就是自己要能适应它。现代心理学对付它的办法是想办法让自己在紧张与恢复之间找到最佳的平衡。实际上,人类本身还是需要一定的压力的,这样才能活得更充实和满足。现代女性需要了解自己情绪的能源收支情况和培养自己由放松、休闲、冷静到再获得力量的能力,视危机、压力为一种挑战,然后积极地应战。面对压力最明智的行为是设法化解,而不是消极躲避,甚至被压垮,力争让恶性的压力转变成你积极行动的正面的推动力。

### 3. 变坏事为好事

不要抱怨生活的不公正和残酷,你将会看到,任何一件事都有其积极的一面。只要你能站在另一个角度看问题,无论在日常琐碎的生活中还是面对发生的问题,你都会感到好过一些甚至乐趣大增。比如结束一场婚姻总是很伤感的,很容易让人陷入自怜的情绪,觉得自己变得孤独无依,以至越来越绝望。其实你可以换个角度想一想这场婚姻并不美好,能够及早解脱实际上是一桩幸事,摆脱了痛苦的婚姻,你的生活蛮可以过得更好一些,最起码你现在是自由了。

### 4. 及时消除不良刺激

有时候消极情绪多是因为周围的不良刺激引起的,只要及时加以消除,即可恢复心理的平静。比如,当你为人际关系紧张而苦恼万分时,你可以主动去想办法改善关系,尽可能地与人和睦相处,你的苦恼就可以得到消除。

### 5. 积极疏导

一旦产生消极情绪,就要及时疏导,才不致积淀爆发。疏导的方法主要有两种:一种是发泄法,即向亲朋好友倾诉心事,驱走忧伤、烦恼、痛苦;另一种是转移法,即通过转移注意力来冲淡消极情绪,比如当你心情不好时,你可以专心致志地干活去忘掉不痛快,你也可以做做运动放松一下筋骨摆脱恶劣心情,你还可以听听自己喜欢的音乐让自己平静下来感到世界的美好。办法很多,随便你用哪一种,只要对自己有效就行。

### 6. 自我交谈

在情绪恶劣时,你与一般同学、同事、朋友谈话,别人可能会觉得你有点不太正常。这时候,自我交谈是一种管理心情的有效方法,也是一种塑造好心情的技术。有意识地给自己鼓劲儿,提醒自己“你一定能行”等,就可以与负面的想法相抗。当然如果条件允许,你能找到专业的心理咨询专家用各种专业方法替你疏导情绪,效果可能会更佳。

一个遇事镇定自若的女人很容易就会让人产生好感和敬意,相反一个受到一点刺激就变得歇斯底里的女人,人们对她的态度就只能是敬而远之。人的情绪是一种全天候的活动,生活中发生的事情会影响到我们的心情,但我们的心情,也会影响到我们做事的效率和结果,所以一个聪明的女人要学会控制情绪,而不是被情绪控制。

**健康提醒**

　　人的情绪是可以控制的,只是需要平日的锻炼。首先,要学习点辩证法,懂得用一分为二、变化发展的眼光看问题,在任何情况下,都不要把事物看"死"。其次,要陶冶情操,培养广泛的兴趣,如书法、绘画、弈棋、种花、养鸟等,可择其所好,修身养性。再次,不要经常发脾气,遇事要量力而行,要有自知之明。要相信别人,多为别人着想。还有,要学会倾泻,有欢乐,不妨学学孩子跳几跳,放开嗓子吼几声;有苦恼,也不要闷在肚里,可向亲朋好友倾诉一番,甚或大哭一场。要广交朋友,消除孤独。多参加些体育锻炼,也是与情绪锻炼相辅相成一举两得的好方法。

　　总之,激怒时要疏导、平静;过喜时要收敛、抑制;忧愁时宜释放、自解;思虑时应分散、消遣;悲伤时要转移、娱乐;恐惧时寻支持、帮助;惊慌时要镇定、沉着。情绪锻炼好,心理健康了,再加上身体健康,这才算一个真正的健康人。

## 快乐女人更健康

俗话说:"笑一笑,十年少。"良好的情绪是心理健康的保证,快乐则可以说是一剂健康的良药。

快乐可使人健康长寿,良好的情绪则是心理健康的保证。情绪即情感,指人的喜、怒、哀、乐等心理表现,常伴随个人的立场、观点及生活经历而转移。愉快的情绪会带来欢乐、高兴、喜悦,能使人舒畅胸怀,驱散疲劳和使人对未来充满信心,能承受生活中的种种压力。有的人处于贫困之中,人不乏其乐;有人处于富裕环境,却忧愁寡欢。可见,环境不能决定快乐的有无。林肯曾说过:"据我观察,人们都是自己想要怎么快乐,就能怎么快乐。"一个人想要快乐,他便会采取积极的态度,这样便会把快乐吸引过来。

生活快乐与否,完全决定于个人对人、事、物的看法如何,因为生活是用思想造成的。我们若要培养平安和快乐的心境,首先,我们就必须占有快乐的思想和行为,这样才能感到快乐。有一首歌开头几句是:"我要快乐,但是除非能使你快乐,否则我就不会快乐 ……"这几句话包含许多真理,它认识到了为自己找寻快乐最保险的方法是,奉献自己心力使别人快乐。快乐可以说是一种难以捉摸而短暂的感觉:刻意去找它,它会逃之夭夭,但你如果把快乐带给别人,它会自动跑来。看见落难者,伸出自己的手帮他一把,拣到东西把它归回物主,这都是快乐。

不良的心态可使人衰老。现代社会竞争激烈,生活节奏加快,这既带来了发展,也给人增加了生存的压力,使人的身心负荷也大大地加重。紧张、忧郁、焦躁、疲乏等身心疾病,成为不可忽视的问题。医学表明,"不良的情绪是正常细胞向癌细胞转化的催化剂"。现代医学已证实,忧郁、紧张等会使人体产生一系列的病变。如心血管系统、呼吸系统、消化系统、泌尿系统等病变,直接影响着人们的健康和长寿。

生活中要充满笑声、欢乐,让不快、忧郁统统撇在一旁。让生活充满活力,充满激情,尽情享受生活的每一天,每一时,每一刻。真正的快乐来源于参加有意义的活动,得到他人的承认,是从客观上证明自我时产生的。因此,要想快乐我们必须学会自我找乐。

### 1. 读书为乐

读书可使人聪明,明白事理;读书让人年轻,富有活力;读书可调节人的情绪;读书能保持观察事物的敏锐能力,不断地更新和丰富知识。古人云:"书犹药也,善读可以医愚。"今人也慨叹:"读一本好书胜似交一个益友。"可见,读书好处极多。

### 2. 书画为乐

有人研究发现,人在写字时,心跳有规律、呼吸深而长,出现增强思维和创造的脑电波。著名书法家启功先生,用自己的体会告诉我们,"书画益身心,有乐无烦恼"。难怪书画家都长寿,齐白石 97 岁,喻育之 104 岁,孙墨佛、苏局仙都寿逾百岁。

### 3. 助人为乐

乐于助人的人,容易结交朋友,建立良好的人际关系。可以与朋友共享喜悦,欢乐倍增,可以向朋友宣泄内心痛苦,扫除忧伤,则痛苦与忧伤减半。有了知心朋友,就有了心理保健医生。帮助、关心他人疾苦,能起到解脱自己的作用,可以使你得到他人的支持和援助,在困难时帮你闯过难关,可见助人是极好的排除消极情绪的良方。

### 4.知足常乐

这句话是我国民间长期流传的一句成语,是古人在长期生活实践中总结的宝贵教益。知足使人变得实际,感到幸福,知足就没有抱怨,凡事满足,这样才无忧,无怨快乐的过日子。

### 5.苦中求乐

俗话说:"不受苦中苦,难得甜上甜。"虽然说的是对人成长有好处,但遇到困难,能看得开,想得通,放得下,还勇于接受,并克服了困难,取得了成就,这时就会感到一种幸福,并获得了欢乐。

女人要以饱满的热情去面对生活的压力和困苦,静静地用心去体会生活中的美。正确地面对生活,更能使我们健康长寿。

**健康提醒**

科学家发现,笑能使紧张的肌肉松弛,引起压力荷尔蒙的产生也会减少。不仅如此,笑还能降低血压,增加血液的携氧量。美国马里兰州医疗中心的心脏专家发现,压力增大会破坏血管的保护层,笑可以将这种不需要的压力拒之门外,从而降低心脏病的发病危险。笑的时候,人身上有四百块肌肉会产生运动,所以笑还能减肥。有研究人员估计,笑上一百次相当于在划船机上有氧训练十分钟,在运动自行车上有氧训练一刻钟。

# 淑女快乐法则

繁华都市里的女人们日益身心疲惫,朝九晚五的单调日子让女人几乎忘记了快乐的感觉是什么,轻松快乐似乎成为了一种稀缺品。酒吧中的女人一脸沧桑,宴会中的仕女挂着虚假的优雅笑容,她们都没有快乐,快乐其实是一杯红酒,它是完全按照自己的口味调制的。

西方有一句谚语:"同一件事,想开了是天堂,想不开就是地狱。"中国的古人也常说,境由心造。生活都是一样的平凡,如果你能从日常平凡的生活中寻找和发现快乐,你就会比别人幸福。

现在我们要告诉你一些快乐法则,接受它们你就会从忧郁中挣脱出来!

### 1. 做简单的事情,别逼自己

有人会劝你"振作精神,像往常一样做事",这个态度是积极的,但也是错误的。抑郁就像感冒,你的身体已经很虚弱,那些从前你觉得简单的事情也变得难以应付,所以强迫自己干你感到困难的事会加重你的抑郁,你会更加看不起自己,你对自己说:"连那么简单的事情也做不了,我彻底完了。"

### 2. 呼吸新鲜空气

把肺中的废气尽量呼出,然后大口地吸入清新的、湿润的、略带原野味道的空气,感觉真是好极了。

### 3. 坐在太阳底下

匆忙赶路时会讨厌炎炎烈日,但是闲下来时就能体味到太阳的爱抚是令人舒服的。

### 4. 听音乐

闭上双目,放飞自己的心灵去触摸音乐的灵魂,放松,放松……你已经进入了由无数伟大的天才为你营造的美丽世界……

### 5. 欣赏风景

欣赏,是人与自然最和谐的关系,自然界没有失去什么,而我们的心里却盛满了收获。

### 6. 与快乐的人在一起

快乐在进行除法运算时总是得到乘法的结果,即一个人的快乐被十个人分享时,这个快乐就增加了十倍。

### 7. 开放的交流

当我们敞开心扉,不设防地与人交流时,才能真正获得彼此理解的体验,才能真正了解自己和他人。开放的心灵是强大的,也是喜悦的。

### 8. 向人微笑

归根结底,向人微笑是一件愉悦自己的事,不论是直接的结果还是间接的结果都会使自己更高兴。

### 9. 向他人表示自己的爱

示爱是人的一种能力,而这种能力又常常受到文化的限制,其实,能够去爱别人恰恰是一种有能力的表现。

### 10. 听自然的声音

天籁之音只有沉静的心灵才能捕捉到，听自然的声音能够去掉心中的烦忧。

你要牢记，对你来说，快乐是你的良药。思考一下如何平衡你的责任与快乐，即便是个正常人，也不能只有责任，没有快乐，因为愉快的心情有助于你完成自己的任务。

播下一种心态，我们就会收获一种性格；播下一种性格，我们会获得一种行为；播下一种行为，我们就能改变一种命运。心态变得积极，快乐也会追踪而来。乐观热情的女人是最美的天使，她们能把平凡无味的日子变得富有情趣，让沉重的生活重新轻松活泼起来，使枯燥的光阴变得甜美珍贵，这就是女人的魅力！

**健康提醒**

俗话说："养心莫如静心，静心莫如读书。"心理学家朗姆士说过："一个人只要心智灵活，青春就不会离他而去。"

现代医学认为，吟诗读书表面上看仅仅是视觉器官和口腔的运动，实际上反复吟诵诗书的精彩段落和篇章，可使大脑皮质的兴奋和抑制过程达到相对平衡、血液循环加速，加快体内的新陈代谢、有益的激素和活性物质的分泌增加。这些物质能把血流量、神经细胞的兴奋程度调节到最佳状态，从而增强机体的免疫力和抗病的能力。

## 我"运动"，我"快乐"

你不知道"我运动、我快乐"的时尚宣言吗？你的运动理念还处于"跑跑步瘦瘦身"阶段吗？那么你已经落伍了。对现代的都市女性而言，运动的目的已不再局限于瘦身，而是代表着一种健康快乐的生活理念。跑步健美操也很难再吸引住时尚女性的目光，骑马、网球、飞镖、瑜伽才是她们的新宠。现在马上行动起来吧，找准运动的时尚脉搏，点击自己的快乐选择，我"运动"，所以我"快乐"！

女人不运动就过时，这似乎是现代都市女性的一句时尚宣言，而运动的目的也不再是单纯为了减肥，还包括放松心态，寻找快乐。紧张的生活节奏，匆忙的都市生活，于是，越来越多的女人加入到运动行列，有的去女子健身中心跳健美操，练瑜伽、跆拳道；有的到附近的体育场馆打羽毛球、网球；再偷懒点的，干脆在家里跟着电视节目中的口令做有氧操。在运动中，完善自我，超越自我，让内在和外表的神态魅力达到永恒的统一。

运动的女人时时散发着快乐的气息。在空闲的日子，我们像穿时装一样穿上质地优良的骑马装：紧身的小背心、宽大的马裤、皮质很好的马靴，还有黑色的礼帽，手持马鞭，到跑马场、草地、森林去骑马兜风。我们再挥一挥马鞭，姿态娴熟地驾驭着那匹纯种蒙古马跃过小溪。运动可以满足女人的无穷想象，真是其乐融融。

现在许多女人都开始对"平民的贵族行动"——飞镖钟爱有加，在很多人的心目中一个飞镖高手的地位是很崇高的，因为飞镖是一个心智、技巧、定力相结合的游戏，哪怕只是偶然投中靶心，在一片惊叹声中，那种感觉，那种成就，也是其他运动所难以比拟的。

飞镖是一项优雅的运动，如果讲品位，它是属于有思想、有深度的一种。在繁华都市中生活的人们，脚步越快距离也仿佛越远，偶尔得闲时，总有一种被寂寞和空虚吞噬的感觉。尤其是在静夜的书房里，当你专注并面对自己时，你会忽然发现需要一种宁静的宣泄，这可能是促使飞镖运动流行更直接的原因。因此，无论何时无论何处，只要是有寂寞、有闲情、有感悟、有浪漫、有迷惑、有思索的地方，我们都可以找到飞镖的影子。

女人们的运动口味也更加尖刻和挑剔，瑜伽包含着我们如今所需要的一切：完整的健康，均匀的肉体，年轻的保持，旺盛的精力，明晰的头脑，安静的心理等，都可由合理的修行获得培养。如果不懂得瑜伽那将是一生的损失。

可能每个女人选择运动的方式有所不同，但所有人的目的却都只有一个：锻炼身体，放松身心，寻找快乐！你还在劳神去找什么快乐的源泉吗？那就加入到运动的队伍中来吧！运动给你快乐的动力，让你整个人都轻松起来。

正常女性体内调节神经、血管功能的激素有两类：使神经兴奋、血管收缩的肾上腺素、肾素等;使神经抑制、血管舒张的乙酰胆碱、血清素等。爱撒娇的女子血液中血清素、乙酰胆碱的含量远远高于不爱撒娇的女子，她们性格温柔，待人和气，不易发脾气，也较少发生身心疾病。

## 聆听音乐可静心

音乐是女性的良伴。音乐的魅力是无穷无尽的,或如《梅花三弄》婉转缠绵,或如《高山流水》气势磅礴,或如《二泉映月》哀婉动人,或如《梁祝》凄美断肠……当你万千心事聚心头,独上西楼,望断天涯,寂寞无处遣的时候,此刻,音乐就是最好的寄托,依水而立,一曲诉尽无限心事。

或许是女性的心境使然,那些节奏舒缓,意境深远的音乐,女性大多乐意欣赏。待人的态度,接物的分寸,工作的张力,处事的节奏,所有这一切都有一种乐感。那些喧闹嘈杂混乱的,自然难以容忍,唯有那些美妙得让人如沐春风,让人心灵净化的天籁之音,才能与女性风格合拍,成为女性生活中不可或缺的重要内容。

说到底,欣赏音乐就是缓释情绪,就是触发灵感,与其他无关。只要你能领悟其中的内涵,只要你有愉悦欣赏的感受,就已足够了,因为真正的音乐其实就在你的心里,一旦焕发出来,你的身心自然会情不自禁地随音乐而舞。

心灵音乐及传统音乐都是现代女性最好的听觉来源。在办公室的背景音乐中,在寓所客厅环绕音响之间,或者就是一个随身听,都能让你随时随地沉浸在音乐的洗礼中,让心灵在喧闹中恢复宁静与纯净。

你可以逐步培养自己,对某种乐器或者某位音乐家的作品,或者某个民族的音乐文化,从中听出一些其他人无法知觉的东西。

不过,你的生活际遇和情绪变化也会影响你对音乐的选择及爱好,这种只可意会不可言传的阶段性欣赏习惯,其实正是自己成熟的心理变化造成的。你不用刻意去讲究什么欣赏的品位与方式,音乐是非常私人、非常情绪化的东西,只要你自己觉得好听就可以了。

音乐是女性心灵的伴侣，欣赏音乐不仅可以简单地涤荡心灵，缓释情绪，还可以成为心理治疗中音乐疗法的有效工具。

大量的科学实验证明，人们在听音乐的时候，生理会发生很多变化，例如，肌肉电位（紧张度）下降，去甲肾上腺素含量增加（导致身体放松），内啡肽物质含量增加（产生愉悦和欢欣感）等。音乐精神减压是音乐治疗的方法之一，是在音乐的生理功能的基础上，融合心理学中的肌肉渐进放松训练技术、催眠以及自由联想技术，使我们在不知不觉中达到生理和心理的深度放松。

如果能什么都不做，就让自己很单纯地享受音乐，这样更能滋润身心，带来更深层的心灵抚慰。

如果你每天早晨静静听上15分钟的音乐，再开始一天的工作，相信你今天的心情一定会平和而快乐。听音乐时，让思绪自由地流动，你可以准备一个笔记本，随时写下心中的想法。有时心中盘旋已久的问题，随着音乐，便会在不知不觉中流出答案。

至于如何挑选音乐不一定非得遵循专家建议，你认为什么音乐感觉比较好，那就是好的音乐，好好享受就是了。

### 健康提醒

有过一定经历的人大都会有这样的体验：一首曾经喜爱而多年不唱不听的乐曲重在耳边响起时，不仅歌词曲调依旧那么熟悉，甚至连当时学习、生活的情景也会栩栩如生地重现在脑海里。

听音乐不仅能唤起人们强烈而深刻的回忆，而且对促进人们增强记忆力也有奇特的作用。比如一首三四年前所熟悉的歌曲，要背诵歌词并不是一件容易的事，但只要你充满激情地唱起来，其歌词就会脱口而出。美妙的旋律可以加深对歌词的记忆，这已被运用到某些教学中，如将难以记忆的外语单词和字母编成歌曲，只要很短时间学生便可牢记而不忘。

人在记忆过程中，良好的情绪有助于强化形象及逻辑思维，从而增强了记忆。而美妙动听的音乐正是优化人们情绪最好的"助剂"。节奏舒展、旋律优美的乐曲还能使人体内乙酰胆碱等化学物质的释放增多，而乙酰胆碱是脑细胞之间信息传递的主要媒介之一，它对改善和增强记忆力有着非常明显的效果。

显而易见，普及音乐教育是提高智能的良好方法之一。从小培养孩子爱好音乐将有助于他今后的成才；成人经常接触音乐可延缓记忆力的减退；老年人借助于音乐的魅力则可以因情绪的改善而使精神不老，祛病延年。

# 女人也可以"一笑而过"

"一笑而过"是一种豁达,拿得起也放得下;"一笑而过"是一种从容;"千斤重担压心头"时也能轻松自如地把重压卸掉。人生不如意事十常八九,一个女人如果总把悲伤放在心头,她的生活也必然会变成一团糟。

现实生活中,女人"放不下"的事简直太多了。比如子女升学啦,妈妈的心就首先放不下,又比如老公升上去或者发财啦,老婆也会忐忑不安放不下心,怕男人有钱变坏了;再如遇到挫折、失落或者因说错话、做错事受到上级和同事指责,以及好心被人误解受到委屈,于是心里总有个结解不开,放不下等等。有些女人就是这也放不下,那也放不下,想这想那,愁这愁那,心事不断,愁肠百结。长此以往势必产生心理疲劳,乃至发展为心理障碍。

英国科学家贝佛里奇指出:"疲劳过度的人是在追逐死亡。"我国唐代著名医药家、养生学家孙思邈,享年102岁。他在论述养生良方时说:"养生之道,常欲小劳,但莫大疲 …… 莫忧思,莫大怒,莫悲愁,莫大惧 ……"他指出这些心理负担都有损于健康和寿命。事实也是如此,有的人之所以感到生活得很累,无精打采,未老先衰,就因为习惯于将一些事情吊在心里放不下来,结果在心里刻上一条又一条"皱纹",把"心"折腾得劳而又老。对女人来说"放得下"主要体现在这几个方面:

## 1. 小事能否放得下

女人最爱在小事上计较,一根白头发,一条鱼尾纹足以让她们惴惴不安,人际关系的一点小误会也会让她们反复叨念不已。每个女人都是要走向衰老的,一条鱼尾纹有什么了不起,为什么你只看到衰老却没有看到年龄增长带给你的风情万种呢?人与人之间总要发生一点小摩擦,是非曲直不可能永远分得清清楚楚,你对小误会揪住不放其实就是在自找麻烦。如果能对小事放得下,那可以算得上是聪慧的"放"。

## 2. 财能否放得下

钱财朝来暮去,我们拥有它是为了幸福的生活,而不是为了炫耀或别的,女人如果在钱财方面太执著,就容易就变得势利。李白在《将进酒》诗中写道:"天生我材必有用,千金散尽还复来。"如能在这方面放得下,那可称是非常潇洒的"放"。

### 3.情能否放得下

人世间最说不清道不明的就是一个情字。生活中常有些女人为情伤风、为爱感冒,把爱情当成生命中绝不能割舍的一部分,被爱情折磨得死去活来。凡是陷入感情纠葛的人,往往会理智失控,剪不断,理还乱。若能在情方面放得下,可称是理智的"放"。

### 4.名能否放得下

据专家分析,高智商、思维型的人,患心理障碍的比率相对较高。其主要原因在于他们一般都争强好胜,对名看得较重,有的甚至爱"名"如命,累得死去活来。倘然能对"名"放得下,就称得上是超脱的"放"。

### 5.忧愁能否放得下

现实生活中令人忧愁的事实在太多了,就像宋朝女词人李清照所说的:"才下眉头,却上心头。"忧愁可说是妨害健康的"常见病,多发病"。狄更斯说:"苦苦地去做根本就办不到的事情,会带来混乱和苦恼。"泰戈尔说:"世界上的事情最好是一笑了之,不必用眼泪去冲洗。"如果能对忧愁放得下,那就可称是幸福的"放",因为没有忧愁确是一种幸福。

女人需要增强心理弹性,要能拿得起、放得下,拿起的时候举重若轻,放下的时候云淡风轻。宠辱不惊的女人才能适应生活、享受生活。

**健康提醒**

从医学的角度来看,长久的心理失衡会影响身心健康。古人云:"吃亏是福。"只要不是原则上的事都不必去计较,欣然接受现实,也许会活得更潇洒、更健康一些。也可以这样想,你多做一点事,也没有感到哪里不适,又吃亏在什么地方呢?你没有汽车,骑自行车或步行,还增加了锻炼机会,这不是吃亏是福吗!所以,俗话说得好:"境由心造。"如果我们只看到不利的一面,不免会失意和沮丧;如果我们多看到有利的一面,就会感到欣喜和满足。常常想着"吃亏是福"这句老话,就能天天开心。

# 别拿小事儿太当事儿

很多时候很多女人容易为一点小事斤斤计较,比如公车上谁踩谁一脚,单位里谁说一句坏话,邻里间发生了一点小矛盾……不要以为女人在指责自己或别人一切小错误是在损害别人,愉悦自己,其实女人常会因为这些小事而将自己弄得情绪恶劣。因此我们要给女性朋友们一些建议,帮你摆脱小事的困扰。

### 1.凡事退一步想

不要为过去的事情后悔,一件已经发生的事情,是永远无法挽回的。往事已成为历史,它并不因你的焦虑、悔恨和自我折磨而有所改变。

### 2.重新审视你的价值观念

自己吹毛求疵,是因为你把许多无足轻重的事看得太重要了。实际情况肯定并非如此。在人的一生中,真正值得重视和谨慎处理的是那些足以改变命运的事件、机遇和挫折。人没有必要处处留神,那只会增加你的负担。

### 3.拿人心比自心

自己提问:"我可能遇到的最糟糕的事是什么?"这样你会发现自己的吹毛求疵是一种可笑的心理。

### 4.不要把它放在心上

试一试把一些认为亟待处理的事搁置一边,努力忘掉它。一段时间以后,这件事也许果真就不那么重要了。时间的长河会洗掉许多生活琐事的痕迹,你如果为它付出了过多的精力,那么你的生命有很大一部分就被白白浪费掉了。

### 5.把脑子用到自己的学习、工作和事业上

养成每天收听广播、阅读各种报刊书籍的习惯,广泛接受各方面的知识和信息,可以开阔自己的视野,提高自己的精神境界,增强自己的社会责任感。请记住:大事要清醒,小事不妨糊涂点。脑子里充满了大事,对小事就不会斤斤计较了。

### 6.要接受大众,参加各种集体活动

不要当"套中人",把自己关在个人小天地里。经常和老同学、朋友在一起谈谈心,就会增进相互的信任和了解,减少彼此的隔阂和误解,也会使彼此得到鼓励和帮助。真正的友谊是促使人奋发向上的一剂良药。

### 7. 培养广泛的兴趣和爱好

可根据自己的兴趣和特长，参加一些文体活动。比如欣赏音乐、绘画、集邮、摄影、下棋、听相声和进行各种体育活动，这不仅能丰富你的生活，而且可以培养乐观、开朗和坚强的性格，增强对生活的信心和兴趣。特别是音乐，能给人带来欢乐、生机、勇气和力量，驱散心头的烦恼和忧伤，对身心健康都是有益的。

中国人讲究把大事化小，小事化了，别把小事儿太当回事儿，死钻牛角尖硬较真儿只会伤害到你自己。

 **健康提醒**

生活中的一些非原则性的小事，大可不必过分去计较，可以对之采取视而不见，糊涂处之的态度。从心理学角度看，对非原则性的不中听的话或看不惯的事，装作没听见、没看见，这种"小事糊涂"的做法，既可消除矛盾，又可使紧张的气氛变得轻松、活泼，这就叫做"难得糊涂"。

其实，人们日常生活中的许多纠纷常常是由一些鸡毛蒜皮的小事所引起的，聪明的人在处理这类纠纷时常常用"不置可否"、"顺其自然"的方法将小事化无，矛盾也便于无形之中随之化解。倘若过分热衷于搞清谁是谁非，一味地斤斤计较，或只顾发泄心中的怨恨，结果反而会使矛盾激化，而且对身心健康是有害无益的。

由此可见，人们在处理某些感情冲突时，在适当的情况下，"糊涂"一下是非常有必要的，尤其是当你处于困境或当你遭遇挫折的时候，"糊涂"更能显示出它的价值。它会帮助你消除心理上的痛苦和疲惫，甚至跨过难以逾越的鸿沟。这是因为，"糊涂"也是乐观主义精神的一种体现。

# 轻松塑造无压力女性

女性们面对同样的纷杂和压力，为什么会有不同的精神状态呢？是什么因素塑造了那些无压女性呢？以下几点是她们的塑身秘诀。

### 1. 要学会统筹安排法

那种能控制自己生活的感觉对于抵制压力是非常重要的，弄清楚什么是自己生活的重心比单纯地接受一切显然更有用。如何获得那种"一切尽在掌握"的感觉？在此建议您把所有的问题都列下来，这种方法能大事化小，事情看起来就不会那么严重了,也更利于解决,同时这个过程也会令你产生你已经在采取行动的积极感觉。

### 2.保持工作乐观

很多女性看来格外轻松自在,就在于她们懂得乐观面对,总是想象事情可能出现的好的方面。选择看得开一些,结果你会发现没什么大不了的。

### 3.学会分工合作

那些感觉压力重重、手忙脚乱的女性,往往不晓得找帮手。在家中,不要事无巨细,全揽到自己身上,长此以往,家人会将那些活儿看做是你的分内事,结果是费力不讨好。工作中也是如此。做好分内事,学会分派工作,才能活得轻松自在。

### 4.学会把事情变简单明了

无压女性从不把自己弄得紧张兮兮的,她们的计划单永远简单明了,但却是主次分明。生活中要学会不拘小节,而在工作中,让事情变得简单就意味着要学会有技巧地拒绝。无压女性总能找到缓解压力的途径,并能认识到她们的问题并不是天塌地陷那么严重。选择各种刺激的行动,可以忘掉眼前的烦恼,而远眺大海、仰望星空,也是使人心胸开阔之举。无论你选择怎样的生活方式,地球将会不停转动,而生活将会继续向前。既然这样,鼓起你的勇气之帆,远航吧。

### 5.善于美好想象

一旦遇到前所未遇的大事,例如初次怀孕,女人很容易紧张兮兮,这时不断想象这个过程尤其是想象美好结局就极为重要了。

### 6.克制自己,改变自己

乐观面对事物不代表毫无节制,不顾客观现实,真正聪明的无压女人是学会在遇到不顺时冷静自制,改变自己。例如遇到经济危机时,就不能盲目乐观了,要学会在不引起生活根本性震动的前提下改变以往的消费方式。

### 7.学会呼朋唤友

最新一项研究发现,男性和女性在面对攻击时,反应大不相同。男性要么是直接还击,要么干脆逃避。而女性则倾向于通过与朋友们交流来缓解压力。她们认为,跟朋友们的交谈能让自己大大放松。

### 8.懂得自娱自乐

无压女性从不会为了工作而全盘放弃娱乐休闲活动,她们会专门安排出娱乐休闲时间,通过这些活动来放松自己,从而能够以更好的状态投入到下一步的工作中去。

# 学会平衡自己的生活

　　身为新时代的女性,应该是独立的、乐观的、聪慧的、自信的、优雅的…… 不管你是豆蔻年华还是韶华已逝,不论你是积极、乐观,还是被动、悲观,首先,要好好地爱自己,从优雅做起。女人爱美是热爱生活和维护自尊的表达。

　　随着社会经济的快速发展,现代女性在工作、婚姻中扮演各种不同角色的同时也承受着前所未有的压力。忙了一周了,终于可以回到家了,可家里却狼藉一片;想生个宝宝,可竞争的压力与日俱增;工作负荷一再加重,薪水却不见增长;方案改了一遍又一遍,上司却总是不满意……

　　做优秀女人并非都要做女强人,可在很多人看来,"女强人"才是体现女性权力和地位最有力的证明,似乎只有驰骋职场、事业斐然才是成功女性的标准。或许直到有一天,当我们发现身边的"女人味"越来越少时,才会慢慢地意识到女性自身的性别角色已经沉进了"迷失"的境地。

　　虽然压力看不到,摸不着,但每个职场女性都能切切实实感受到它的存在。如何在家庭责任、工作及人际关系的压力中做个"走钢丝的能手",在家庭和事业间左右逢源,以及自在地游弋在职场是现代女性的必修课,也是女性自信的支点。

　　所以,现代的女性们应该学会在忙碌中平衡自己的生活。关键需掌握以下几点。

### 1.欣赏自己,量力而行

　　很多现代女性对自己要求过高,以致心理失衡、郁郁寡欢。面对这种情况,你要做的就是不要过分苛求自己,要有正确的自我评价,合理地制定目标,量力而行。为了避免挫折感,最好把工作和生活的目标规定在自己能力的范围之内,懂得欣赏自己的成就,自信就会自然回归。

### 2. 忙里偷闲,放松心情

一定要抛弃事事追求完美的心态。当你意识到自己要放松,但无论如何都很难做到、浑身紧张的时候,就应该学着忙里偷闲地放松心情,给自己制造一个放松的空间。有时可以学着偷点儿懒,容忍家里有些灰尘;在家设定一个小角落,给自己一个形式上的空间,在思想上出现问题时,把自己藏在这里,冲杯咖啡,让自己充分放松。

### 3. 心态平和,宽以待人

人在职场,同事间总会有些摩擦,特别是女性同事之间,常会为些小事斤斤计较。在工作中不被理解、认可,导致情绪波动、感情脆弱。因此,你需要让自己保持一个平和的心态,心胸开阔,用积极乐观的态度处事。接受你可能不被别人喜欢或你不喜欢别人的现实,把它作为一件很平常的事,多剖析自己,每个人都有优缺点,不必非得要求别人迎合自己。对于其他女同事计较的地方,可以大度地放开,在力所能及的情况下,可以替她分担一些工作。人际关系是双方的,要想改变别人的想法需要一点时间和耐心。

### 4. 学会放弃,转移精力

在生活中,我们经常会受到一些挫折或打击,更难免受到各种各样的伤害。我们应该学会控制自己的情绪,不可终日生活在对往事的痛苦回忆中,以免勃然大怒,做很多错事或失态之事;要学会转移与放弃,暂时将烦恼放置一边,去做自己喜欢的事,等到心境平和后再重新面对,这是对痛苦的解脱,也是愉快生活的前提。不断地卸掉身上的负担,轻松上路,有利于激发出新的力量,获取新的成绩。

### 5. 换位思考,学会沟通

有些女性朋友,在工作不被上司认可时,就走入心理误区,认为是上司在挑毛病,因而消极对待工作,产生失落感。解决的方法应该是就事论事,不要就事论人,事情没做好可能不是你个人造成的,也许跟环境、场景或上司都有关系,只是他没有领会到这一点,这时不要只想着就是"上司看不上我",你也要从上司的角度考虑一下。如果觉得自己的工作做得很好,但上司还是不理解,可能是你们的沟通出了问题,这时就要及时想办法与上司沟通了。

### 6. 换种角色, 换个心情

现代女性总感觉自己分身乏术、身心俱疲, 永远有干不完的活, 时间永远不够用。因为她们既是职业妇女, 又是妻子、母亲、女儿, 各种角色间的关系与责任很不好处理。

面对这种情况, 你就必须学会合理分割角色, 对不同的角色要清楚地分割及定位。上班时要暂时放弃家庭角色, 回家后就把工作暂时放一旁, 要保持有效率的生活, 就必须明确而专心才办得到。

### 7. 想要孩子, 早做决定

体验做母亲的幸福, 是所有女性的愿望。很多职业女性因工作而没时间要孩子, 担心要孩子后会失去目前得之不易的职位。随着年龄增大, 渐渐面临高龄妊娠, 分娩危险系数升高, 心理担负越来越重的压力, 在此建议你如果想要孩子就应早拿主意。可先同老板协商或订一个小小的协议, 待生完孩子后再回到原岗位。如果你是人才, 在单位里起着关键性的作用, 相信那个位置还是会留给你的, 如果实在不行, 换一个位置从头再来也不迟。

终于, 女人要做回自己了。虽然还要面对很多的挑战, 虽然必须在事业、家庭之间小心翼翼地"走钢丝", 但她们依旧自信、从容, 在追求事业的同时也拥抱着生活, 在完善自我形象的同时, 也有着更高生活品质的追求。

**健康提醒**

在面对婚姻危机时, 女人要客观地分析自己的婚姻状况, 搞清楚是什么原因造成的, 要从多方面去找。如果感情还可以弥补, 应该学会原谅, 或许还有重新获得幸福的机会。如果感情确已破裂, 我们应该学会宽容地对待这段回忆, 找回属于自己的自由。

## 远离女性抑郁症

抑郁症患者主要表现为极度悲伤, 对任何事情都提不起兴趣, 她们完全分散了对生活的注意力。她们感到无助无望, 甚至可能对她们没有做而在特殊形势下本应该做的事情感到愧疚。

这些女性可能还有一些抑郁症的生理表现——夜间惊醒、睡眠不安、臀部和胸部沉重麻木、食欲缺乏等。

患了抑郁症的女性整日沉默寡言，脑子里充满各种的想法，开始为在她的世界中做错的每件事责备自己，并且她的悲伤会加剧成为真正的精神痛苦。

抑郁症最初的前兆之一就是自己对世界的想法和感觉发生了改变。你可能片面地对事物全部一概而论，不是全部肯定某一件事，就是全部否定某一件事。

当亲友们开始说："你减肥了吗？""我们有一段时间没有看见你了。"这时，很有可能你正步入抑郁症。

每天都要坐下来宁心片刻，审视自己的感受，当感到自己越来越烦躁不安、绝望、疲倦、一无所成时，就应该去找医生咨询了。

要防止抑郁症的发生需注意下面五点：

### 1.要加强体育锻炼

锻炼会提高人类感觉快感的内啡肽的含量。

### 2.不要对小事掉以轻心

在生活或工作中，一旦达到了自己制定的一个目标，不妨自我奖励一番。到酒店吃顿佳肴，或给自己买件小奖品。

### 3.要打破孤立状态

抑郁的时候，可以寻求亲友的帮助。在你的亲人或朋友怀疑你与外界隔离时，请求他们走过来，拉你去看电影、游戏、散步等，然后他们会告诉你过得是很愉快的，不必灰心丧气。

### 4.远离烟酒，酒精

通过中枢神经系统可以使你陷入抑郁。而烟中的尼古丁能够加快你的心跳速度，会加重女性在抑郁症之前或过程中所有的那些紧张不安、烦躁的感觉。

### 5.寻求咨询服务

定期的心理咨询对预防抑郁症很重要。患有抑郁症的女士，大部分可以得到成功的治疗。药物可以分为三类：单胺氧化酶抑制剂、三环抗抑郁药和血清素摄取抑制剂，后者可以使大脑中得到更多的血清素——镇定化学信使。在患有中等程度到严重抑郁症的女士当中，65％的患者会对第一类药物产生反应。也就是说，在4~6周的疗程之后，她们将基本上恢复正常。然而同一种药物不是对每个人都起作用，一种药物对一些人起作用，而其他药物则对另一些人起作用。

所以，如果一种药物对你没有疗效，不要放弃，可以尝试第二种药物，在这种情况下，第二类药物的成功率可达85%。但是不管哪种药物有效，都必须在医生指导下应用。

**健康提醒**

隆冬时节，天寒地冻，万木凋零，不少人情绪变得忧郁、易怒，显得疲劳、精力衰退、注意力分散；尤其是敏感型或感情比较脆弱的妇女，更是郁郁寡欢，百无聊赖。一旦冰消雪化，大地回春，这些症状便会自行消失，情绪与神态也恢复正常。这种现象，专家们称之为"冬季抑郁症"。

据医疗气象学研究，造成冬季抑郁症的原因是人体生物钟不适应冬季日照时间短的变化，导致生理节律紊乱和内分泌失调，造成情绪与精神状态的紊乱。调查结果揭示，常年在室内工作的人，尤其是体质较弱或极少参加体育锻炼的脑力劳动者，以及平素对寒冷比较敏感者，比一般人更易产生冬季抑郁症。

防治冬季抑郁症的最好办法是在日照少的冬季适当地多晒太阳，经常进行体育锻炼，还可多吃些高热量、有健脑活血作用的食物。

# 心理护养，摆脱压抑

世界著名的长寿学者胡弗兰德说："在一切对人不利的因素中，最能使人短寿的、夭亡的，是不好的情绪和恶劣的心境。"长期的压抑会使女人产生异常心理和变态心理，因此，女人们应该时刻重视对心理的护养，以保持心理健康。

长期受压抑的女人其情绪往往表现为：孤僻、易怒、固执、轻率、自卑、焦虑、妒忌、悲观、失望等异常心理，以及其他类型的变态心理，这些在我们生活中随处可见。这些心理不仅会影响人际关系的处理，还会影响人的健康，妨碍工作、家庭和事业。

我国著名的心血管疾病专家黄宛教授明确指出，常见的冠心病、高血压、脑血管等疾病的发病和病情的发展，都与不良的精神和情绪有关。因此，对任何人而言，我们应尽量避免不良情绪的发生和发展，尽力消除压抑，使我们的身心得到健康的发展。在赛利医生的"激励学"中，它将压抑分为三个阶段，即初始警戒反应阶段、抗拒阶段和衰竭阶段。

初始警戒反应阶段,是由交感神经系统与副交感神经系统共同运用而产生的作用。这种反应,由交感神经刺激肾上腺素,同时由丘脑下部启动脑上垂体,产生了一种激素,肾上腺便会利用这种激素,调整身体作出适应性的防御措施。

若压抑只威胁到局部范围,那么,破损的这一部分便会发炎,以起到封闭性的保护作用,便于免疫系统驱逐"侵犯者"起到治愈受损组织的目的。如果威胁不限于局部,如心理方面的疾病或潜在的环境公害,便会刺激身体做最大的生理反应,这就是抗拒阶段。在这一阶段,有些人对压抑的心理反应犹如"斗士",立刻将这种不良情绪压抑排去,而另一些人是"躯体化者",他们拒绝体验压力带来的影响,将压力局限于体内某一处。那么就会产生头疼、背痛、消化不良,或更严重的身心疾病;另外还有些被称为"心理演化者"的人,他们以忧愁、焦虑、消沉和慢性紧张来表现他们对压抑的抗拒。

显然,前两阶段会使身体的重要资源蒙受损伤,往往还会导致第三阶段,即衰竭阶段。因此,如果疲惫的人得不到充分的休息以恢复体内平衡,压抑便会使人产生一系列人格障碍,逐渐损毁身体、情绪的健康,造成身心的崩溃。

压抑长此以往,就会逐渐形成一种不健康的心理,表现出人格障碍,会逐渐侵蚀女人的身体情绪,造成不可挽回的损失。因此,我们应从以下几个方面改变自己的心境:

### 1. 身体方面

强调持之以恒的运动,特别是做"有氧运动"。例如,游泳、跳绳、踩单车、慢跑、急步行走与爬山等。这些运动不仅能够让血液循环系统动作更有效率,还能够强化我们的心脏与肺功能,直接地增强肾上腺素的分泌;让整个身体的免疫系统强大起来,从而更有利的去应付生活中的压抑。

### 2. 心理方面

心理学家视个人的情况而给予的个别指导和心理治疗,仍然是个人学习应付压抑的最佳方法,他们也可以利用有效的自助法来排除压抑,例如循序式肌肉放松法、静坐、自我催眠和练习吐纳(呼吸)等。

**健康提醒**

长吁短叹是人们情绪活动的一种自我调节，对健康是有益的。

人们在愉快、悲伤或忧愁、思考的时候，长吁短叹几声之后，往往会有一种胸宽郁解的舒畅之感；人在惊恐惆怅之际，长吁短叹几声，就会有一种定心安神的作用；在工作、学习紧张和疲劳之时，长吁短叹几声，可以收到强健呼吸肌，改善呼吸功能，爽快精神的效果。

医学家指出，人在长吁短叹时由于吐音不同，产生的健身效果是不同的。比如，就一般人来说，吐"嘘（xū）"字养肝，吐"呵（kē）"字强心，吐"呼（hū）"字健脾，吐"泗（xì）"字清肺，吐"吹（chuī）"字固肾，吐"嘻（xī）"字可理三焦。

#  告别自卑，做健康女性

很多女人在工作了一段时间以后，由于和男性同事的接触，觉得自己在很多方面不如男性。还有的女人到了中年以后，就开始自卑起来：马上就要失去年轻的财富，工作上的力不从心，先生的眼光也越来越多地停驻在年轻女郎的身上……信心在消失，美丽在流失，心灵在起茧子……其实，你何必自卑，中年女性有经验、有能力，有岁月沉淀后的风情万种，告别了自卑，你就可以大踏步地走向成功。

自卑的女人大致分两种：

### 1. 消极地否定自己

这类女人有一种根深蒂固的自卑感，从一开始就否定自己。她们让自卑的感觉化为现实，承认并接受自己不如别人的事实，并且相信自己本身没有能力。

持这种消极观点的女性，很容易放弃个人的努力与奋斗，听任命运的摆布，以各种借口自欺欺人，为自己的失败辩护。

### 2. 自暴自弃

这类女人已经完全丧失了信心，她们认为未来是一片黑暗，自己不会再有任何前途，于是她们不惜以错误的方式去填补自己的自卑心理。

由于过分自卑，再加上遭受到太多的挫折，她们于是自毁前程，喝酒、吸毒、出卖肉体，甚至参加一些暴力组织，以破坏行为来报复社会。而这类女性若是执迷不悟，人生将是十分悲惨的。

那么怎样才能克服自卑心理呢？心理学家给出了以下建议：

### 1. 在潜意识中肯定自己

卡耐基夫人曾经指出，信心是一种心理状态，可以用成功暗示法诱导出来。

我们都知道心理暗示的强大作用，因此对你的潜意识反复地灌输正面和肯定的语言，是发展自信心最迅捷的方式。当你将一些正面、自信的语言反复暗示和灌输给自己大脑时，这些正面的、自信的语言就会在你的潜意识中根植下来。

在做每一件事情前，不妨先静下来想一想，给自己一些积极的、鼓励的语言，并且不断地重复加以暗示，比如说：

"我会是个成功者的，因为在过去的日子里，靠我自身的力量，我凡事都能做得很好，即使有些困难，也只不过是生活在考验我的意志罢了。"

"这次我一定会成功，我一定会成为我希望成为的人，只要我加倍努力。"

"没有什么能够阻挡我的，从来都如此，这次也一样。"

你可以将这些话写在纸条上，贴在镜子上面，每天利用化妆的时间对着镜子念上几遍。不要以为这种方法是自欺欺人，实际上它对促进你的自信心有很大的帮助。

### 2. 从成功范例里汲取力量

榜样的力量是无穷的，成功人物的传记和一些时代女性成功的事例，可以帮助你找到勇气和力量，从而增强你的信心。那些成功的女人也曾有过信心不足、被挫败打击的时候，她们的自信心的建立对你最有启发意义。

另外，你也可以多阅读一些励志类的书籍，这些成功自励的书籍，展现了许多成功女人的辉煌业绩，从各个角度阐释成功的正确观念，这对增强你的信心是极有好处的。

### 3. 自我鼓励法

克服自卑，主要还得靠自我调节，当你感到自己不如人，缺乏自信时，不妨从多方面找找原因，例如家庭出身如何？从小到大的生活环境如何？受到的教育如何？是否缺乏亲人与朋友的帮助？人生目标是什么？人生信念是什么？什么样的失败最让你痛苦？等等。

这样你便能找出缺乏自信的原因，每个人的条件不同，追求的目标不同，通过分析就不会因为某一时、某一方面不如人而变得自卑。

心理学家认为，把自己放在一个大环境中去分析，才会更容易超脱。在整个社会中，可能有人会比你强，但一定有许多人比你的处境更差。从大环境中去分析，就能让你从个人小圈子的局限中超脱出来，从自卑的情绪中超脱出来。超越了自卑的局限，你便能更正确地认识自己，从而树立自信心。

想一想，从小到大你一定取得过很多成绩，比如小学考了一次第一名、运动会为班级赢得过荣誉、考上了名牌大学、当过学生会干部、学会开汽车、独立完成了一项任务、几次交友成功了、有一个体贴的丈夫、领导很器重你……

多花一些时间，将这些大大小小的成功如数家珍般地一一列举出来，当你看着这些成绩记了满满一页纸，可能会很惊讶，原来自己有过这么多的成功，这种体验能使人的信心大增。

自卑会耗损你的精力和时间，让你的生活和工作不顺利。何必做这种傻事呢？只要你保持自信向上的心态，就会发现，你其实也可以拥有很美好的未来。

**健康提醒**

　　自卑是女人健康和美丽的大敌。长期生活在羡慕嫉妒他人的情绪中，会破坏自己的心理平衡。自卑的女人心情黯淡、情绪低落、脸色无华，难以展现出动人的光彩；自卑的女人，情绪低沉，郁郁寡欢，没有勇气与人来往，缺少朋友，形单影只，甚至自疑、自责；自卑的女人，缺乏自信，享受不到成功的欢愉；自卑的女人，常感疲劳，心灰意懒，注意力不集中，工作没有效率，缺乏生活乐趣。自卑是生命低潮、处世消极的表现，不仅人生缺少亮色，疾病也可能在日积月累中埋下隐患。而自信的女人仿佛是一座戒备森严的城池，内心坚定，不易受外界左右，情绪健康，百病不侵。

## 婚后女人要懂得释放心灵

一个女人结婚之后，要不得不花费相当大的精力来经营自己的家庭。女人在婚后往往也会出现很大的心理落差，压力也接踵而来：比如家庭压力、比如人际关系压力、比如经济压力等等，从而形成了巨大的心理苦闷。

恋爱是两个人的事情，但婚姻却是两个家庭的事情。家庭的苦闷如果得不到及时的排解，对女人的健康是很不利的。心理压力是因为事情而来，如果只说排解压力而不解决矛盾，无疑是痴人说梦。所以，女人要想心情舒畅，必须注意

以下矛盾:

### 1.事业与家庭矛盾

女人在婚后真正进入了女人的角色,不再是可以任性的女孩子了。也会更积极地谋求事业的成就,但是家庭本身却会让女人多了很多牵挂,难免会分心。

另一方面,单位要求员工必须敬业,要求也开始变得严格起来,两方面都需要女人花费更多的精力。不同角色的冲突所产生的矛盾,必然会在女人心中形成巨大的阴影。

可以说,事业与家庭的矛盾自从女人走出家庭就已经开始。处理这件事情一定要有足够的智慧,既要照顾家庭的需求,安定自己的大后方,不要前方紧张的关头,后院起火,也要为事业留下足够的时间。毕竟,只有独立的事业才有独立的经济基础,才会有独立的人格。

### 2.家庭生活的矛盾

女人在婚前没有那么多的家庭事务,社会交往相对比较多,结婚之后,好比有了自己的一亩三分地,每天不得不在里面花费相当大的精力。于是,觉得原来向往的家庭生活、二人世界原来也并非那么精彩。

实际上这样的心理矛盾很常见。解决这样的矛盾,需要女人和男人互相谅解、合作,让生活更加精彩,而不是沉闷。

### 3.期待落空的矛盾心理

女人在婚前往往到处受到特殊照顾,结婚之后,在某些方面可能没有以往的"好处"。另外,因为家庭生活可能会影响事业,这就让那些事业心较强的女人对自己的期望落空。这样的挫折往往会产生一些心理障碍。

女人在婚后应该调整心态,同时,如果有了问题,也要认真对待,并及时采取自我调节的措施。因为过重的心理压力必将导致身心疾病的产生,损害自身的健康。在生理方面,婚后女性往往有一种莫名的疲劳感,自觉身体虚弱无力,即便多休息也不易缓解。此外,还容易出现头晕、偏头痛、痛经、月经不调等症状。

有过重心理压力的女性,可能有长期或频繁发作的烦闷、不快和失眠,或出现暴躁易怒、空虚、无故悲伤和失落感,有的甚至因此造成夫妻冲突和离异等家庭不幸。

婚后女性要努力调整自我,增强适应能力,学会对各种现象作出客观的分析,正确的判断;在生活中遇到矛盾时不退缩、不逃避、不忧愁、不沮丧,树立起战胜困难的信心和勇气,注意调整自我,以达到心理上新的平衡。

现代医学认为,人的情绪轻松愉快时,脉搏、血压、胃肠蠕动、新陈代谢都处于平稳协调状态,体内的免疫活性物质分泌增多,抗病能力增强;不良情绪可导致高血压、冠心病、溃疡病甚至癌症的发生。婚后女性要善于调节情绪,正确对待发生的心理冲突,做到胸怀坦荡、乐观开朗、心情安宁、温和乐观。

人生征途上常是顺境与逆境交替,失败与成功并存,欢乐与苦恼同在。婚后女性要做到遇事想得开,不钻"牛角尖",身处逆境时能进行自我安慰、自我解脱,始终保持良好的心理状态。

**健康提醒**

生活单调是许多冠心疾病形成的原因之一。建立文明、健康、科学的生活方式,对于提高身体素质,防止积劳成疾至关重要。合理安排生活节奏,做到起居有常、睡眠充足、有劳有逸,学会在繁忙中求得休息,培养广泛的兴趣爱好,工作之余养花植树、欣赏音乐、练习书法、绘画、打球、练太极拳等,可以怡人情志,调和气血,利于健康。

当感到巨大的心理压力和出现悲伤、愤怒、怨恨等情绪时,要勇于在亲友面前倾诉,作合理的宣泄;在他们的劝慰和开导下,不良情绪便会慢慢消失。

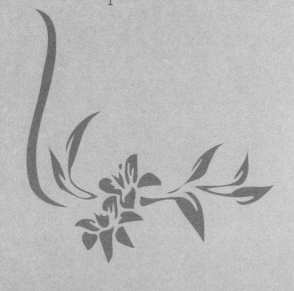

第十章

养生之道：让女人生命常青

现代女性由于本身有经、带、孕、产等特殊生理过程，日常生活中肩负工作、家庭的双重压力又越来越大，往往比其他人群更易受到风、寒、暑、湿、热等外邪的侵害，导致气机失调。又因为女性比较敏感，情绪不稳定，容易因忧郁、急躁、怒气、思虑过度等内在因素扰乱气血运行，导致身体状态的恶化，所以女性在日常生活中更应该重视养生，提升自身的健康水平。

# 女人养生必知的五件事

女性如何维持身体的美丽和健康呢？如何养生，是方法的问题，但是对于女人来说，这种容易情绪化的可爱生物，除了学会调节自己的行为之外，更加要学习控制自己的心情。不要轻易地为外界的事物发飙、发痴、发怒等等，保持平和心态，外加一点点的健身护理，你就是百分百完美女人了。

### 1. 乐观：良好的心理特征

乐观是良好的心理特征，能排遣一切痛苦与烦恼，给人生活的勇气、信心和力量。医学家认为，愉快的情绪使人心理处于怡然自得状态，有益于人体各种激素的正常分泌，有利于调节脑细胞的兴奋和血液循环。因此，应该正确对待功名利禄，千方百计创造"乐"的心境，想方设法开辟"乐"的渠道。

### 2. 倾诉：心灵的慰藉

倾诉是一种感情排遣，一种自我心理调节术。生活从来不把十全十美赐给人们，家家都有难唱的曲，人人都有难念的经。内心深处超负荷的重压，久而久之要损害自己的身心健康，而及时向亲友、同事、心理医生、心理热线倾诉，可以排瘀化结，使受挫的心灵得到慰藉，使感情的伤口得到愈合。因此，人们都应学会倾诉，敞开闭锁的心扉，将充塞在心头的愤懑、痛苦乃至委屈痛痛快快、淋漓尽致地倾吐出来，获得别人的理解和劝导，扫清心灵上的阴郁，重获心理上的平衡和人生的支点。

### 3. 遗忘：走出失意与痛苦

沉湎于旧日的失意是脆弱的，迷失在痛苦的记忆里更是可悲，遗忘是一种振作，是一种成熟，是一种超脱。因此，人人都应主动地忘记生活中曾经给自己造成的不幸和痛苦，清除心灵上的暗流，轻松地面对再次考验，充分享受生活所赋予的各种乐趣。

### 4. 哭泣：廉价的美容水

哭泣能缓解人的心理负担和紧张情绪。流泪过程可保护眼睛免受各种烟尘和有毒气体的侵害，同时还有一定的美容疗效。科学家早已通过实验证实了这一点。他们认为，哭泣利用泪腺功能可以达到良好的美容效果，有利于消除皮肤皱纹和保持青春活力。调查指出，爱哭的女性比不爱哭的女性显得年轻。而且哭的次数越多,越显得年轻。难怪人将泪水称之为"廉价而神奇的美容水"。

### 5.性爱:增添女人的美丽

从生理学上来说,性和爱情对于增添女人的美丽具有神奇效应,但性在心理美容方面有哪些功效,却鲜为人知。研究表明,做爱是一种神速的美容疗法。男女情投意合时,特别是在做爱之前,瞳孔会放大,两眼会亮,心情会好起来,双乳也会变大,支撑乳房的胸肌还会稍微颤动;其次鼻孔变宽,进而可做较深的呼吸,吸入较多的氧气促使细胞更新。据测定,此时人体的体温也会上升2~3℃,血压升高,血液循环加速,除了体态过胖或心脏有病的人,这几种生理现象都会让人感到浑身充满朝气。

**健康提醒**

　　现代女性工作繁忙,上敬老下养小,两副担子一肩挑,忙中稍闲时,会感到身心两累。人体疲劳时对疾病的防御能力脆弱,因此现代女性尤应注意以下几个方面:

　　(1)防生活无规律:工作忙家务忙应忙而有序,合理利用时间,提高办事效率,才是科学的办法。身体疲劳到极点会严重危害身体健康。长此以往,高血压、心脏病、糖尿病等"生活方式疾病"会找上门来。

　　(2)防暴饮暴食:一些女性公务应酬较多,赴宴多。经常豪饮的人多患脂肪肝,如患病后不及时戒酒,会失去最佳治疗时机,将小病酿成难以治愈的肝硬化。另外,现代女性应注重饮食保健。

　　(3)防焦虑:长期处于焦虑状态会诱发心理障碍,女人要学会自我排解方法,缓解与消除焦虑感。

　　(4)防有病不求医:忙了容易忽略身体的病痛,感到不舒服了,也舍不得花时间去看医生,结果小病拖成大病。女人定期体检非常重要。每年进行一次包括肝肾功能、血尿常规、腹部B超、心电图等全面体检。

# 二十一世纪养生十法

世界卫生组织给21世纪人类"健康"下了这样的定义:"健康是一种身体上、精神上和社会安全安宁的状态,而不仅是没有疾病或体质虚弱。"新的医学模式提示,只有重视社会预防和提高心理素质,才能保证人的身心健康,社会才能安宁。

一些著名的医学专家对现代人的通病进行了研究,提出了 21 世纪养生的新方法。

**1. 做呼吸操**

人们把呼吸道的各种练习称为"内脏器官的按摩师"。它们对整个胸腔、腹腔有很好的"按摩"作用。

（1）用鼻子吸气:可以躺下或端坐,一只手放于体侧,另一只手放于腹部,用鼻子吸气,同时排除杂念,让胸部充分扩展、肺内充满氧气,然后让二氧化碳从体内排出,同时颈肩放松。每次不少于 3~5 分钟。

（2）模拟潜水:深吸一口气,憋气做潜水状,呼气可用爆发式或缓慢式两种,最好是两者交替使用,以舒适痛快为原则。临睡前做几个"潜水动作"有助于睡眠。建议一天内至少做 5 次。

（3）高喊和唱歌:放开嗓子高喊或高唱,如果将身体的扭动和弯曲也结合起来则更妙。这样,内有肺中的压缩空气,外有各种肌肉的紧张运动,使得呼吸道中的废物无处躲藏。

**2. 定时"充电"**

即在正常的一日三餐之外,每隔 2~3 小时即少量进餐,目的是使血糖维持在身体能量需求的水平。从生理上讲,血糖代谢人体能量的主要来源,健康成年人每天需 1500 卡路里的能量,工作量大者则需要 2000 卡路里的热量。因此,不断补充血糖是保持精力充沛的前提,作为充电所选择的食物应该富含碳水化合物,同时有适量的纤维素（避免血糖波动）和少量的脂肪（缓解饥饿感）。

**3. 沐浴阳光**

适时的阳光照射可以改变大脑中某些信号的物质的含量,其中令人入睡的信号物质将减少,而令人清醒的信号物质将增加,使接收日光浴者有心旷神怡之感。在上午光照半小时效果尤为明显。

**4. "手跑"运动**

"手跑"运动的形式是多种多样的。健身者可活动活动手指的关节,甩动甩动腕部、臂部和肘部（仿效抛保龄球和发乒乓球的动作）,目的是促进血液循环,让手臂的所有关节都能活动开。也可仰卧身子,双臂向上伸直,模拟蹬自行车的动作,每次可做两分钟;"拳击"运动时可假想前面有一沙包来做对,然后握拳重击,每次挥拳 100 次;"抛球"运动时,健身者可拿一个橡皮软球尽力抛向空中,落下时稳稳接住,或将球用力抛向墙壁,弹回时再接住。

### 5.散步

散步是一种不拘形式而又从容的运动。俗话说:"晨起走三步,不用上药铺"。"饭后稍息百步走,人能活到九十九"。散步可以使人的全身关节筋骨得到适度的运动。经常坚持散步,可以提高机体的抗病能力。

### 6.郊游

有条件的话,尽可能在假期、周末远离喧嚣空气污染的都市,到林木茂盛的风景区踏青,可以令人体吐故纳新、调和呼吸、阴阳协调。在绿色植物密集的公园、森林,空气里的负离子浓度较高。负离子有大气中的"长寿素"的美称。在负离子充沛的地方,人们感到心旷神怡、精神振奋。空气中的负离子不仅能调节神经系统,而且可促进胃肠消化,加深肺部的呼吸。

### 7.读书

西汉时的刘向之曾有一句名言:"书犹药也。"这是说书是精神旺盛的营养品,能滋补身心,经常接受新观念、新知识,心中充实。书的作用非任何保健品可比,烦闷时,书是安慰者,让你处变不惊,宁静致远。书是人的心灵净化器,认真读书能达到超然升华的境界。

### 8.跳舞

当一个人因情绪低落而感到压抑时,即可通过全身心投入的舞姿来抚慰心灵。让生活中日渐僵硬的肢体随着旋律舞起来时,其潜伏于内心深处的焦虑、失意、无助与郁郁寡欢全都释放出来,并在这种体验自我存在和对这种存在的自我控制中逐渐找到自信。

### 9.慢餐

在许多发达国家,人们重新认识到慢餐的好处。慢餐可以享受到精心烹饪的食物,同时,还有助于食物的消化和吸收。

### 10.清毒

人的身体总是会有不足之处,所以人要进补,食补、药补、神补等,但专家指出,进补不如清毒,因为现代生活方式及环境使肌体比以往存在更多的有毒物质,极大地影响新陈代谢,应多吃动物血、海带、绿豆、胡萝卜、茶叶、大蒜等,可有效清毒。

**健康提醒**

　　抗衰老的方法有很多，以下介绍女人常搓一些关键部位可以抵抗衰老的方法。

　　（1）搓腰：左右手掌在腰部搓50下，可补肾壮腰和加固元气，还可以防治腰酸。

　　（2）搓额：左右轮流上下搓额头50下，经常搓额可以清醒大脑，还可以延缓皱纹的产生。

　　（3）搓耳：用手掌来回搓耳朵50下，通过刺激耳朵上的穴位来促进全身的健康，并可以增强听力。

　　（4）搓胸：先左手后右手在两肋中间"胸腺"穴位轮流各搓50下，经常搓胸能起到安抚心脏的作用。

　　（5）搓鼻：用双手食指搓鼻梁的两侧。经常搓鼻可以使鼻腔畅通，并可起到防治感冒和鼻炎的作用。

　　（6）搓腹：先左手后右手，先顺时针后逆时针地轮流搓腹部各50下，可促进消化，防止积食和便秘。

　　（7）搓手：双手先对搓手背50下，然后再对搓手掌50下。经常搓手可以促进大脑和全身的兴奋枢纽，增加双手的灵活性、柔韧性和抗寒性，还可以延缓双手的衰老。

　　（8）搓足：先用左手搓右足底50下，再用右手搓左足底50下。足部是人的"第二心脏"，可以促进血液的循环，激化和增强内分泌系统机能，加强人体的免疫和抗病的能力，并可增加足部的抗寒性。

## 美丽健康"睡"出来

　　"睡美人"顾名思义就是睡出来的美人，对女人来说充足的睡眠是美丽的前提，睡眠对女人的意义还在于它可以帮助女人保护肌体健康。因此每一个渴望健康、渴望美丽的女人，都应该努力保持良好的睡眠质量。

　　现在很多女性似乎都缺少睡眠，其实睡眠对一个人的肌体和美容至关重要，可以说任何化妆品和饮食都比不上睡眠对肌肤的保健作用大。医学研究表明，人表皮细胞的新陈代谢最活跃的时间是从午夜至清晨2时，而熬夜是最伤皮肤的，因为彻夜不眠将影响细胞再生的速度，导致肌肤老化，这种恐怖的后果会直接反应在女士们的脸庞上。因此女士们如想保持自己脸部皮肤好，务必养成在午夜12时前入睡的习惯。

　　但很多女人，尤其是职业女性由于压力大，有时候尽管已经感到很疲倦了，但是就是睡不着或是睡不踏实怎么办？睡前尽量放松自己，做好提高睡眠质量的准备工作。

### 1. 沐浴

睡前沐浴会使体温自然升高，血液循环更加顺畅，血行速度和水压的促进，使全身的新陈代谢加快，使每一寸肌肤得到完全的放松。临睡前，最好享受一次泡浴。尤其秋冬天气干燥，在家 DIY 香薰浴最适合。

在浴缸中放上一缸水，让芳香迷人的香薰使紧绷的神经松弛，心情也随之晴朗。

### 2. 热水泡脚

睡前，用热水泡泡脚，按摩按摩足趾、足心、足背，你会觉得全身四肢百骸，犹如一股暖流在穿梭，全身轻松，闭上眼睛就想睡觉。

为什么用热水泡脚就有如此好的效果呢？原来，热水泡脚，同时按摩，能温通经脉，调和气血阴阳，使气机通畅。运用热水泡脚，边按摩，能加强良性刺激，起到防病治病的效果。如温烫、按摩足心的涌泉穴，就能治疗失眠、头痛、头昏、目眩、咽喉肿痛、失音、便秘、小便不利、小儿惊风、癫狂等症。

那么，怎样泡脚才能使人入睡快、睡得香呢？第一，水要似烫非烫，水量足以浸没足背为度；第二，要用双手搓揉双脚，特别是足趾、足心，使之发热发烧，这样也使双手得到温暖与按摩；第三，时间要在 5 分钟左右，但不能让水冷下来；第四，洗后用毛巾将脚揩干，保暖。

四季泡脚都有好处，而且寒冬其优越性更为明显。每天午睡和晚上就寝前用热水泡泡脚，按摩双足，会使你睡得快而香。

### 3. 睡前照镜

睡前除了仔细洗脸和做些简单的脸部按摩外，还有一个妙方 —— 多照镜子。对着镜子反复做出你自己认为最美好的表情 —— 愉快的笑容，然后在欢乐的心境中入睡。美的表情将在你的大脑中留下印象，你就会成为真正的"睡美人"。

### 4. 音乐、牛奶：睡眠的好伴侣

经过白天一整天的暴露，晚间的皮肤会特别疲劳。利用睡前的时间，聆听音乐，使自己沉浸于音乐所营造的宁静、柔美的意境，让精神及肌肤都得到音乐的抚慰，并会增加肌肤对保养品的吸收能力。在晨间，皮肤经过整夜充足的睡眠刚苏醒，放一曲由古筝、竹笛演奏的乐曲，清雅、明快，再配合按摩保养动作，可以活动肌肤细胞、让头脑清醒。睡前喝一杯热牛奶,其丰富的钙质和色胺酸可以放松肌肉。牛奶中含有两种催眠物质,这两种物质可以和中枢神经或末梢鸦片肽受体结合,使全身产生舒适感,有利于入睡和解除疲劳。对体虚而致神经衰弱者的催眠作用尤为明显。

要保证良好的睡眠,除了上面说到的牛奶、音乐之外,像下面的这些用具都可以帮助您有一个更好的睡眠:丝质或者是棉质的寝具、眼罩、耳塞,有的时候不妨尝试一些背景音乐,保持理想室温20℃左右,并且,根据科学研究发现最好的睡眠姿势是仰卧。

西方有位诗人曾说过:"早睡早起最能使美丽的脸鲜艳,并降低胭脂的价钱 —— 至少几个冬天。"可以说任何化妆品和保健品都比不上睡眠对女人的作用大,女性朋友们,要保持美丽健康,就让我们从良好的睡眠开始吧!

## 健康提醒

你知道吗,女性裸睡更健康。到底女性裸睡如何更健康呢?一起来看看裸睡的好处:

(1)裸睡能美容:没有了衣服的隔绝,裸露的皮肤能够吸收更多养分,促进新陈代谢,加强皮脂腺和汗腺的分泌,有利皮脂排泄和再生,皮肤有一种通透的感觉。

(2)裸睡能祛痛:裸睡的时候身体自由度很大,肌肉能有效放松,能有效缓解日间因为紧张引起的疾病和疼痛。有肩颈腰痛、经痛的人不妨试试。

(3)裸睡护私处:女性私处常年湿润,如果能有充分的通风透气就能减少患上妇科病的可能性。

# 女人要对自己"暖"一点

隆冬时节,很多女人总是会感觉手脚冰冷,嘴唇乌紫,脸色发青,容颜憔悴,气色看上去很差。于是走路的时候就耸肩驼背,很不雅观,全无一点女人应有的曼妙风采。还有一些皮肤过敏的女人,每到天冷的时候脸上还会布满小疙瘩,严重时甚至冒脓水。这就是我们通常所说的畏寒。

畏寒严重影响了一些女人的生活,损害了她们的容颜,所以大多数女性都会害怕过冬。用中医理论来解释,就是女人之所以怕冷,是因为男人属阳,女人属阴,女人阳气衰微,气血不足,卫阳不固,不能温煦肌肉以抵抗外来寒邪的侵袭,所以天生就比男人怕冷。在冬天面色红润的女性总是要少一些,而春夏秋则不然,就是因为冬天气温偏低,致使女性气血不畅,没法显现到脸上来。所以说,保暖和美丽也是相关的。

从现代医学的角度讲,女性较男性畏寒,首先是男人身上的肌肉多、脂肪少,而女人身上的肌肉少、脂肪多。肌肉在使碳水化合物和脂肪氧化的过程中,消耗掉大量的热量,散发出大量的热能。所以男人的新陈代谢快,女人的新陈代谢慢,男人的体表要比女人的体表温暖一些。其次,从生理角度看,对于冷,女人更为敏感,因为女人皮肤里的"传感器"比男人敏捷,会更快地把"冷"的信息传递到大脑。大脑接受信息后,会命令血液循环系统从皮肤、四肢退守到躯干。而男人皮肤里的"传感器"比女人迟钝,血液循环系统退守的速度较慢,所以,男人身上总是热乎乎的。

这么说,从中西医两方面来看,女性畏寒都是有原因的。不是个别问题,而是普遍问题。严寒时节如果不注意保暖,女性的健康就会自然出现一些问题,比如伤风感冒、气管炎、胃痛、下腹痛等,甚至严重殃及女性的美丽,使脸色乌青,气色差。所以,女人在寒冷时要尤其注意保暖工作,具体该如何做呢?

### 1. 注意脚部保暖

众所周知,人体的血液循环是靠心脏和肌肉的收缩、舒展来完成的。人的双脚离心脏较远,血液供应少,如果受凉,微血管要痉挛,进一步使血液循环量减少。另外,脚的表面脂肪少,保温能力本身就很差。脚的保暖关键在于锻炼和穿好鞋袜,保持鞋袜、鞋垫干燥。因为湿度能加剧双脚的温度散发,造成微血管痉挛、供血受阻和组织坏死,影响血液循环畅通。

### 2. 常伸懒腰

伸懒腰看似不雅,其实是一种有益的保健方法。伸懒腰时,人体会自然形成双手上举、肋骨上拉、胸腔扩大、深呼吸的姿势,使膈肌活动加强,以此牵动全身,并引发大部分肌肉收缩,遂将淤积的血液赶回心脏,从而达到加速血液循环的目的。所以,常伸懒腰的好处很多。另外,伸懒腰还能消除腰肌过度紧张,及时纠正脊柱过度向前弯曲造成的驼背,保持健美体形。伸懒腰是一种简单而易行的活动,它不受时间和空间的限制。女人在工作间隙,不妨多伸几次懒腰,多重复几次,以使精神振作,血液畅通。

### 3. 摄入足够的热量

漫漫冬季，女性由于阳气虚弱特别怕冷，要保证身体里热烘烘的，每天要多吃些具有御寒功效的食物来进行温补和调养，以起到温养全身组织、促进新陈代谢、改善血液循环的作用。中医认为，羊肉、狗肉、甲鱼、麻雀、虾、鸽、鹌鹑、海参、枸杞、韭菜、胡桃、糯米等，都是性温热，且御寒又有补益作用的食物。另外，要相对增加脂肪的摄入量，如在吃荤菜时注重肥肉的摄入量，在炒菜时多放些烹调油等。

### 4. 办公一族更要多运动

好多女性朋友上班时，一台电脑，一坐就是一天，除了手指在键盘上运动，身体其他部位稳如泰山，导致血液循环较慢，这也加剧了冬天手脚冰凉的现象。建议平常久坐或工作中长时间站立的女性朋友，应当有意识地让自己多走动，如伸缩手指、手臂绕圈、扭动脚趾、原地跳跃等，这些小动作可以恰到好处地把多余的热量释放出来，具有从内部"加热"身体的作用，促进血液循环。如果早上起来就活动一下身体，打开关节，可以让你一整天都精力充沛。

### 5. 缺铁性贫血一定要补铁

人体血液中若缺铁也会畏寒怕冷，所以含铁高的食物要及时补充。贫血的妇女体温较正常血色素的妇女低，产热量少，当增加铁质摄入后，其耐寒能力会明显增强。因此，因缺铁性贫血引起的畏寒女性，可有意识地增加含铁量高的食物摄入，如动物肝脏、瘦肉、菠菜、蛋黄等。

保暖，是每个女人都能做到、也是极其容易做到的。寒冷的冬天，要想脸色红润，要想有动人的姿色，记得先从"暖"字上下功夫！

**健康提醒**

　　在生活细节上，女性也要随时注意。比如待在空调房中不要穿得太少，一件薄外套、一条小披肩都能保护背部。在体温较低的早晨喝热饮、热茶、热咖啡、热牛奶都不错！在你工作的办公椅上，放一个棉布坐垫，既舒服又暖和，还能防止冰冷的坐椅吸收人体热量。晚上看电视时，随意的盖一条披巾在腿上，或随时活动活动腿脚，都是不错的方式。休息前好好泡个热水澡，在浴缸中撒一把盐会让你收到意想不到的热身效果。盐能促进血液循环，使身体暖和。

# 放慢你的生活节奏

现代人生活节奏加快了许多，很多女人每天都在一种"快"的状态下生活，吃饭快，走路快，把自己放在一个飞速进行的生活状态下，长期处于这种生活状态很容易让自己"快"出了病，或者让自己变成了亚健康。偶尔学会放下时间，用"慢"帮助自己调养身体对于健康有非常大的帮助。

随着"慢"的追随者越来越多，欧美社会逐渐受到这股潮流的影响，开始崇尚"慢"。"慢"的理念已经渗入到欧美社会的各个角落。时间研究员、时间经理、抗紧张培训班等闻所未闻的名词不断出现。在美国，甚至出现了一个"放慢时间协会"。

慢生活提倡在快节奏的生活中设置减速器和转换器。比如，在频繁出差的空闲，带上妻子到郊外度假；在经常加班的时候，给自己到网上订购一些新奇的食物，在办公室办一个室内"野餐会"；在孩子学习不适合很紧张的时候，带孩子去郊外看日出，让孩子知道什么是"地平线"。在享受这种全新的生活方式时，能使心灵得到放松，更好地反思自己的生活方式，使自己能享受一种健康的高品质的人生。

也许我们早已习惯了快节奏的生活，可是当快节奏带来的一系列健康隐患开始在自己身上表现出来的时候，我们就真应该考虑一下过慢节奏的生活了。慢节奏的生活可以从下面几方面来实现。

### 1. 慢餐饮

慢节奏生活的支持者们反对快餐。认为应该在轻松的环境下吃精心烹制的食品，讲究饮食的营养搭配和制作工艺，从头到尾地享受食物带来的乐趣。

### 2. 慢工作

为了对抗现代工作的快节奏，崇尚慢节奏生活的人把办公室搬到了家里，形成"慢工作"的工作方式。在法国，3％的企管人员在家办公。这样不仅没有耽误工作，而且还简化了人事管理。此外，"慢一族"还强调花更多的时间处理一件事，而不是在不同的事之间周旋。

### 3. 慢读书

"细嚼慢咽"地读书可以完全沉浸在书籍的氛围中，给予细节更多的关注，这样做不仅阅读效果好，也能够带来更多心灵上的愉悦。

### 4. 慢运动

如今，无论是在忙碌的美国还是浪漫的澳大利亚，一种"每天一万步"的健身方法相当流行。医学研究表明，每天步行1小时以上的人，心脏局部缺血症的发病率比很少参加运动的人低4倍。中医认为，脚掌是人体的"第二个心脏"，人体的五脏六腑都与两只脚息息相关。人类脚踝以下有51个穴位，其中脚底有15个穴位。日行万步，就等于不断地在按摩第二个心脏。那么，请试想一下，在离家还有3站地距离的时候，如果改乘车为走路，你觉得如何？或许你会不假思索地说："又耽误了宝贵的15分钟。"但换个角度想，在这15分钟里，你的全身肌体都在运动，你所获得的远大于付出的这15分钟。

### 5. 慢休闲

去迪厅蹦迪，到练歌房狂喊，这种大肆宣泄的现代休闲方式为崇尚慢节奏生活的人敬而远之。不接受任何大规模聚会邀请，而选择看一盘轻松愉快的影碟，预约一次美容护理，和家人外出野炊郊游，就是她们心目中理想的休闲方式。

### 6. 慢旅行

缓慢旅行强调的并不是去哪里，而是在哪里。除了从历史遗迹入门，了解历史、宗教对当地人的影响外，还可以到街巷中去品味当地人表现在日常生活中的美感意识。缓慢的旅行更需要缓慢的步调。你可以不搭电车、巴士，而选择骑自行车或步行。你会发现，有缘接近当地人世世代代传承的幸福，是多么的幸运。

### 7. 慢心态

你只要记住人永远只能停留在一个时空中做一件事情和着急是于事无补的这两点，心情就会平静下来，就不会被时间"捉住"，成为时间的奴隶。

当你的脚步慢下来，自然会发现生活的美好。

**健康提醒**

要把自己的生活节奏放慢些，首先在心理上要放下包袱，要知道谁也不是谁的救世主，缺了谁地球都转的规律，既然如此，何不安心的有点小享受呢？其次，爱养花的养花，爱做饭的做饭，爱静的可以来点运动的喜好，爱动的也可以培养点静态的，生活中除了工作，还有好多内容呢，培养点业余爱好吧。再次，做人也好，做事也罢，要有力争上游的心，不要总期盼有等同的回报，要懂得生活很复杂，我们力争简单化，可以单纯，但是不要再不谙世事，当然，如果你不喜欢世俗，也没有必要去迎合，保持坦然与平和，喜欢就好。

# 天凉未寒好锻炼

入秋以来,气温明显下降,湿度明显减小,在经历了炎夏的酷暑和湿闷后,人们备感秋季的凉爽和舒适。宜人的秋季,也是现代女性锻炼身体的黄金季节,这里不妨列出几种比较适宜秋天的锻炼方法。

## 1. 登高锻炼

登高,一般就是指民间的爬山运动。作为一种体育锻炼,登高的保健作用是:能使肺通气量、肺活量增加,血液循环增强,脑血流量增加,小便酸度上升。秋日登高,由于气候的独特,气象要素的变化对人体生理机能还有些特殊的益处。

登山时,随着高度在一定范围内的上升,大气中的氢离子和被称作"空气维生素"的负氧离子含量越来越多,加之气压降低,能促进人的生理功能发生一系列变化,对哮喘等疾病还可以起到辅助治疗的作用,并能降低血糖,增高贫血患者的血红蛋白和红细胞数。

秋日登高,温度变化最为频繁,这对人体健康本身是有益处的:使人的体温调节机制不断地处于紧张状态,从而提高人体对环境变化的适应能力(中医上的"秋冻"也包含了这层意思)。当然,对年老体弱者,不可一味强调这种保健效果,登高时间要避开气温较低的早晨和傍晚,登高速度要缓慢,上下山时可通过增减衣服达到适应空气温度的目的。高血压、冠心病患者,更要量力而行,以防产生不测。

## 2. 慢跑锻炼

慢跑也是一项很理想的秋季运动项目,能增强血液循环,改善心功能;改善脑的血液供应和脑细胞的氧供应,减轻脑动脉硬化,使大脑能正常地工作。跑步还能有效地刺激代谢,增加能量消耗,有助于减肥健美。对于老年人来说,跑步能大大减少由于不运动引起的肌肉萎缩及肥胖症;减少心肺功能衰老的现象;能降低胆固醇,减少动脉硬化,有助于延年益寿。近来,科学家还发现,坚持慢跑者得癌症的机会比较少。

当然,慢跑的过程,实际上也是在经历"空气浴"。如果人们经常处在污浊的空气中,就会感到精神疲惫、四肢无力,工作效率下降。因此,无论是健康人还是病患者,都应到户外去活动活动,多呼吸新鲜空气。秋高气爽正是走出家门,到大自然中去锻炼的大好时机。一天之中,人们如果有 1~2 个小时到室外呼吸新鲜空气,其中抽出40分钟左右进行慢跑,不仅会少染疾病,体质也会增强,精力也会日益充沛起来。

### 3.冷水浴锻炼

所谓冷水浴,就是用5℃~20℃之间的冷水洗澡,秋季的自然水温正是在这一范围内。冷水浴的保健作用十分明显。首先,它可以加强神经的兴奋功能,使得洗浴后精神爽快,头脑清晰。其次,冷水浴可以增强人体对疾病抵抗能力,被称作是"血管体操";第三,洗冷水浴还有助于消化功能的增强,对慢性胃炎、胃下垂、便秘等病症有一定的辅助治疗作用。

冷水浴锻炼必须采取循序渐进的方法:秋天,气温逐渐降低,人体对寒冷和冷水也逐渐适应,以至于到了深秋和冬季,洗冷水浴也不感觉太冷。冷水浴的"循序渐进",还应包括洗浴部位的"由局部到全身"、水温的"由高渐低"以及洗浴时间的"由短渐长"。常见的冷水浴有以下4种:

（1）头面浴:即以冷水洗头洗脸。

（2）脚浴:双足浸于水中,水温可从20℃左右开始,逐渐降到5℃左右。

（3）擦浴:即用毛巾浸冷水擦身,用力不可太猛,时间不宜太长,适可而止。

（4）淋浴:先从35℃左右温水开始,渐渐降到用自来水洗浴。

必须说明的是,冷水浴并非对每个人都适合。有些人的皮肤对冷水敏感,遇到冷水就会产生过敏症状,如起疹子、生紫斑等,这类特异体质的人就不能进行冷水浴;此外,患有严重高血压、冠心病、风湿病、空洞性肺结核、坐骨神经痛以及高热病人都不可进行冷水淋浴。

### 健康提醒

日光浴指利用阳光中的紫外线有杀菌、促进体内维生素D的合成,保证钙、磷的正常代谢,提高中枢神经系统紧张程度,活跃身体各器官机能的作用及红外线能提高体温,促进新陈代谢的作用来锻炼身体的一种方法。锻炼时,可采用全裸日光浴或局部裸露日光浴。一天中进行日光浴最适宜的时间,应根据季节,地区的不同情况选择,一般在上午9~11时,下午4~6时为宜,锻炼时应注意:

（1）不宜在日光过分强烈、气温过高时进行;

（2）不宜在空腹或饭后、过度疲劳时进行;

（3）患有急性或亚急性疾患、皮炎、发热、出血、贫血、失眠等患者,不宜进行日光浴;

（4）日光浴时,应戴帽子和茶色眼镜,以保护头部和眼睛;

（5）浴后,最好在荫凉处休息15分钟后,再进行淋浴或擦身。

# 清晨一杯水，排毒保健康

水是人体重要的组成成分。人体细胞几乎没有一个不含水，在人的体重中，水占60%~70%，所以人体正常生理功能的维持及新陈代谢，均离不开水。

水是人体正常生理代谢的基本物质，一个人每天饮水加上饮食、水果等摄入水的总量应在2500~3000毫升，才能满足身体的需要。

生理学研究指出，女人坚持每天经常饮用适量的水，对生理需求有特别重要的意义。及时补充水分不仅可以保持血流通畅，改善内脏各器官的血液循环，有助于胃肠及肝、肾的代谢，促进体内废物的排出，还能提高机体防病抗病能力，减少某些疾病的发生，从而有效地延缓衰老进程。尤其是早上起来喝一杯水，对身体大有裨益。民间有句谚语说得好：晨起一杯水，到老不后悔。

早餐喝水最养生，现代医学研究表明，晨起空腹饮水，确实大有益处。

## 1. 补充水分

人体水分的补给绝大部分在白天。大多数人怕晚上饮水会起夜影响睡眠，所以一到晚上喝水很少，睡眠之后水分的补给更是随之停止。然而此时机体却仍因呼吸、排尿及显性与不显性的出汗而继续失去水分。因此早晨起床时，人体多处于一种轻度脱水状态，如不及时补充，生理功能会受到一定的影响。

早晨起来，胃肠正处于空乏状态，这时候喝水可以很快被吸收，并渗透至细胞组织内，使机体补充到充足的水分，血液循环恢复正常，从而提高人体的抗病能力，大大降低心脑血管疾病的发病率。

## 2. 唤醒身体

人们经过一夜的安睡，晨起时，身体的消化系统、呼吸系统及其他系统的各个器官还处于兴奋被抑制状态，通俗一点说，就是器官还没有完全清醒，这时，喝上一杯水（300~400毫升），就可以让各个器官慢慢清醒。

晨起一杯水可以使肠胃苏醒，促进循环，让人神清气爽。经常喝凉开水的人，体内的脱氢酶活性较高，肌肉组织中的乳酸积累减少，不易感到疲劳。

而且起床后喝的水会很快被肠黏膜吸收进入血液，可有效地增加血容量，稀释血液，降低血液黏稠度，促进血液循环，防止心血管疾病的发生，还能使人的大脑迅速恢复到清醒状态。

### 3.防止便秘

清晨饮水还能刺激胃肠的蠕动、湿润肠道、软化大便,促进大便的排泄,防止便秘。因为早上起床后胃肠已经排空,这时喝水可以洗涤清洁肠胃,冲淡胃酸,减轻胃的刺激,使胃肠保持最佳的状态。所以正确的补充水分,不但可以降低血液黏稠度,促使血管扩张,还具有清涤胃肠道的功用,进而帮助消化,防止便秘。

有些人由于长期嗜好辛辣食物,经常不离烟酒,因而患有习惯性便秘,有时甚至需要求助于泻药,苦不堪言。这些人如果平常能注意多喝水,就会发现大小便通畅许多,浑身上下也自然地充满活力。多喝水治疗便秘,胜过好多名贵药物。

### 4.预防心脑血管疾病

身体的缺水是很可怕的,尤其是对心脑血管疾病如冠心病、高血压、脑动脉粥样硬化等疾病的患者来说。由于疾病的原因其血管内膜已经发生变化,血液黏滞性偏高,可能已有血栓形成堵塞血管,从而存在导致心肌梗死和缺血性脑中风的倾向;而早上人体的缺水更可能导致血液浓缩、黏滞性增高,易导致危险情况的发生。据国外一些专家研究,心肌梗死及脑中风,多发生在上午,这与晚上失水而又得不到及时补充不无关系。

此外,有些心、脑血管病患者晨起之后,有进行体育锻炼的习惯,运动导致呼吸加快和出汗增多,更加重了体内失水,使心脑血管疾病发作的危险性增大。因此,一个人在早晨起床之后,锻炼之前,饮上一两杯温开水,使体内失去的水分得到及时补充,这对机体生理功能调节和促进新陈代谢活动,都是十分有益的;对已经患有心脑血管疾病的人来讲,则更有预防发生危险情况的作用。所以,早晨饮水是值得提倡的。

### 5.促进食欲

一些人清晨五六点钟起床,早餐也吃得很早。其实,起床后先喝水,到7点以后再吃早餐比较好。因为在夜间的睡眠过程中,人体大部分器官都得到了充分休息,唯独消化器官仍在消化吸收晚餐存留在胃肠道中的食物,到凌晨才真正进入休息状态。如果早餐吃得过早,就会影响胃肠道的休息。所以,正确的做法是早晨起床后,先喝一杯温开水,到7点钟以后再吃早餐。

有时候人们早晨起床后一点都不觉得饿,不想吃东西。可是不吃早饭,接近中午又会饿得发慌,而且不吃早饭对身体也不好。其实,这时候只要喝上一杯水就不一样了。水会使趋于睡眠状态的副交感神经兴奋起来,从而刺激你有了想吃早饭的欲望。而且早晨起床后喝杯水，还能促进肠胃的蠕动，有利于排便，从而起到清洁体内垃圾的作用。

### 6. 美容养颜

早上起床后为身体补充水分，使水分迅速输送至全身，有助于血液循环，还能帮助机体排出体内毒素，滋润肌肤，让皮肤水灵灵的。

#### 健康提醒

有许多女性认为，喝淡盐水有利于身体健康，于是养成了晨起喝淡盐水的习惯。其实这是一种错误的认识。

从养生保健的角度讲，喝淡盐水有利于身体健康是指在夏天出汗后。可是，对于晨起补充水分来说，喝淡盐水不但对身体无益，还是一种危害健康的错误做法。

在整夜睡眠中，人未饮水，而呼吸、排汗、泌尿仍在进行中，这些生理活动需要消耗、损失许多水分。所以，早晨起床时人体的血液已呈浓缩状态，在这个时候如果饮用一定量的白开水，使血液很快得到稀释，纠正夜间的高渗性脱水。而喝盐水则会加重高渗性脱水，令人加倍口干。另外，早晨是人体血压升高的第一个高峰期，喝盐水会使血压更高，对身体造成危害。因此，女性晨起不要喝淡盐水。

## 女性健康，药膳调养

药膳既滋补又美味，成了现代女性的饮食新选择，但药膳也不能乱吃，应当根据体质来选择不同的药膳。你知道自己适合吃什么药膳吗？

### 1. 气虚型

月经周期易提前，经量增多，易疲倦乏力，食欲不振，常伴有肠胃消化功能不好或易腹泻的情形。脸色苍白，舌质淡白，脉弱。治疗宜补益肺气，并适度运动，锻炼体能。

·补气山药汤：黄芪、党参各30克（布包），淮山药30克，大枣30克，加水同煮熟，盐适量调味。去药包，饮汤，淮山药、大枣皆可食用。

### 2. 血虚型

此种体质的女性多患有贫血，经色较淡，质地较稀，脸色苍白或萎黄，容易疲倦、头晕、心悸，舌质淡白，苔薄白，脉细弱。平时应多吃瘦肉以及菠菜、胡萝卜、红苋菜、油菜、莲藕、木耳、紫菜等蔬菜和苹果、樱桃、葡萄等富含铁质的食物。治疗宜补气、养血。

·四物乌骨鸡：熟地15克、当归10克、白芍10克、川芎5克、乌骨鸡半只、生姜3片，加水适量炖熟，再加入葱白数段后食用。

### 3.血瘀型

月经易延后，经量过少或有血块，经血颜色紫或黯黑，月经来潮时小腹疼痛，血块排出后疼痛稍微减轻，严重者甚至不孕，常见于子宫内膜异位症患者。治疗宜活血化瘀。

·益母草蛋：益母草15克、鸡蛋1个，加水同煮。熟鸡蛋去壳，吃蛋饮汤。治月经延后或痛经。

### 4.宫寒型

这种体质常发生于爱吃冰冷食物的女性。月经较易延后，经量较少或颜色较暗，有些在月经来前或来潮时小腹冷痛，剧烈时甚至脸色发青，四肢冰冷，热敷则疼痛可稍微减轻。诊察时，常可发现舌质颜色较淡，舌苔白，脉沉紧。治疗宜温经散寒，并应忌吃生冷的食品。

·艾叶生姜蛋：艾叶10克、生姜15克，水1碗煎至半碗去渣，鸡蛋1个去壳搅拌，放入汤内煮熟服食，每日1~2次（艾叶用量不宜太多，每次60克即可，若食用太多会有恶心、呕吐的副作用）。

### 5.血热型

月经易提前，经量较多，质地较黏稠，平时容易心烦口渴，脸色易发红，白带黄稠有异味，舌质偏红，舌苔黄。除了遗传因素外，此种体质可因长期晚睡、熬夜，或平时情绪过度激动，或爱吃辛辣的食物所造成。治疗时宜凉血固经。可多食用芹菜、莲藕、丝瓜等清凉性的食物，忌吃油炸、辛辣、刺激物，并宜于晚上11点钟前就寝。

·莲藕汤：以莲藕250克，洗净切碎，加水煮熟，油盐调味，常服食。

### 6.痰湿型

体态多较肥胖，胸口闷胀，月经较易延后或经量少，常伴有白带较多的情形。宜多食白萝卜、海带、荸荠、冬瓜、海参、海蜇皮等祛痰消脂的食物，少吃肥肉油炸等助长痰湿的食物。肥胖者宜少吃多动，减轻体重。

· 山楂荷叶饮：山楂、陈皮、荷叶各 10 克，加水煎汤，取汁代茶饮。

### 7. 肝郁型

月经周期较不规则，月经来潮前易多愁善感、烦躁易怒或情绪不稳定，乳房易胀痛。舌边暗，苔薄白或薄黄，脉弦。常见于经前紧张症候群。治疗宜疏肝解郁。

· 香附清蒸鲨鱼：鲨鱼一片洗净，香附拍破，与姜丝铺在鱼肉上，抹盐，入蒸锅隔水蒸约 40 分钟（体内燥热者不宜食用）。

### 8. 肾虚型

常发生于先天体质虚弱，青春期发育未完全成熟时，或年届更年期，有月经周期紊乱、腰酸足软、头晕耳鸣等情形，临床上又分为"肾阴虚"和"肾阳型"两型。

（1）肾阴虚：经血色较鲜红、质黏稠，两颧午后潮红，手足心热，易便秘，舌质红，脉细数。可多食白木耳、桑葚、梨子、杨桃、乌梅等滋润的食物。

· 银耳羹：银耳 10 克、枸杞 10 克、百合 10 克、红枣 12 枚，冰糖适量，加清水炖煮服食。

（2）肾阳虚：除上述症状外，还伴有畏寒，手脚冰冷，尿频且夜间尿多等情形。可多食韭菜、胡桃等温热性食物。

· 苁蓉羊肉粥：肉苁蓉 10 克（布包）、羊肉 60 克、粳米 60 克，加油盐少许，葱白 2 段，生姜 3 片共煮成粥常服（肉苁蓉有润肠的功能，故腹泻者不适用）。

药膳必须适合你才能吃出效果，乱吃一通说不定还会起到反效果。如果你实在不知道自己可以吃什么的话，不妨去一些比较大的药膳餐馆，因为那里一般会常驻有一位中医师，可以给你专业性的指点。

**健康提醒**

妇女产后多因分娩时产创和失血，导致血虚和血瘀。

产后血虚多表现为头晕、发热、大便困难、缺乳、身痛、手足抽搐等。阿胶为补血佳品，可用阿胶15克，配以其他补气血、活血安神的中药，如党参15克、红枣15克、龙眼肉20克使用。注意阿胶应烊化后加入药液中服用。也可选用驴胶补血冲剂、阿胶当归合剂。

产后血瘀型有腹痛、发热、恶露不尽等症。益母草是产后最好的中药，取20克加丹参15克、当归15克、川芎10克，煎水服。也可选用中成药益母草膏或益母草颗粒。

# 女人补血先要养血

人体是"血肉之躯"，只有血足，才显得皮肤红润，面有光泽；只有肉实，才能肌肉发达，体形健美。对于女性来说，追求面容艳丽，身材窈窕，重在养血。由于女性生理有周期性耗血的特点，与血结下了不解之缘。中医学早就指出，"妇女以养血为本"。女性若不善于养血，就容易出现面色萎黄、唇甲苍白、肤涩、发枯、头晕、眼花、乏力、气急等血虚症，即贫血。严重贫血者还极易过早出现皱纹、白发、脱牙、步履蹒跚等早衰症状。可见，女性养血迫在眉睫。那么，女人应怎样进行养血补血呢？

## 1. 保持乐观情绪

心情愉快、性格开朗，不仅可以增进机体的免疫力，而且有利于身心健康。同时还能促进体内骨骼里的骨髓造血功能旺盛起来，使得皮肤红润，面有光泽。

## 2. 注意加强饮食调理

日常应多吃些富含"造血原料"的优质蛋白质、必需的微量元素（铁、铜等）、叶酸和维生素 $B_{12}$ 等营养食物，如动物肝脏、肾脏、血、鱼、虾、蛋类、豆制品、黑木耳、黑芝麻、红枣以及新鲜的蔬菜、水果等。

## 3. 根治出血病症

患有月经过多、月经失调以及肠寄生虫病、萎缩性胃炎、溃疡、痔疮或反复鼻出血等出血性疾病时（包括贫血），均要及早就医，尽快根治。

## 4. 经常参加体育锻炼

特别是生育过的女性，要积极参加一些力所能及的体育锻炼和户外活动，每天至少半小时，如做健美操、跑步、散步、打球、游泳、练气功、跳舞等，吸收新鲜空气，增强体力和造血功能。

## 5. 进补养血食疗药膳

（1）党参煲红枣：每次用党参 15 克，红枣 15 枚，煎汤代茶饮。

（2）麦芽糖煲红枣：每次用麦芽糖 60 克，红枣 20 枚，加水适量，煮熟食用。

（3）枸杞子红枣煲鸡蛋：每次用枸杞子 20 克、红枣 8 枚加水同煮；鸡蛋煮熟后剥壳，放入枸杞子、红枣中再煮片刻即可，吃蛋饮汤。

（4）枸杞红枣粥：枸杞20克，粳米60克，红枣15枚，红糖适量，同煮粥，有养血功效。

### 6. 月经前后注意饮食

月经期间，抵抗力下降，情绪易波动，有的人可出现食欲差、腰酸、疲劳等症状。因月经失血，尤其是月经过多者，每次月经都会使血液的主要成分血浆蛋白、钾、铁、钙、镁等丢失。因此，除了月经期避免过分劳累，保持精神愉快外，在月经后饮食方面应该多加注意。在月经前及月经干净后1~5日，应补充蛋白质、矿物质及补血的食品，同时要注意以下事项：

（1）少喝含咖啡因的饮料。此类饮料会使乳房胀痛，引起焦虑、易怒与情绪不稳，同时消耗体内储存的维生素B，因此破坏了碳水化合物的新陈代谢。

（2）乳酪类是经痛的祸源。如牛奶、起司、奶油、酵母乳。这些食物会破坏镁的吸收。

（3）巧克力使情绪失控。巧克力会造成情绪不稳与发胖，也会增加对维生素B的需求。

（4）忌吃过量高脂食品。牛、猪与羊肉是高脂食品，食用过多会提高对矿物质的需求。

（5）高钠食物使乳房胀痛。高钠食物易造成水肿与乳房胀痛。

**健康提醒**

你如果想知道自己要不要补血？首先来做一个小测试。请在下列选项中选出与你目前身体情况一致的项。

（1）肤色暗淡，唇色、指甲颜色淡白。
（2）时常有头晕眼花的情况发生。
（3）最近一段时间经常心悸。
（4）睡眠质量不高，经常无缘无故失眠。
（5）经常会有手足发麻的情况发生。
（6）月经颜色比正常情况偏淡并且量少。
如果你有三条以上回答"是"，那么提醒你补血乃当务之急！

# 女人，请调养好你的腰

由于女性自身的身体和生理特点，女人更容易出现腰部不适。长坐长站时、穿低腰裤时、坐月子时，都会对腰部造成一定程度的伤害。

中医理论中，腰为肾之腑，主生殖和女性月经。最常见的是肾阳虚引起的腰痛，腰部冷痛，腰膝酸软无力。女性每月失血过多，同时肩负孕育、生产，都会损伤肾气。生育过孩子以及反复人工流产的女性比较容易出现此类腰痛。

而大多白领女性整日坐在办公室里，不做活动，更易患腰部疾病，如果不及时保养或者调理，会加重病情，因此，腰部保健势在必行，不可大意。日常护腰应该从以下几点做起。

### 1. 饮食调养

饮食应富于营养、易于消化；多吃动物肝脏、牛奶、鸡、蛋黄、瘦肉、各种鱼类、豆制品等。

此外，每天饭后吃几粒煮熟的红枣作为餐后甜点，对补气血特别好。烹调方法宜用蒸、煮、炖、煲、熬、烩等。

### 2. 中药调养

补血先补气。著名的补血处方为"当归补血汤"，是由五份黄芪配一份当归组成。此方既可以补血，也可以补气。

具有改善血虚体质的良药还有：地黄、三七、白芨、大枣、何首乌、阿胶、桑葚、乌豆衣、龙眼肉、黑芝麻等。

### 3. 运动调养

经常参加体育活动，可以促进造血功能，改善血液循环，还能增进食欲。经常锻炼腰部肌肉，可以倒走、瑜伽、慢跑等，同时，还可以做扭腰运动。对于久坐的白领女性来说，可以多做扩胸运动，向后仰腰、向上牵拉等，都可以锻炼腰部的肌肉。

### 4. 精神调养

要注意劳逸结合，避免用脑过度和用眼过度。充足的睡眠能提高血液含氧量，使血管舒缓，增强免疫力。保持平和的心态，避免过分剧烈的情绪波动，影响营养吸收和血液运行。

### 5. 保暖调养

月经期、生孩子等都可以损伤肾气，因此，女性应该时刻注意腰部的保暖。如坐月子期间，要穿长衣服保护腰部，以免出现月子病中的腰痛。在夏天时，最好不要睡凉席，以免造成腰部疼痛，最好铺上薄毯子。同时，生理期、哺乳期时，尽量不要穿低腰裤。

### 6. 肾阴调养

如果月经量过多、经常腰部疼痛、性欲冷淡，应该及时调养肾脏，女性可多食用一些补肾的食物，如枸杞、山药、桂圆、核桃。阴虚火旺者可吃知柏地黄丸，肾阳虚腰痛者可吃金匮肾气丸。

### 7. 房事调养

人工流产多者，容易伤肾，引起炎症，会伤及腰部，还会留下后遗症。而房事频繁，也会影响腰部健康，出现腰酸、腰疼现象，长久下去，也会伤肾。

### 8. 少穿高跟鞋

有的女性经常穿太高的鞋，容易增加腰部的劳累。因此，长期站立、行走的女性，应该尽量少穿跟太高的鞋。

**健康提醒**

过软的床铺在人体重量压迫下可形成中间低、四边高的形状，很容易影响腰椎的生理曲线，使椎间盘受力不均。因此，从治疗和预防腰椎间盘突出症的角度出发，选用木板较为合适，一般使用时应将被褥铺垫得松软合适，这样才能在很大程度上维持腰椎的平衡状态。人的睡眠姿势大致可分为仰卧、侧卧和俯卧。仰卧时，只要卧具合适，四肢保持自然伸展，脊柱曲度变化不大。侧卧一般不必过于讲究左侧还是右侧卧位，因为人在睡眠中为了求得较舒适的体位，总要不断翻身。俯卧位时胸部受压，腰椎前凸增大，最容易产生不适感。所以，一般以采取仰卧位和侧卧位为宜。

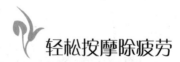

## 轻松按摩除疲劳

人体的疲劳有两种，一是躯体疲劳，二是心理疲劳。

躯体疲劳只要补充食物或经过休息后便可恢复正常，而精神疲劳是由于长期工作劳累、精神紧张而形成的，进而造成自主神经紊乱，产生周身不适、胃肠道功能紊乱、怠倦失眠、记忆力减退等症状，非一时能恢复。

在现代生活中，尤其是在都市生活中，每天的工作排得满满的，每时每刻都处于"高速运转"之中，这就很易产生疲劳。没有疲劳的生活是没有的，重要的是必须重视它，切不可忽视它。

每个人都曾经有过疲倦不堪的经验，但是，只要补充营养、沐浴或补足睡眠，很快就会恢复正常。如果长期累积疲劳，不设法予以消除，即会产生恶果。常常听到一些人谈论某人上班时始终精力充沛，每天上班，直到退休，从没有去过医院。等退休后，本来应该享清福了吧，谁知身体一下衰退下来，就像枯木一样倒下去，退休不久就去世了，这种现象往往是由于以往忽视疲劳积压所致。

女性朋友或许有过这样的体验，早上起床，头脑昏昏沉沉，身体哪儿都不舒服，但如果这时擦擦脸、拍拍腰、揉揉颈项，也许难受的现象就会一扫而空。中医认为，按摩具有平衡阴阳、调和气血、疏通经络、提高脏腑功能、清除机体代谢产物、消除疲劳之功效。

按摩可引起部分细胞蛋白质分解，产生组织胺和类组织胺物质，加上手法的机械能转化为热能的效应，可促进毛细血管扩张，增加皮肤与肌肉的血液供应。

按摩还能调节人体的神经系统，全面增强机体各系统的协同作用，使血液中的血红蛋白、红细胞、白细胞含量增加，改变血液动力过程和增强物质基础代谢。

这一系列作用使身体各器官、各系统保持良好的生理功能和良性循环，协调大脑皮质的兴奋和抑制过程，改善机体的应激能力，从而提高免疫功能，使人体始终保持精力充沛，及时消除疲劳。

综上所述，按摩显得那么重要，女性朋友没有理由不去做，下面给读者介绍4种家庭按摩法。

### 1. 指压特效穴位

（1）强身清脑的"百会穴"：百会穴位于从两眉间通过的面部中心线与从两耳上端向上连起的引线在头顶上的交点处，通俗一点说就是"头顶"。先用大拇指指腹轻轻地按压，然后逐渐加大力量，并正反旋转手指10次。早晨，在床上按压这个穴位，心情会一下子变得愉快起来，全身充满活力。

（2）兴奋神经的"肾俞穴"：无论是何种疲劳，刺激腰部的肾俞穴均有效果。肾俞位于第2腰椎突起的下方，向两侧旁开4~5厘米处。每天不得少于3次地用拇指指腹正反按压30次要长期坚持。

（3）爽脑提神"天牖穴"：耳根后下部有块隆起的骨头叫完骨，由其往下约2指处即天牖穴，也就是在后颈的两侧。这个部位通往大脑的血管和神经束相当多，所以，刺激按摩该处有兴奋血管和刺激神经的作用。方法是两手交叉于脑后，用两拇指从两边按压。如果感到有些疼痛，说明部位找对了，可以继续进行。

### 2. 干浴面

中医认为"十二经脉、三百六十五络，其气血皆上于面，而走空窍"。干浴面的方法是，头正直，先将两手心相擦发热，贴于额部，然后轻轻摩擦两侧面部，从口角、额、眉、目、鼻、两颧、发际而至头后颈部。每日最少保证2次，每次不得少于10遍，以晨起、寝前进行为好。

头面部是五官和中枢神经系统所在地，大脑支配人体的一切生命活动，因此大脑组织的代谢率相应增高，其血流量约占心输出量的16%，擦头脸不仅可以改善颜面和头部的末梢循环，也可以促进大脑和脑神经的血液供应，清醒头目，消除疲劳，永葆青春芳容。

### 3. 栉发

古代梳头称为栉法。栉发时，用十指指端进行，来回梳理头发并摩擦头发。

研究表明，当手指梳理头发时，指头在头发及头皮上来回划过，可刺激头皮的神经末梢，通过大脑皮层，调节头部的神经功能，松弛头部神经的紧张状态。梳头的同时，对头顶的百会穴、太阳穴、风池、翳风等穴位均有刺激作用，起到提神醒脑、聪耳明目、消除疲劳的作用，每天栉发应2~3次，栉发时间3~5分钟，栉发次数不应少于30遍。

### 4. 按压腿部

尤其是脚心，它是消除疲劳的重点。按压脚心不但可以消除疲劳，还可以防治肾脏病。

当然，最好的做法还是按压全腿，使膝盖到脚踝都受到按压，先沿小腿内侧由上往下按摩，再沿外侧按摩，然后并用五指抓揉小腿部的肌肉，这样对消除腿脚以及全身的疲劳都有好处。

**健康提醒**

　　老年女性往往因气血失调而诱发疾病，如果经常做做适合自己的运动，调和气血，就可减少疾病的发生。即使患了疾病，通过锻炼也能促进早日康复。这里介绍一种适合老年女性锻炼的拍手功。拍手的方法根据手掌面着力的多少可分为两种：全掌着力拍击和局部着力拍击。

　　（1）全掌着力拍击法：将10指张开，手心手指相对，用较大的力量拍手。用力越大、刺激就越全面，声音清脆响亮，防病治病的效果越佳。可在人少的空旷处，如山林、田野、公园等处进行锻炼。

　　（2）掌面局部着力拍击法：即以前后半手掌或左右侧半手掌面着力相互交换拍击；也可将手指稍弯曲成弓状，两手拍击时只使手指和手掌边缘部分着力，或用一只手掌拍另一只手的背部。

　　拍手时的姿势可分站或坐位。站着拍手适用于边走边拍，如散步、爬山或原地踏步时拍手；坐拍适用于边看电视边拍。坐拍时也可手足并动，即边拍手边做踏足动作，也可以拍手和踏足交替进行。拍手的时间最好在早餐前和晚餐后的半小时各拍一次，每次15~30分钟。

# 晨起十分钟，健身有奇功

　　俗话说得好，"一年之计在于春，一天之计在于晨"。而一生的健康又在于什么呢？毫不夸张地说，一生的健康在于晨起后十分钟。

　　为什么呢？可以说，经过一夜的休息，大部分人都能够将失去的体力恢复过来，而起床就是一个迎接挑战的信号，无论你是上班，还是上学，抑或是在家里做家务，只要一起床这一天的挑战就开始了。

　　倘若利用起床后10分钟的时间将我们肌体的各个部位调整到最佳状态，不但能够以最佳状态迎接挑战，而且还能让这些部位提高抵抗疲劳的能力。这样不就达到了保健、促健康的作用了吗？

　　那么，都有哪些保健运动是适宜早晨起床后十分钟之内做的呢？

### 1.两手对搓1分钟

　　手掌快速对搓300次，刺激手掌的经络穴位可通六经、强化内脏、调和阴阳之气。可治疗肩痛、眼睛疲劳。

### 2. 手指摩头1分钟

手指由前额开始按摩,经头顶至脑后,以每秒2~4次的速度,促进脑部血液回流,使发根得到充分营养,头发黑且光泽。

### 3. 轻揉耳轮1分钟

双手指轻揉左右耳轮至热,舒适为止。有通经散热、保健听力的作用,尤其对耳鸣、目眩、健忘有防治功效。

### 4. 转动眼睛1分钟

眼球顺时针和逆时针各转动30次,可提神醒目,有强化眼肌、防治慢性角膜炎、近视眼等功能。

### 5. 拇指揉鼻1分钟

双手拇指上下揉鼻50次,可祛风开塞,开肺窍,对感冒、上呼吸道感染、支气管炎,甚至对心脏病、动脉硬化症都有防治功效。

### 6. 叩齿卷舌1分钟

轻叩牙齿,可使牙根和牙龈活血,卷舌可使舌活动自如,增加其灵敏度。

### 7. 轻按肚脐1分钟

用双手掌心交替顺时针揉摩肚脐,可通畅胃肠之气,促进消化吸收。

### 8. 收腹提肛1分钟

反复收缩,使肛门上提,可增强肛门括约肌的收缩力,促进血液循环。

### 9. 伸屈四肢1分钟

仰卧时血流缓慢,血液存留四肢过多,通过伸屈运动,使血液迅速回流,供给心脑系统足够的氧与血。

### 10. 蹬摩脚心1分钟

仰卧以双足跟交替蹬摩脚心,可引导肾脏虚火及上身浊气下降,并能清肝明目,对治疗神经衰弱、失眠、耳鸣等均有疗效。

这10种保健运动不但保健功效明显,而且最重要的是花不了多少时间。相信为了健康,每位女士不会在乎这10分钟的睡眠时间吧。

在日常生活中，大多数女性有清晨照镜子的习惯。其实，多照镜子，对身体健康好处多多，可以让人体保持健康，还能减缓衰老。

任何物质和活的有机体，在外来辐射场的作用下都会发出光、热或是声音。人在照镜子时，通过镜子反射而来的极低量辐射对人的细胞、器官和身体会产生一定的影响，表现在：通过镜子反射的辐射对血液的光学密度有影响。在辐射的作用下，机体内的水分子发生共振，导致血液的防氧化性以及血液中酶的活性提高，也就是提高机体的生物功能。因此，多照镜子可以让人体保持健康，减缓衰老。

# 栽花种草巧养生

哪个女人不爱花？花草，不仅是美化生活的大使，给人以美和艺术的感受，而且也是改善环境，陶冶情操，增进健康的良友。经常养花种草的人，可以体会其中的喜爱和烦恼。看到红花绿叶，闻到怡人花香，顿觉心旷神怡。可以说，养花种草是女性朋友调养情志的一个好方法。

## 1. 养花种草使人心情开朗

养花种草需要进行锄草、灭虫、防病、浇水、施肥等劳动，而且当狂风大作，暴雨来临之前，要把一些花草移入室内，避免风雨袭击；雨过天晴，又把花草送到室外。这些来来回回，周而复始的劳动在助人活动筋骨的同时，也充实了人们的生活。经过辛勤劳动，等到花开之时，便会让人心情格外开朗。

## 2. 养花种草可以移情

清代医学家吴尚先曾经说过，"七情之病也，看花解闷，听曲消愁，有胜于服药者矣"。花草动人，能给人以美的享受；花草移情，能使人托物言志、以花寄情。人与花草情感相通，花草与人一脉含情。观赏香草，使人知贤哲之高洁；有竹相伴，似觉世上无有俗人。秋天，菊花一簇簇，一丛丛开得分外妖娆，霜后花更娇，枝枝傲放，不禁让人感到生命的坚强；秋天，乌桕与枫叶漫山红遍，千树万树争奇斗艳，让人感到生命的旺季，烈烈如火，不能不让人为之动情。

### 3. 养花种草点缀生活

花草的美除了可以让人移情寄情外,还可以装点生活。富丽堂皇的居室,有几盆花草点缀其间,可以增加雅趣;寒舍陋室,放几盆花草,也足以显出不俗。在房前屋后、庭院楼台,均摆上各色各样的花草,在隔挡尘埃,调节气温和湿度的同时,也给生活增添一份温馨。

经常从事园艺劳动的人较少得癌症,而且寿命比一般人要长。这是由于花草树木生长的地方,空气清新,负离子积累也多,人吸进这些负离子后,能够获得充足的氧气;同时经常醉心于种植、培土、浇水、收获之间,容易忘却其他不愉快的事,从而调节了肌体神经系统功能,为防癌与癌症的自愈提供有利的条件。研究园艺养生的专家认为,多种慢性病患者也可从种植与盆栽花卉中得到不少益处。

现代科学证明,花草是天然的"芳香制造机",花草的香气可以镇静安神,调和血脉。当您劳累烦闷之际,漫步公园花丛,就像饮了一剂精神营养剂,顿时感到轻松、愉快,精神为之一振。此外,时常身处宁静的花园中,还有利于中枢神经系统的调节而改善肌体的各种功能。例如,能使皮肤温度降低1~2℃,脉搏平均每分钟减少4~8次,呼吸放慢而均匀,血流减缓,心脏的负担减轻,嗅觉、听觉和思维活动的灵敏性也会得到增强。以花草为伴的人容易获得健康长寿。

由于人的情志、爱好、性格的不同,又由于人们所处的自然条件与家庭环境的不同,可以有选择地养一些适合自己的花卉品种,以怡情养性,消闷解愁,陶冶情操,焕发精神,增强活力。以下是几种常见花卉对健康的益处:

菊花的清香可清肝明目,长期使用菊花枕芯,还可降低血压;

康乃馨的幽香有"返老还童"之妙;

紫罗兰和玫瑰的香味使人身心爽朗愉快;

柠檬香味可驱赶睡意,使人思路清晰;

薄荷的清凉气味有醒脑清神之功;

桂花的香味沁人心脾,使人疲劳顿消;

天竺葵的香味能镇静神经和消除疲劳;

金银花的香味有明显的降压作用;

茉莉和丁香的香味可让人感觉轻松文静……

因此,人们把这些花卉的芳香气味作为健身祛病的"保健医生"。

很多女性朋友喜欢在居室中养上几盆花，以装扮自己的生活空间。但是，应注意有些花卉忌在居室内存放。

（1）紫荆花：它所散发出来的花粉如与人接触过久，会诱发哮喘症或使咳嗽症状加重。

（2）夜来香：它在晚上会大量散发出强烈刺激嗅觉的微粒，高血压和心脏症患者容易感到头晕目眩，郁闷不通，甚至使病情加重。

（3）郁金香：它的花朵会有一种毒碱，如果人与它接触过久，会加快毛发脱落。

（4）夹竹桃：它的花朵散发出来的气味，人闻之过久，会使人昏昏欲睡、智力下降；其分泌的乳白液体，如果接触过久，也会使人中毒。

（5）松柏：松柏类花木所散发出来的芳香气味对人体的肠胃有刺激作用，如闻之过久，影响人的食欲，还会使孕妇感到心烦意乱、恶心欲吐、头晕目眩。

（6）洋绣球花：它所散发的微粒，如果与人接触，会使有些人皮肤过敏，发生瘙痒症。

（7）百合花：它所散发出来的香味，人闻之过久，会使人的中枢神经过度兴奋而引起失眠。

# 女性全年养生计划

女性全年养生计划是分 12 个月份进行的。这份女性全年养生计划是根据不同季节，以及女性健康在不同阶段的不同需求而制定的。

## 1.一月份

此时，选一项感兴趣的体育运动，如慢跑、健身操、打网球、骑自行车或做健身器械锻炼，一旦投身进去便会感到乐趣无穷。一星期做 3 次体育活动，也会使人心肺功能增强，全身关节灵活。

## 2.二月份

春节前后，适当地晒晒太阳，阳光会驱散心头的乌云，使人感到心情愉快。阳光还会增强食欲，促进睡眠，促进体内产生防止骨质疏松的维生素 D，增进健康。冬季阳光中的紫外线较少，日晒时间可以适当延长。

### 3.三月份

阳光三月好风光,此时正是面部皮肤复苏之时,为使皮肤迅速恢复活力,您可做做面部按摩。由于严冬的寒气和室内干燥的暖气会使肤色变得紫青和灰黄,面部按摩不但可以恢复肤色,而且可以祛除表皮代谢掉的死细胞。还可以做做湿润皮肤的湿肤处理。如果皮肤出现长期不消褪的色痣或斑痕,应请皮肤科医生诊治。三月份仍是春寒料峭,应注意保暖,不能过早脱冬衣。

### 4.四月份

您最好不要吃油腻或高糖等高能量食物,同时多多活动以减轻春节以来增加的体重,多吃清淡爽口,富含纤维素或维生素的食物,如谷类、水果、蔬菜及某些高蛋白食物和低脂乳品,少饮酒、多喝凉开水、矿泉水等。

### 5.五月份

在这个时节,皮肤的毛孔都已逐渐张开,最好不要浓妆艳抹和穿紧身衣,要给皮肤以自由呼吸的机会。这个时节,身体的活力也增强,可适当增加些剧烈的活动,以增强体质,如长跑、打球、登山等。

### 6.六月份

时值夏令,可做做桑拿浴。桑拿浴可促进机体新陈代谢,加快血液循环,扩张体表血管,改善肌肤和组织的营养,消除疲劳,增强抵抗力等,它还可调节神经系统,消除夏季带来的烦躁不安。

### 7.七月份

注意培养优美的体型。可多游泳,练身姿等。同时,由于夏季气候炎热,人的消化功能较弱,饮食宜清淡卫生,可多喝些绿豆汤、西瓜汁、酸梅汤等,既可消暑又可养颜。

### 8.八月份

着重保养牙齿,可请牙科医生为您检查和清洗牙齿,作无痛牙科美容术;可多做叩齿、搅海(用舌头在牙齿上下左右内外反复搅动)等。

### 9.九月份

为了使您的皮肤柔润有光泽,洗浴时可以用乳剂轻轻擦去皮肤表皮上的代谢细胞,消除太阳暴晒后留下的深色,使用浴油会使皮肤保持光滑湿润。由于秋季干燥,易导致唇干、鼻干、皮肤干、大便干结等,对肌肤很不利,这时可多喝些水,吃些秋梨膏。

### 10. 十月份

您可能自我感觉良好而多年没有进行体检，但某些疾病的症状并不明显而悄悄潜伏着，所以您最好去医院做全面的体检，及早发现任何可能存在的隐患。

### 11. 十一月份

严冬来临，您的身心需要充分的休息，应该在晚上 10 点以前就睡觉，尽量减少夜生活。另外，冬季易诱发潜伏的老病，如慢性支气管炎、哮喘等，因此要注意防护措施。冬季也是进补强身的最佳时机，这时可食用热量较高，富含营养的食物。

### 12. 十二月份

好好爱护您的双脚，整个寒冬您纤细的脚趾及脚掌将捂在厚袜和棉皮鞋里，他们需要柔软及防痛的特殊照顾，您可以在家经常用热水泡泡脚，修剪趾甲，并用冷霜擦抹表皮及老茧。必要时去看脚病医生，在家时多穿露出脚趾的便鞋。

**健康提醒**

如果说秋季是我们警惕肥胖的开始，那冬季就一定要时时处于警觉状态了。冬季气温低，人体热量产生加剧，基础代谢提高，可以消耗更多的脂肪。从这个角度来讲，冬季和夏季同是一年中减肥的最好季节。冬季减肥要把握住一点：天一冷人的胃口往往很好，而且天冷又减少了户外运动，待在家里，吃的欲望会越来越强烈，所以一定要注意，尽量吃些低能量食物。尤其是我们前面讲过的那种"喝口凉水都胖"的人，这种单纯性肥胖患者往往吸收功能异常好而致使体重超常。另外，减肥后，在冬季适当进补增强体质，使内分泌正常运行，更容易全面吸收营养，强身健体。

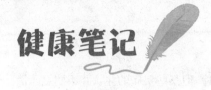

健康笔记

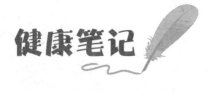

**健康笔记**

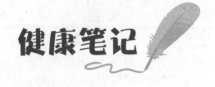

健康笔记

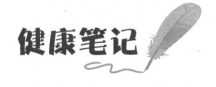

健康笔记